高职高专医药院校护理类专业书证融通系列教材
数字案例版

▶ 供护理、助产等专业使用

传染病护理

（数字案例版）

主　编　郭　磊　李文卿
副主编　王　英　周凡蓉　范琳琳
编　者　（按姓氏笔画排序）
王　英　商洛职业技术学院
王　洁　聊城职业技术学院
王文静　商洛职业技术学院
左红群　广西医科大学附属肿瘤医院
李文卿　烟台市奇山医院
范琳琳　甘肃中医药大学
周凡蓉　重庆三峡医药高等专科学校
柴海云　长治医学院附属和平医院
郭　磊　聊城职业技术学院

U0370536

華中科技大學出版社
http://www.hustp.com
中国·武汉

内容提要

本书是高职高专医药院校护理类专业书证融通系列教材(数字案例版)。本书从概念、护理评估(致病因素、身体状况、辅助检查、心理与社会状况、治疗原则及主要措施)、常见护理诊断/问题、护理目标、护理措施、护理评价等方面介绍疾病,内容包括病毒感染、细菌感染、性传播疾病、原虫感染、蠕虫感染等患者的护理。

本书适用于高职高专护理专业、助产专业及基层医疗卫生单位护理人员继续教育使用。

图书在版编目(CIP)数据

传染病护理:数字案例版/郭磊,李文卿主编.—武汉:华中科技大学出版社,2020.8(2022.7重印)
ISBN 978-7-5680-6469-9

Ⅰ.①传… Ⅱ.①郭… ②李… Ⅲ.①传染病-护理-高等职业教育-教材 Ⅳ.①R473.5

中国版本图书馆 CIP 数据核字(2020)第 149889 号

传染病护理(数字案例版) 郭 磊 李文卿 主编
Chuanranbing Huli(Shuzi Anliban)

策划编辑:蔡秀芳
责任编辑:孙基寿
封面设计:原色设计
责任校对:曾 婷
责任监印:周治超
出版发行:华中科技大学出版社(中国·武汉) 电话:(027)81321913
武汉市东湖新技术开发区华工科技园 邮编:430223
录 排:华中科技大学惠友文印中心
印 刷:武汉市洪林印务有限公司
开 本:889mm×1194mm 1/16
印 张:12.75
字 数:308 千字
版 次:2022 年 7 月第 1 版第 2 次印刷
定 价:39.80 元

本书若有印装质量问题,请向出版社营销中心调换
全国免费服务热线:400-6679-118 竭诚为您服务
版权所有 侵权必究

高职高专医药院校护理类专业书证融通系列教材
（数字案例版）

编委会

丛书学术顾问　文历阳　胡　野

委员（按姓氏笔画排序）

王　兵　湖南交通工程学院
王高峰　贵州工程职业学院
卢　兵　镇江高等专科学校
朱　红　山西同文职业技术学院
刘义成　汉中职业技术学院
孙凯华　广东岭南职业技术学院
杨美玲　宁夏医科大学继续教育学院
邹金梅　四川卫生康复职业学院
张　捷　上海中侨职业技术大学
陈小红　铜仁职业技术学院
陈丽霞　泉州医学高等专科学校
陈国富　泰州职业技术学院
陈晓霞　肇庆医学高等专科学校
武　江　镇江高等专科学校
林爱琴　郑州铁路职业技术学院
金庆跃　上海济光职业技术学院
郑纪宁　承德医学院
费素定　宁波卫生职业技术学院
唐忠辉　漳州卫生职业学院
桑未心　上海东海职业技术学院
黄　涛　黄河科技学院
黄岩松　长沙民政职业技术学院
黄绪山　安康职业技术学院
曹新妹　上海交通大学医学院附属精神卫生中心
程红萍　长治医学院
雷良蓉　随州职业技术学院
戴　波　聊城职业技术学院

网络增值服务使用说明

欢迎使用华中科技大学出版社医学资源网

1.教师使用流程

（1）登录网址：http://yixue.hustp.com（注册时请选择教师用户）

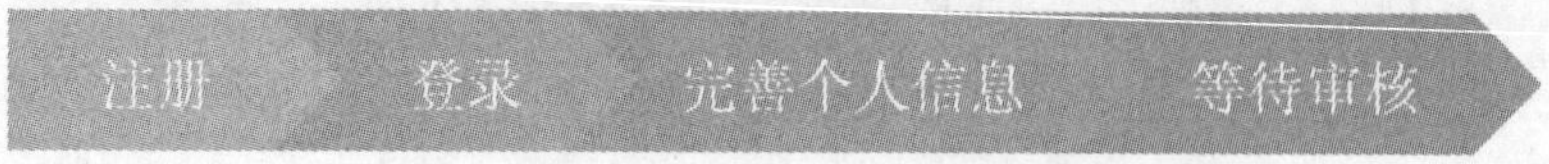

（2）审核通过后，您可以在网站使用以下功能：

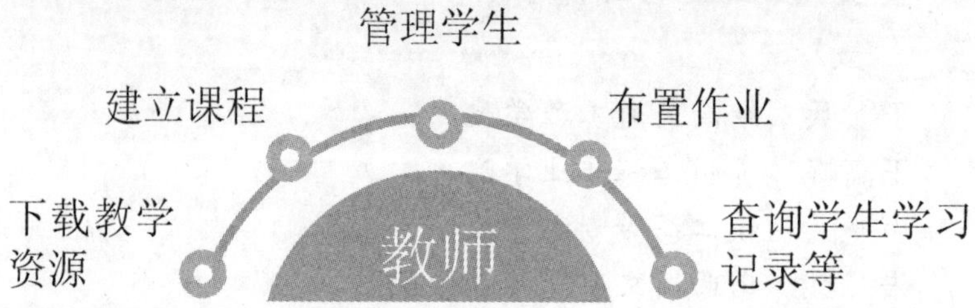

2.学员使用流程

建议学员在PC端完成注册、登录、完善个人信息的操作。

（1） PC端学员操作步骤

①登录网址：http://yixue.hustp.com（注册时请选择普通用户）

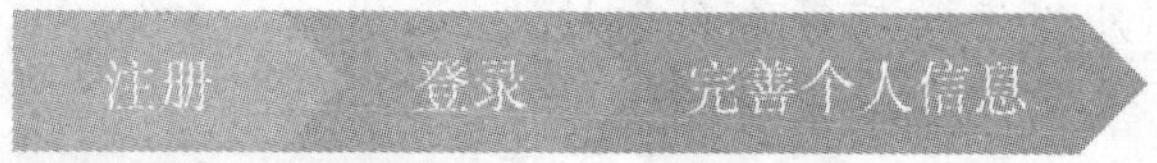

② 查看课程资源

如有学习码，请在个人中心-学习码验证中先验证，再进行操作。

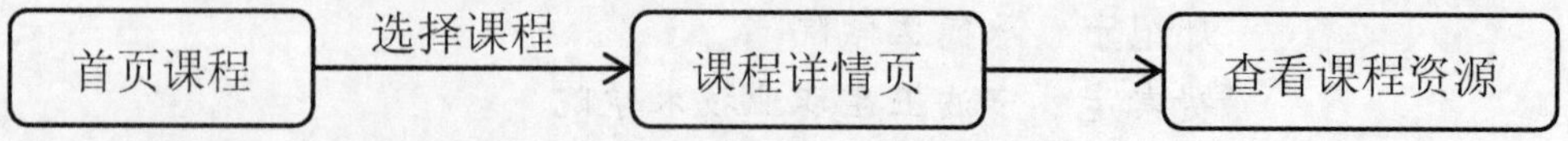

（2） 手机端扫码操作步骤

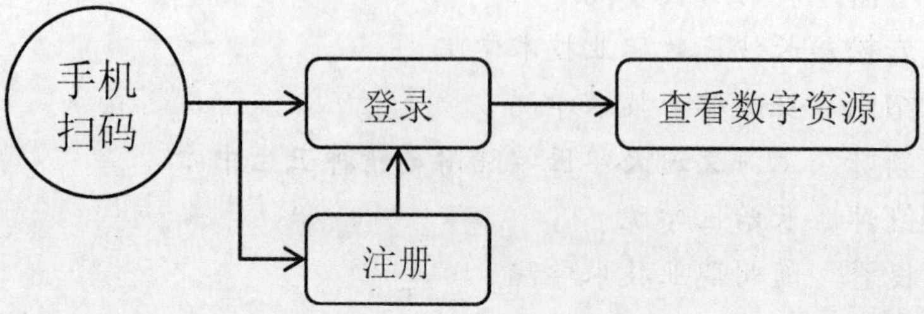

Introduction 总 序

2019年国务院正式印发《国家职业教育改革实施方案》(下文简称《方案》),对职业教育改革提出了全方位设想。《方案》明确指出,职业教育与普通教育是两种不同教育类型,具有同等重要地位,要将职业教育摆在教育改革创新和经济社会发展中更加突出的位置。职业教育的重要性被提高到了"没有职业教育现代化就没有教育现代化"的地位,作为高等职业教育重要组成部分的高等卫生职业教育,同样受到关注。

高等卫生职业教育既具有职业教育的普遍特性,又具有医学教育的特殊性。其中,护理专业的专科人才培养要求以职业技能的培养为根本,以促进就业和适应产业发展需求为导向,与护士执业资格考试紧密结合,突出职业教育的特色,着力培养高素质复合型技术技能人才,力求满足学科、教学和社会三方面的需求。

为了进一步贯彻落实文件精神,适应护理专业高职教育改革发展的需要,服务"健康中国"对高素质复合型技术技能人才培养的需求,充分发挥教材建设在提高人才培养质量中的基础性作用。经调研后,在全国卫生职业教育教学指导委员会专家和部分高职高专示范院校领导的指导下,华中科技大学出版社组织了全国近50所高职高专医药院校的200多位老师编写了这套高职高专医药院校护理类专业书证融通系列教材(数字案例版)。

本套教材强调以就业为导向、以能力为本位、以岗位需求为标准的原则。按照人才培养目标,遵循"三基"(基本理论、基本知识、基本技能)、"五性"(思想性、科学性、先进性、启发性、适应性)、"三特定"(特定目标、特定对象、特定限制)的编写原则,充分反映各院校的教学改革成果和研究成果,教材编写体系和内容均有所创新,在编写过程中重点突出以下特点。

(1)紧跟教改,接轨"1+X"制度。紧跟高等卫生职业教育的改革步伐,引领职业教育教材发展趋势,注重体现"学历证书+若干职业技能等级证书"制度(即"1+X证书"制度),提升学生的就业竞争力。

(2)坚持知行合一、工学结合。教材融传授知识、培养能力、提高技能、提高素质为一体,注重职业教育人才德能并重、知行合一和崇高职业精神的培养。

(3)创新模式,提高效用。教材大量应用问题导入、案例教学、探究教学等编写理念,将案例作为基础与临床课程改革的逻辑起点,引导课程内容的优化与传授,适应当下短学制医学生的学习特点,提高教材的趣味性、可读性、简约性。

(4)纸质数字,融合发展。教材对接科技发展趋势和市场需求,将新的教学技术融入教材建设中,开发多媒体教材、数字教材等新媒体教材形式,推进教材的数字化建设。

(5)紧扣大纲,直通护考。紧扣教育部制定的高等卫生职业教育教学大纲和最新护士执业资格考试要求,随章节配套习题,全面覆盖知识点和考点,有效提高护士执业资格考试通过率。

本套教材得到了专家和领导的大力支持与高度关注,我们衷心希望这套教材能在相关课程的教学中发挥积极作用,并得到读者的青睐。我们也相信这套教材在使用过程中,通过教学实践的检验和实际问题的解决,能不断得到改进、完善和提高。

高职高专医药院校护理类专业
书证融通系列教材(数字案例版)编写委员会

Preface 前言

传染病护理能力是传染科临床护士最基本、最需要持续提高的专业能力。传染病患者住院治疗、医生确定治疗方案，都需要具有较高护理水平和能力的专业护士。护士的这种能力与人文素质是保证传染病患者治疗护理效果的关键因素。

本书编写人员是多所院校专任教师和一线传染科专家。本书突出护理学专业特色，贯穿整体护理观，反映临床传染科医疗及护理的新进展、新技术和新的诊疗标准，以护理程序为框架组织内容。本书从概念、护理评估(致病因素、身体状况、辅助检查、心理与社会状况、治疗原则及主要措施)、常见护理诊断/问题、护理目标、护理措施、护理评价等方面介绍疾病，内容包括病毒感染、细菌感染、性传播疾病、原虫感染、蠕虫感染等患者的护理。

本书以案例、问题为引导，根据传染科临床护士、社区卫生服务中心预防保健护士的岗位需求组织内容。本书抓住传染病护理课程体系，突出教材的实用性，使教材既重知识，也重实践。本书适用于高职高专护理专业、助产专业及基层医疗卫生单位护理人员继续教育使用。

编　者

目　录

MULU

第一章　概述

第二章　传染病常见症状及体征的护理

第三章　病毒感染患者的护理

第一章　概　　述

能力目标

1. 能说出传染病的基本特征、传染病流行的条件，以及传染病预防的概念及各种预防措施。

2. 了解传染病的诊断和治疗。

3. 能运用传染病的疾病和护理知识，对传染病患者进行护理和健康指导。能运用所学知识根据不同传播途径，对传染病采取相应的防护方法。

传染病是由病原微生物和寄生虫感染人体后产生的具有传染性的疾病。常见的病原体有细菌、病毒、真菌、支原体、衣原体、立克次体、螺旋体、原虫、蠕虫等。以上病原体导致的疾病均属于感染性疾病范畴，感染性疾病包括传染病和非传染性疾病，有传染性的感染性疾病称为传染病。

许多传染病如鼠疫、霍乱、天花等都曾给人类带来深重的灾难，严重威胁过人类的生存和发展。新中国成立后，在"预防为主、防治结合"的卫生工作方针指导下，免疫接种覆盖率逐年提高，许多传染病得到有效控制或消灭。但是，仍有许多传染病存在，一些曾被控制的传染病如结核病、霍乱等有再度流行的趋势，新发传染病包括变异病原体感染多次流行，如传染性非典型肺炎及甲型 H_1N_1 流感的肆虐等。

传染病护理是传染病防治工作中的重要组成部分。由于传染病具有传染性，且多数起病急，病情危重、变化快，并发症多，要求护士必须具备高度的责任感、扎实的基本功，能认真细致地观察病情，及时准确地配合抢救，另外还能严格执行消毒隔离制度，做好自身的防护，能进行社区宣传教育工作，使易感者掌握传染病的防治知识，防止传染病的流行及其交叉感染。

第一节　感染与免疫

PPT
1-1

一、感染的概念

感染是病原体和人体之间一种相互作用、相互斗争的过程。引起感染的病原体可来自宿主体外，也可来自宿主体内。来自宿主体外病原体引起的感染称为传染，传染是指病原体通过一定的方式从一个宿主个体到另一个宿主个体的感染。病原体是指感染人体后可导致疾病的微生物与寄生虫，是构成感染的必备条件。构成传染过程的两个基本

Note

因素:病原体的致病作用(侵袭力、毒力、数量、变异性)和机体的保护性免疫反应(非特异性免疫、特异性免疫)。人类在漫长的进化过程中,不断与各种病原微生物、寄生虫接触,逐渐产生高度的适应性和斗争能力。当人体免疫功能正常时,机体便有足够的防御能力消灭病原体。

二、传染病感染过程的表现

病原体侵入人体后,由于病原体致病能力及机体免疫功能的差异,两者互相作用,产生不同的表现。感染过程可以出现五种不同的结局,称感染谱。这些表现可以移行或转化,呈动态变化。

(一) 病原体被清除

病原体侵入人体后尚未能建立感染,人体的免疫功能强大,通过非特异性免疫屏障或特异性免疫将病原体消灭或排出体外,不产生任何病理变化和临床症状。特异性免疫功能可通过疫苗接种或自然感染而获得主动免疫,也可通过胎盘屏障从母体获得或注射免疫球蛋白而获得被动免疫。

(二) 隐性感染

隐性感染又称亚临床感染,是指病原体侵入人体后,仅引起机体产生特异性的免疫应答,不引起或只引起轻微的组织损伤,在临床上不显现出任何症状、体征甚至生化改变。在大多数传染病中,隐性感染是最常见的表现,其发生数量远超过显性感染(10倍以上)。感染后可获得对该传染病的特异性免疫力,病原体被清除。少数人可转变为病原携带状态,病原体持续存在于体内,成为无症状携带者。

(三) 显性感染

显性感染即临床感染,指病原体侵入人体后,在体内大量繁殖,不但引起特异性免疫应答,还引起病理改变和临床表现。过程结束后,通常可获得稳固的特异性免疫力。有些传染病(如细菌性痢疾)的感染者其病后免疫并不稳固,容易再受到感染而发病。小部分显性感染者可转变为病原携带状态。

(四) 病原携带状态

病原携带状态是指病原体侵入人体后,不显现出临床症状却能携带并排出病原体成为传染源。根据病原体种类不同可将患者分为带病毒者、带菌者或带虫者等。按其发生和持续时间的长短可分为潜伏期携带者、恢复期携带者或慢性期携带者。并非所有的传染病都有病原携带者,如麻疹和流行性感冒等就没有。

(五) 潜伏性感染

潜伏性感染是指病原体侵入人体后,机体免疫功能足以将病原体局限化不引起显性感染,但又不足以将病原体清除,病原体长期潜伏。一旦机体免疫功能下降,便可引起显性感染。潜伏性感染期间,病原体一般不排出体外,故无传染性,这是与病原携带状态不同之处。

以上五种表现在一定条件下可以互相转化。一般来说,隐性感染最常见,其次为病原携带状态,显性感染最少,但一旦出现,容易被识别。

三、感染过程中病原体的作用

Note

病原体侵入人体后能否引起疾病,取决于病原体的致病能力和机体的免疫功能这两个因素。致病能力包括以下四个方面。

（一）侵袭力

侵袭力是指病原体侵入机体并在体内生长、繁殖及扩散的能力。有的病原体可直接侵入人体，如钩端螺旋体、钩虫丝状蚴等。有些病原体需经过消化道或呼吸道进入人体，先黏附于消化道或支气管黏膜表面，再进一步侵入组织细胞，产生酶和毒素，引起病变，如志贺杆菌、结核杆菌等。病毒性病原体常通过与细胞表面的受体结合再进入细胞内。有些病原体的侵袭力较弱，需经伤口进入人体，如破伤风杆菌、狂犬病毒等。

（二）毒力

毒力包括毒素及毒力因子。毒素包括内毒素与外毒素，内毒素以白喉杆菌、破伤风杆菌和霍乱弧菌为代表，外毒素以伤寒沙门菌、菌痢杆菌为代表。内毒素通过激活单核-吞噬细胞、释放细胞因子而起作用，外毒素通过与靶细胞受体结合，进入细胞内而起作用。许多细菌都能分泌抑制其他细菌生长的细菌素，以利于本身生长、繁殖。

（三）数量

侵入人体的病原体要有足够的数量，才能突破机体的防御功能引起感染。在同一传染病中，入侵病原体的数量一般与致病能力成正比。但在不同传染病中，引起疾病发生的最低病原体数量有很大不同，如 10 万个伤寒沙门菌菌体可导致疾病，而仅需 10 个痢疾志贺菌菌体即可导致疾病。

（四）变异性

病原体可因遗传、环境、药物而产生变异。一般来说，经过人工培养多次传代后，病原体致病力会减弱，可以用之制备疫苗，如用于结核病预防的卡介苗。在宿主之间反复传播可使致病力增强，如肺鼠疫。病原体的抗原变异可逃避机体的特异性免疫作用而继续引起疾病，如流行性感冒病毒、丙型肝炎病毒和艾滋病病毒等。

四、感染过程中免疫应答的作用

机体的免疫应答对感染过程的表现和转归起着重要的作用。免疫应答分为有利于机体抵抗病原体入侵与破坏的保护性免疫应答和产生组织损伤的变态反应两大类。保护性免疫应答有非特异性免疫和特异性免疫两种。非特异性免疫又称天然免疫，也可以引起机体保护和病理损伤。变态反应都是特异性免疫应答。

（一）非特异性免疫

非特异性免疫是机体对侵入病原体的一种清除机制。它不牵涉对抗原的识别和二次免疫应答的增强。在抵御感染过程中非特异性免疫首先发挥作用，这是人类在长期进化过程中形成的，出生时就有的较为稳定的免疫能力。

1. 天然屏障 包括外部屏障，即皮肤、黏膜及其分泌物，如溶菌酶、气管黏膜上的纤毛等，以及内部屏障，如血脑屏障和胎盘屏障等。

2. 吞噬作用 单核-吞噬细胞系统包括血液中的游走大单核细胞，肝、脾、淋巴结、骨髓中固有的吞噬细胞和各种粒细胞（尤其是中性粒细胞），它们都具有非特异性吞噬功能，可清除体内的病原体。

3. 体液因子 包括存在于体液中的补体、溶菌酶、纤连蛋白和各种细胞因子等。细胞因子主要是由单核-吞噬细胞和淋巴细胞被激活后释放的一类有生物活性的肽类物质。这些体液因子能直接或通过免疫应答作用清除病原体。

(二) 特异性免疫

特异性免疫是指由于对抗原特异性识别而产生的免疫。由于不同病原体所具有的抗原绝大多数是不相同的,故特异性免疫通常只针对一种病原体。感染后免疫都是特异性免疫,而且是主动免疫,通过细胞免疫和体液免疫的相互作用而产生免疫应答,分别由T细胞和B细胞介导。

1. 细胞免疫 致敏T细胞与相应抗原再次相遇时,通过细胞毒性淋巴因子来杀伤病原体及其所寄生的细胞。对细胞内寄生病原体的清除作用,细胞免疫起重要作用。T细胞还具有调节体液免疫的功能。

2. 体液免疫致敏 致敏B细胞受抗原刺激后,即转化为浆细胞并产生能与相应抗原结合的抗体,即免疫球蛋白(immunoglobulin,Ig)。不同的抗原可诱发不同的免疫应答,因而抗体又可分为抗毒素、抗菌性抗体、中和抗体及调理素等,可促进细胞吞噬功能、清除病原体,抗体主要作用于细胞外的微生物。在化学结构上,Ig可分为五类,即IgG、IgA、IgM、IgD、IgE,各具不同的功能。在感染过程中,IgM首先出现,但持续时间短,是近期感染的标志。IgG随后出现,并持续较长时间。IgA主要是呼吸道和消化道黏膜上的局部抗体。IgE主要作用于入侵的原虫和蠕虫。

第二节 传染病的特征

一、基本特征

传染病与其他疾病的主要区别在于它有以下四个基本特征。

(一) 病原体

每一种传染病都有其特异性的病原体,病原体可以是微生物或寄生虫,其中以病毒和细菌最为常见。进行病原体培养,对传染病的确诊有重要意义。

(二) 传染性

传染性是传染病与其他感染性疾病的主要区别。传染性是指病原体由一个宿主排出体外,经一定的途径传给另一个宿主的特性。例如,耳源性脑膜炎和流行性脊髓膜炎,在临床上都表现为化脓性脑膜炎,但前者无传染性,无须隔离;后者有传染性,必须隔离。不同传染病其传染性及传染性持续的时间长短不同。传染期是指传染病患者排出病原体、具有传染性的时期,在每一种传染病中都相对固定,是确定患者隔离期限的重要依据。

(三) 流行病学特征

疾病的发生和流行在自然和社会因素的影响下表现出各种特征。

1. 流行性 在一定条件下,传染病能在人群中广泛传播蔓延的特性称为流行性。按强度可分为散发、流行、大流行、暴发。

(1) 散发 在人群中散在发生,病例间无明显传播关系。散发性发病率是指某种传染病在某地区近年来发病的一般水平。可能是由于人群对某病的免疫水平较高,或某病的隐性感染率较高,或某病不容易传播等。

(2) 流行 某一地区某病的发病率显著超过该病常年发病率水平，或为散发发病率的若干倍(3～10 倍)时，称为流行。

(3) 大流行 某病在一定时间内迅速传播、流行范围广，涉及全国，甚至超出国界、洲界。如 2003 年传染性非典型肺炎大流行，2009 年甲型 H_1N_1 流感大流行。

(4) 暴发 某地区或单位短期突然出现大量患者，发病多来自同一传染源和同一传播途径。如食物中毒、流行性感冒等。

2. 地方性 由于自然因素和社会因素的不同，某些传染病仅局限于一定的地区内发生的特性。如血吸虫病仅发生于长江以南地区。自然疫源性疾病亦属于地方性传染病。

3. 季节性 某传染病每年在一定季节内呈现发病率升高的现象。如冬春季节呼吸道传染病高发，夏秋季节肠道传染病高发。

4. 周期性 某些传染病每隔一定时期发生一次流行，如流行性感冒。另外，传染病发病率在时间、空间、不同(年龄、性别、职业)人群上的分布，也是流行病学特征。

(四) 感染后免疫

人感染病原体后，无论是显性还是隐性感染，都可获得针对病原体及其产物(如毒素等)的特异性免疫。此种免疫属于主动免疫，可通过胎盘传给胎儿。感染后免疫持续时间的长短和强度在不同传染病中有明显差异，一般来说，病毒性传染病感染后免疫持续时间最长，往往可保持终生，但有少数例外，如流感；细菌、螺旋体、原虫性传染病感染后免疫持续时间较短，通常仅几个月至数年，但也有例外，如伤寒；蠕虫感染则通常不产生保护性免疫，可重复感染。

二、临床特点

(一) 病程发展的基本规律

急性传染病的病程通常可分为四个阶段。

1. 潜伏期 从病原体侵入人体到开始出现临床症状的这段时间。潜伏期的长短与侵入的病原体数量和毒力，以及宿主防御机制的强弱等相关。潜伏期的长短一般与病原体感染的量成反比。

潜伏期的意义：有助于诊断；确定接触者的检疫期限；追溯传染源与传播途径；推算传染期及安排免疫接种时间。潜伏期是检疫工作观察、留验接触者的重要依据。

2. 前驱期 从起病至出现该病明显症状为止的时期。此期中的临床表现常是非特异性的，为许多传染病所共有，一般持续 1～3 天。

3. 症状明显期 出现该病所特有的症状和体征。患者体内有大量病原体繁殖，传染性极强。

4. 恢复期 人体免疫力增至一定程度，体内病理生理过程基本终止，症状和体征基本消失。在此期间，许多患者的传染性还要持续一段时间，但食欲、体力渐恢复，血清中的抗体效价渐上升至最高水平。病原体还未完全清除。

5. 复发与再燃 复发是指有些疾病在进入恢复期后，初发症状消失，潜伏的病原体再度繁殖，再次出现初发症状。再燃为某些患者在恢复期时，体温未降正常又再度发热。

6. 后遗症 在恢复期结束后机体功能长期未恢复正常，多见于中枢神经系统传染病。

(二) 临床类型

根据病程长短，传染病可分为急性、亚急性、慢性三种。

Note

根据病情轻重,传染病分为轻型、中型、重型、暴发型四种。

根据传染病临床特征,传染病分为典型、非典型两种。

第三节　传染病的流行过程及影响因素

传染病的流行过程是指传染病在人群中发生、发展和转归的过程。流行过程必须具备的三个环节是传染源、传播途径及易感人群。流行过程又受社会因素和自然因素的影响。

一、传染病流行过程的三个环节

(一) 传染源

传染源是指体内有病原体生长、繁殖,并能排出病原体的人或动物。传染源包括下列四个方面。

1. 患者　大多数传染病重要的传染源。患者较易发现和管理,不同病期患者传染强度不同,一般情况下,以发病早期的传染性最大。而轻型患者因难以发现和管理,慢性感染患者因排出病原体的时间较长,故作为传染源的意义更重大,可成为长期传染源。

2. 隐性感染者　在某些传染病中,如流行性脑脊髓炎、脊髓灰质炎等,隐性感染者是重要传染源。

3. 病原携带者　慢性病原携带者无明显临床症状而长期排出病原体,在某些传染病中,如伤寒、细菌性痢疾等,有重要的流行病学意义。

4. 受感染动物　以啮齿动物最为常见,其次是家畜、家禽。以动物为传染源传播的疾病,称为动物源性传染病。在人畜共患病及动物源性传染病中,受感染的动物也可将疾病传给人类,引起严重的后果,如狂犬病、鼠疫、布鲁菌病、流行性乙型脑炎等。动物传染源受地理、气候等自然因素影响较大,动物源性传染病常存在于特定地区,并具有严格的季节性。

(二) 传播途径

传播途径是指病原体从传染源体内排出后,经不同方式到达易感者的途径。临床上常见的传播途径有以下几种。

1. 呼吸道传播　病原体存在于空气中的飞沫或气溶胶中,易感者吸入时获得感染,如麻疹、禽流感、白喉、严重急性呼吸综合征等。经空气传播的传染病传播途径容易实现,蔓延速度快,冬春季多见,儿童发病率高,感染后多可获得较持久的免疫力。

2. 消化道传播　病原体污染食物、水源或食具,易感者在进食时获得感染,如伤寒、霍乱、细菌性痢疾等。

3. 接触传播　易感者与被病原体污染的水或土壤接触时获得感染,如血吸虫病、钩端螺旋体病和钩虫病等。伤口被污染,可能患破伤风。日常生活的密切接触可能获得感染,如麻疹、白喉、流行性感冒等。不洁性接触(包括同性恋、多个性伴侣的异性恋等)可传播艾滋病病毒、乙型肝炎病毒、丙型肝炎病毒、梅毒螺旋体、淋球菌等。

4. 虫媒传播　被病原体感染的吸血节肢动物(如按蚊、人虱、鼠蚤、白蛉、硬蜱和恙螨等)的叮咬而造成的传播,可引起疟疾、流行性斑疹伤寒、地方性斑疹伤寒、黑热病、莱姆

Note

病和恙虫病等。根据节肢动物的生活习性，往往有严格的季节性，有些病例还与感染者的职业及地区相关。

5. 血液、体液传播　病原体存在于携带者或患者的血液或体液中，通过输血、使用血液制品、分娩、性交等传播，如疟原虫、乙型肝炎病毒、丙型肝炎病毒和艾滋病病毒等。

上述传播途径统称为水平传播，母婴传播属于垂直传播。婴儿出生前已从母亲或父亲获得的感染称为先天性感染，如梅毒、弓形虫病可垂直传播。

（三）易感人群

易感人群是指对某种传染病缺乏特异性免疫力的人群；人群易感性即人群对某种传染病容易感染的程度。易感者在某一特定人群中的比例决定了该人群的易感性。易感人群越多，人群易感性越高，传染病就越容易在人群中蔓延流行。某些病后免疫力很稳固的传染病（如麻疹、水痘、乙型脑炎），经过一次流行后，要等待若干年直到易感者比例上升至一定水平时，才会发生另一次流行，此现象称为传染病流行的周期性。在普遍推行人工主动免疫的情况下，可把某种传染病的易感者水平降至最低，阻止其流行周期性的发生。

二、影响流行过程的因素

（一）社会因素

社会因素包括社会制度、风俗习惯、宗教信仰、文化水平、生活条件、医疗卫生状况等，对传染病流行过程有决定性的影响。新中国成立后，我国的各级卫生防疫机构逐步得到完善，卫生状况不断改善，实行计划免疫，许多传染病得到控制和近被消灭。另外，由于改革开放、市场化经济政策的实施，在国民经济日益发展的同时，因人口流动，生活方式、饮食习惯的改变等，可能使某些传染病的发病率升高，如结核病、艾滋病、并殖吸虫病和疟疾等，这些应引起我们的重视。

（二）自然因素

自然环境中的各种因素，包括地理因素、气候因素、生态环境等对传染病流行的发生和发展发挥着重要的影响。寄生虫病及虫媒传播的传染病受自然因素的影响尤其显著。传染病的地区性和季节性与自然因素关系密切，如我国北方有黑热病地方性流行区，南方有血吸虫病地方流行区，疟疾、乙型脑炎的夏秋季发病率与自然因素有关。

第四节　传染病的诊断

早期明确传染病的诊断是对患者及时隔离和采取有效治疗的基础，从而防止其扩散。传染病的诊断要综合分析下列三个方面的资料。

一、临床资料

全面而准确的临床资料来源于详尽的病史询问和细致的体格检查。发病的诱因和疾病的方式对传染病的诊断有重要参考价值，必须加以注意。热型及伴随症状，如腹泻、头痛和黄疸等，都要从鉴别诊断的角度来加以描述。进行体格检查时不要忽略有重要诊断意义的体征，如麻疹的口腔黏膜斑，百日咳的痉挛性咳嗽，白喉的假膜，伤寒的玫瑰疹，脊髓灰质炎的肢体迟缓性瘫痪,霍乱的无痛性腹泻、米泔水样粪便,破伤风的严重肌强直、张口困难、牙关紧闭、角弓反张和苦笑面容等。

二、流行病学资料

流行病学资料在传染病的诊断中占重要地位。①传染病的地区分布:有些传染病局限在一定的地区范围,如血吸虫病,有些传染病可由一些特定的动物为传染源和传播媒介,在一定条件下才传给人或家畜。②传染病的时间分布:许多传染病的发生有较强的季节性和周期性,如流行性乙型脑炎好发于夏秋季。③传染病的人群分布:许多传染病的发生与年龄、性别、职业有密切关系,如百日咳和猩红热多发于1～5岁儿童,林业工人易被蜱叮咬而感染虫媒传播的传染病(如森林脑炎等)。此外,了解传染病的接触史、预防接种史,也有助于建立诊断。

三、实验室及其他检查资料

实验室检查对传染病的诊断具有特殊的意义,因为病原体的检出或被分离培养可直接确定诊断,而免疫学检查亦可提供重要根据。对许多传染病来说,一般实验室检查对早期诊断也有很大帮助。

(一)一般实验室检查

一般实验室检查包括血液、尿常规、大便常规检查和生化检查。血液常规检查中以白细胞计数和分类的用途最广。白细胞总数显著增多常见于化脓性细菌感染,如流行性脑脊髓膜炎、败血症和猩红热等。革兰阴性杆菌感染时白细胞总数往往升高不明显甚至减少,如布鲁菌病、伤寒及副伤寒等。病毒性感染时白细胞总数通常减少或正常,如流行性感冒和病毒性肝炎等,但肾综合征出血热、流行性乙型脑炎患者的白细胞总数往往增加。原虫感染时患者的白细胞总数也常减少,如疟疾、黑热病等。中性粒细胞百分率常随白细胞总数的增减而增减,但在某些传染病中却有所不同,如肾综合征出血热患者在白细胞总数增加的同时,可见中性粒细胞百分率减少而淋巴细胞百分率增加,并有异型淋巴细胞出现。如发现中性粒细胞百分率增加甚至出现幼稚细胞而白细胞总数不高,常提示严重感染,传染性单核细胞增多症患者的淋巴细胞增多并有异型淋巴细胞出现。蠕虫感染患者的嗜酸性粒细胞通常增多,如钩虫、血吸虫和并殖吸虫感染等。嗜酸性粒细胞减少则常见于伤寒、流行性脑脊髓膜炎等患者。

尿常规检查有助于钩端螺旋体病和肾综合征出血热的诊断,患者尿内常有蛋白质、白细胞、红细胞,肾综合征出血热患者的尿内有时还可见到膜状物。大便常规检查有助于肠道细菌与原虫感染的诊断,如黏液脓血便常出现在细菌性痢疾患者,果酱样便可见于肠阿米巴病患者。

血液生化检查有助于病毒性肝炎、肾综合征出血热等的诊断。

(二)病原学检查

根据病原体的大小和在体内的分布可做相应的检查。

1. 直接检查病原体 许多传染病可通过显微镜或肉眼检出病原体而明确诊断,如:从血液或骨髓涂片中检出疟原虫、利什曼原虫、微丝蚴及回归热螺旋体;从粪便涂片中检出各种寄生虫卵及阿米巴原虫;从脑脊液离心沉淀的墨汁涂片中检出新型隐球菌;可用肉眼观察粪便中的绦虫节片和从粪便孵出的血吸虫毛蚴。病毒性传染病难以直接检出病原体,但在皮肤病灶中检到多核巨细胞及核内包涵体时,可作为水痘带状疱疹病毒感染的辅助诊断。

2. 分离培养病原体　细菌、螺旋体和真菌通常可用人工培养基分离培养，如伤寒沙门菌、志贺菌、霍乱弧菌、钩端螺旋体和新型隐球菌等。立克次体则需经动物接种或细胞培养才能分离出来，如普氏立克次体、恙虫病立克次体等。病毒分离一般需用细胞培养，如登革病毒、脊髓灰质炎病毒等。用以分离病原体的检材可采用血液、尿液、粪便、脑脊液、痰液、骨髓和皮疹吸出液等。标本的采集应注意无菌操作，尽量于病程的早期阶段及抗病原体药物应用之前进行，采集病变部位明显的材料，如细菌性痢疾患者取其有脓血或黏液的粪便，肺结核患者取其干酪样痰液等。怀疑败血症时，应在体温上升过程中有明显畏寒、寒战时采血，以提高阳性检出率。注意标本的正确保存与运送，标本采集后要尽快送检，可冷藏运送，要在标本送检单注明标本来源和检验目的，使实验室能正确选用相应的培养基和适宜的培养环境。

3. 检测特异性抗原　病原体特异性抗原的检测可较快地提供病原体存在的证据。其诊断意义往往较抗体检测更为可靠。常用于检测血清或体液中特异性抗原的免疫学检查方法有凝集试验、酶联免疫吸附试验、酶免疫测定、荧光抗体技术和流式细胞检测等。

4. 检测特异性核酸　可用分子生物学检测方法，如用放射性核素或生物素标记的探针做 DNA 印迹法或 RNA 印迹法，或用聚合酶链反应或反转录-聚合酶链反应检测病原体的核酸。

（三）特异性抗体检测

特异性抗体检测又称血清学检查。在传染病早期，特异性抗体在血清中往往尚未出现或滴度很低，而在恢复期或病程后期则抗体滴度有显著升高，故在急性期及恢复期双份血清检测其抗体由阴性转为阳性或滴度升高 4 倍以上时有重要诊断意义。特异性 IgM 型抗体的检出有助于现存或近期感染的诊断，特异性 IgG 型抗体的检出可以评价个人及群体的免疫状态。

（四）其他检查

其他检查包括支气管镜检查、胃镜检查和结肠镜检查等内镜检查，超声检查、磁共振成像（MRI）、计算机断层扫描和数字减影血管造影等影像学检查，以及活体组织检查等。近年来，各种系统生物学技术包括基因组学、蛋白质组学和代谢组学的主要技术如色谱-质谱联用等方法已开始应用于传染病的研究工作中。

第五节　传染病的治疗

一、治疗原则

治疗传染病的目的不仅在于促进患者康复，还应有利于控制传染源，防止进一步传播。要坚持综合治疗的原则，即治疗与护理、隔离与消毒并重，一般治疗、对症治疗与病原治疗并重的原则。

Note

二、治疗方法

(一)一般治疗及支持治疗

1. 一般治疗

(1) 隔离和消毒　按其所患传染病的传播途径和病原体的排出方式及时间,隔离可分为呼吸道隔离、消化道隔离、接触隔离等,并应随时做好消毒工作。

(2) 护理　保持病室安静清洁,空气流通,光线充足(破伤风、狂犬病患者除外),温度适宜,使患者保持良好的休息状态。对休克、出血、昏迷、窒息、呼吸衰竭、循环障碍等患者有专项特殊护理。舒适的环境、良好的护理对提高患者的抗病能力,确保各项诊断正确与治疗措施的正确执行有重要的意义。

(3) 心理治疗　医护人员良好的服务态度、对患者的关心和鼓励等是心理治疗的重要组成部分,有助于提高患者战胜疾病的信心。

2. 支持治疗

(1) 饮食　保证热量供应,根据不同的病情给予流质、半流质软食等,补充各种维生素。

(2) 补充液体及盐类　适量补充液体及盐类对有发热、吐泻症状的患者甚为重要,可维持患者水、电解质和酸碱平衡。

(3) 给氧　危重者如有循环衰竭或呼吸困难出现发绀时,应及时给氧。

(二)病原治疗

病原治疗亦称特异性治疗,是针对病原体的治疗措施,具有抑杀病原体的作用,达到根治和控制传染源的目的。常用药物有抗生素、化学治疗制剂和血清免疫制剂等。

1. 抗菌治疗　针对细菌和真菌的药物主要为抗生素及化学制剂。应及早确立病原学诊断,熟悉选用药物的适应证、抗菌活性、药代动力学特点和不良反应,再结合患者的生理、病理、免疫等状态合理用药。

2. 抗病毒治疗　目前有效的抗病毒药物尚不多,按病毒类型可分为三类。

(1) 广谱抗病毒药物　如利巴韦林,可用于病毒性呼吸道感染、疱疹性角膜炎、肾综合征出血热及丙型肝炎的治疗。

(2) 抗 RNA 病毒药物　如奥司他韦,对甲型 H_5N_1 及 H_1N_1 流感病毒感染均有效。

(3) 抗 DNA 病毒药物　如阿昔洛韦常用于疱疹病毒感染,更昔洛韦对巨细胞病毒感染有效,核苷(酸)类药物(包括拉米夫定、恩替卡韦等)抑制病毒反转录酶活性,是目前常用的抗乙型肝炎病毒药物。

3. 抗寄生虫治疗　原虫及蠕虫感染的病原治疗常用化学制剂,如甲硝唑、吡喹酮等。氯喹是控制疟疾发作的传统药物,自从发现氯喹抗恶性疟原虫以来,青蒿素类药物受到广泛关注。阿苯达唑、甲苯达唑是目前治疗肠道线虫病的有效药物。乙胺嗪及呋喃嘧酮用于治疗丝虫病。吡喹酮是最主要的抗吸虫药物,对血吸虫病有特效。

4. 免疫治疗　抗毒素用于治疗白喉、破伤风等外毒素引起的疾病,治疗前需做皮肤试验,因其属于动物血清制剂,容易引起过敏反应,对抗毒素过敏者必要时可用小剂量逐渐递增的脱敏方法。干扰素等免疫调节剂可调节宿主免疫功能,用于乙型肝炎、丙型肝炎的治疗。胸腺素作为免疫增强剂也在临床使用。免疫球蛋白是一种被动免疫制剂,常用于严重病毒或细菌感染的治疗。

Note

（三）对症治疗

对症治疗可减轻患者的痛苦，还可通过调节患者各系统的功能，减少机体消耗、保护重要器官，使损伤降至最低。如在高热时采取的降温措施，颅内压升高时的脱水疗法，抽搐时的镇静措施，昏迷时的恢复苏醒措施，心力衰竭时的强心措施，休克时的改善微循环的措施，严重毒血症时采用的肾上腺糖皮质激素疗法等，能使患者度过危险期，促进康复。

（四）康复治疗

某些传染病，如脊髓灰质炎、脑炎和脑膜炎等可引起某些后遗症，需要采取针灸治疗、理疗、高压氧等康复治疗措施，以促进机体恢复。

（五）中医治疗

中医的辨证论治对调节患者各系统的功能起着相当重要的作用。某些中药，如黄连、大蒜、鱼腥草、板蓝根和山豆根等还有一定的抗微生物作用。

第六节　传染病的预防

传染病的预防（prevention）是传染病工作者的一项重要任务。做好传染病的预防工作，对减少传染病的发生及流行、最终控制和消灭传染病有重要意义。预防工作应当针对构成传染病流行过程的三个基本环节采取综合性措施，并且根据各种传染病的特点，针对传播的主导环节，采取适当的措施，防止传染病继续传播。

一、管理传染源

早期发现传染源才能及时进行管理，这对感染者个体及未感染的群体都很重要。

传染病报告制度是早期发现、控制传染病的重要措施，可使防疫部门及时掌握疫情，采取必要的流行病学调查和防疫措施。《中华人民共和国传染病防治法》将法定传染病分为甲类、乙类和丙类。

甲类传染病包括鼠疫、霍乱。为强制管理的烈性传染病，城镇要求发现后 2 小时内通过传染病疫情监测信息系统上报，农村不超过 6 小时。

乙类传染病包括传染性非典型肺炎（严重急性呼吸综合征）、艾滋病、病毒性肝炎、脊髓灰质炎、人感染高致病性禽流感、麻疹、流行性出血热、狂犬病、流行性乙型脑炎、登革热、炭疽、细菌性和阿米巴痢疾、肺结核、伤寒和副伤寒、流行性脑脊髓膜炎、百日咳、白喉、新生儿破伤风、猩红热、布鲁菌病、淋病、梅毒、钩端螺旋体病、血吸虫病、疟疾、人感染猪链球菌病，2009 年增加了甲型 H_1N_1 流感。为严格管理的传染病，城镇要求发现后 6 小时内网络直报，农村不超过 12 小时。

丙类传染病包括流行性感冒、流行性腮腺炎、风疹、急性出血性结膜炎、麻风病、流行性和地方性斑疹伤寒、黑热病、棘球蚴病、丝虫病，除霍乱、痢疾、伤寒和副伤寒以外的感染性腹泻，2008 年增加了手足口病。为监测管理传染病，要求发现后 24 小时内上报。

在乙类传染病中，传染性非典型肺炎、炭疽中的肺炭疽、人感染高致病性禽流感和脊髓灰质炎，必须采取甲类传染病的报告、控制措施。

对传染病的接触者，应分别按具体情况采取检疫措施，密切观察，并适当做药物预防

Note

或预防接种。

应尽可能地在人群中检出病原携带者,进行治疗、教育、调整工作岗位和随访观察。特别是对食品制作供销人员、炊事员、保管员,应做定期带菌检查,及时发现,及时治疗及调换工作。

对动物传染源,如属有经济价值的家禽、家畜,应尽可能加以治疗,必要时宰杀后加以消毒处理;如属无经济价值的野生动物则予以捕杀。

二、切断传播途径

对于各种传染病,尤其是消化道传染病、虫媒传染病和寄生虫病,切断传播途径通常是起主导作用的预防措施。主要措施包括隔离和消毒。

(一)隔离

隔离是指将患者或病原携带者妥善地安排在指定的隔离单位,暂时与人群隔离,积极进行治疗、护理,并对具有传染性的分泌物、排泄物、用具等进行必要的消毒处理,防止病原体向外扩散的医疗措施。隔离的种类包括以下几种。

1. 严密隔离 对传染性强、病死率高的传染病,如霍乱、鼠疫、狂犬病等,应住单人房,严密隔离。

2. 呼吸道隔离 对由患者的飞沫和鼻咽分泌物经呼吸道传播的疾病,如传染性非典型肺炎、流行性感冒、流行性脑脊髓膜炎、麻疹、白喉、肺结核等,应做呼吸道隔离。

3. 消化道隔离 对由患者的排泄物直接或间接污染食物、食具而传播的传染病,如伤寒、细菌性痢疾、甲型肝炎、戊型肝炎等,最好能在一个病房中只收治一个病种,否则,应注意加强床边隔离。

4. 血液与体液隔离 对于直接或间接接触感染的血液及体液而发生的传染病,如乙型肝炎、丙型肝炎、艾滋病、钩端螺旋体病等,在一个病房中只住由同种病原体感染的患者。

5. 接触隔离 病原体经体表或感染部位排出,他人直接或间接与破损皮肤或黏膜接触感染引起的传染病,如破伤风、炭疽、梅毒、淋病和皮肤的真菌感染等,应进行接触隔离。

6. 昆虫隔离 对以昆虫作为媒介传播的传染病,如乙脑、疟疾、斑疹伤寒等,应进行昆虫隔离。病室应有纱窗、纱门,做到防蚊、防蝇、防螨、防虱和防蚤等。

7. 保护性隔离 对抵抗力特别低的易感者,如长期大量应用免疫抑制剂者、严重烧伤患者、早产婴儿和器官移植患者等,应进行保护性隔离。在诊断、治疗和护理工作中,应注意避免医源性感染。

(二)消毒

消毒是切断传播途径的重要措施。狭义的消毒是指消灭污染环境的病原体,广义的消毒包括消灭传播媒介。消毒有疫源地消毒(包括随时消毒与终末消毒)及预防性消毒两大类。消毒方法包括物理消毒法和化学消毒法等,可根据不同的传染病选择采用。开展爱国卫生运动、搞好环境卫生是预防传染病的重要措施。

三、保护易感人群

保护易感人群的措施包括特异性和非特异性两个方面。

非特异性保护易感人群的措施包括改善营养、锻炼身体和养成良好的卫生生活习惯、改善居住条件、协调人际关系、保持心情愉快等，可提高机体的非特异性免疫力。在传染病流行期间，应保护好易感人群，避免与患者接触。

特异性保护易感人群的措施是指采取有重点有计划的预防接种，提高人群的特异性免疫水平。预防接种分为人工主动免疫和人工被动免疫。人工主动免疫是有计划地对易感者进行疫苗、菌苗、类毒素的接种，主要用于预防传染病。人工被动免疫采用的是含特异性抗体的免疫血清，主要用于治疗某些外毒素引起的疾病或作为与某些传染病患者接触后的应急措施。预防接种对传染病的控制和消灭起着关键性作用。人类由于普遍接种牛痘苗，现已在全球范围内消灭了曾对人类危害很大的天花。由于我国在儿童中坚持实行计划免疫，全面推广脊髓灰质炎疫苗，目前我国已基本消灭脊髓灰质炎。

第七节 传染病医护人员的职业防护

PPT
1-7

传染病医护人员的职业防护对保证自身安全和预防传染病的播散十分重要。如果医护人员职业防护意识薄弱，一旦被感染，不仅威胁到医护人员自身的健康，而且在院内还可成为新的传染源，造成医护人员之间、医患之间的相互交叉感染。

医护人员在诊疗过程中的职业危险越来越受到关注。据美国职业安全管理局(OSAA)统计显示，卫生行业及相关部门人员在工作期间，感染如人类免疫缺陷病毒(HIV)、乙型肝炎病毒(HBV)及丙型肝炎病毒(HCV)等的人数有上升趋势，锐器伤害后感染是最主要原因。一场突如其来的SARS疫情让人类措手不及，灾难带走了几千人的生命，其中1/3是医护人员，很多是医术精湛的医生、兢兢业业的白衣天使。这场灾难暴露出我国医院职业防护意识薄弱、医护人员职业防护技术的落后，它为我们敲响了医护人员职业防护的警钟！

一、医护人员的职业防护方法

(一) 提高自我防范意识，牢记标准预防

演示视频
1-7

作为一名传染科护士，应该提高自我防范意识，了解传染病护理工作的特殊性，掌握各种传染病的流行特点，认识职业感染的途径及职业感染的危害性，普及职业危害预防的措施，了解预防接种、标准预防的重要性。学会防护用物的选择，正确处理污染锐器、血标本、医疗垃圾等。

知识链接
1-7-1

1. 加强洗手和手消毒 在医院感染传播途径中，医务人员的手是造成医院内感染的重要原因。规范洗手及手消毒方法，加强手部卫生的监管力度，是切断病原微生物传播和防止感染最简单、最有效、最方便、最经济的方法，也是对患者和医务人员双向保护的有效手段。手部卫生应加强以下监督管理：①严格按照洗手指征的要求进行规范洗手和手消毒；②使用正确的洗手方法（六步洗手法）和手消毒方法，并保证足够的洗手时间；③确保消毒剂的有效使用浓度；④定期进行手的细菌学检测；⑤定期与不定期监控各护理单元护理人员手卫生的依从性，对存在的问题提出改进意见。

知识链接
1-7-2

2. 安全注射（针刺伤的防护）

1）如何防范针刺伤 针刺伤已成为严重危害护士健康的问题，也成为血源性疾病传

Note

播的主要途径。目前已证实有20多种病原体可经针刺伤传播,其中最常见的危害是乙型肝炎、丙型肝炎、艾滋病等。有调查发现,护士、医生、医技人员及后勤人员中,由于护士接触锐器机会多,被刺伤的人数最多,其中被针头刺伤后感染艾滋病的概率为0.3%,乙型肝炎为6%~30%,丙型肝炎为1.8%。护士在护理工作中应安全处理使用过的针头,严格遵守临床废弃垃圾管理规定。做到不用手去弄弯或弄直针头,针头使用后应立即丢弃到专门的锐器盒内。改掉操作后回套针帽的习惯,养成良好的操作行为。护理人员在工作中不慎被血液、体液污染的针刺伤时,应立即从近心端向远心端挤压受伤部位,挤出部分血液,在反复挤压的同时用流水冲洗伤口,碘酒、乙醇擦拭消毒,待干燥后贴上无菌敷料。并立即采取相关病毒血清检查和采取有关的治疗措施。

知识链接
1-7-3

2) 常见职业暴露处理及随访

(1) 应急处置　医务人员发生职业暴露后,应当立即实施以下局部处理措施:①用肥皂液和流动水清洗污染的皮肤,用生理盐水冲洗黏膜;②如有伤口,应当在伤口旁端轻轻挤压,尽可能挤出损伤处的血液,再用肥皂液和流动水进行冲洗,禁止进行伤口的局部挤压;③受伤部位的伤口冲洗后,应当用消毒液,如75%乙醇或者0.5%碘伏进行消毒,并包扎伤口,被暴露的黏膜,应当反复用生理盐水冲洗干净。

(2) 预防用药和随访　被HBV污染的针刺伤后,尽早检测暴露者HBsAg、抗HBs定量、ALT等血清学指标。根据暴露者自身抗原抗体水平,选择注射乙肝免疫球蛋白或按照程序注射乙肝疫苗。并于暴露后第3个月、第6个月复查。

当被可疑HCV感染的血液、体液污染时,应尽快做HCV抗体检查,并且在污染后的第4个月、第6个月随访检测抗HCV、ALT。

被可疑HIV感染的血液、体液污染时,应立即抽血检测暴露者自身抗HIV。确认感染HIV阳性者或暴露源患者HIV携带情况不明且拒绝采血时,应及时向HIV职业暴露安全药品储备点报告,并进行风险评估,确立用药的必要性和方案,在医师指导下运用抗病毒制剂或3种药物联合化疗,最好在24小时内服药,暴露4、6、12周,6个月、12个月定期检测HIV抗体。

【课堂互动】

某产科助产士接生,结束时发现手套破损,手指有伤口,接触了大量的羊水和患者血液,患者为HBsAg阳性,该护士上岗前体检乙肝抗体、抗原均为阴性。事件发生后助产士非常紧张和担心,打电话咨询,如何处置?

3. 使用防护用品　医护人员为了自我防护,应正确使用下列防护用品。

(1) 口罩　应根据不同的操作要求选用不同种类的口罩。一般医疗活动,可佩戴纱布口罩或医用外科口罩。纱布口罩应保持清洁,定期更换、清洁与消毒。手术室工作或护理免疫功能低下患者时、进行体腔穿刺等操作时应戴医用外科口罩。接触经空气、飞沫传播的呼吸道感染患者时,应戴医用防护口罩。医用防护口罩的效用能维持6~8小时,遇污染或潮湿,应及时更换。戴医用防护口罩或全面型呼吸防护器应进行面部密合性试验。

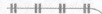

【技能要点】

口罩使用指南

（1）在进行检查和治疗时，医护人员必须佩戴口罩。

（2）当一只口罩潮湿或污染时，应立即更换一只新的口罩。

（3）一只口罩一般使用不超过4小时。

（4）治疗过程中不能用手触摸口罩。

（5）离开诊室前，必须脱下口罩，不可悬挂于颈上。

（6）先戴口罩，洗手后戴手套；先脱手套，洗手后再摘口罩。

（7）使用后的口罩属于“医疗废物”。

（2）防护镜、防护面罩　进行诊疗、护理操作，可能发生患者血液、体液、分泌物等喷溅时，近距离接触经飞沫传播的传染病患者时，为呼吸道传染病患者进行气管切开、气管插管等近距离操作，可能发生患者血液、体液、分泌物喷溅时，应使用全面型防护镜和防护面罩。佩戴前应检查有无破损，佩戴装置有无松懈。用后应清洁与消毒。

（3）帽子　帽子应遮住全部头发，布制帽子应保持清洁，每次或每天更换与清洁，进入污染区和洁净环境前、进行无菌操作时应戴帽子。手术室或隔离单位应每次更换。帽子被患者血液、体液污染时，应立即更换。布质帽子应保持清洁，定期更换与清洗消毒；一次性帽子应一次性使用。

（4）隔离衣或防护服　应根据诊疗操作的需要，选用合适的隔离衣或防护服。

下列情况应穿隔离衣：可能受到患者血液、体液、分泌物、排泄物污染时；对患者实行保护性隔离时，如护理大面积烧伤患者、骨髓移植患者以及大创面换药时；对感染性疾病患者如传染病患者、多重耐药菌感染患者等实施隔离时。

下列情况应穿防护服：临床医务人员在接触甲类或按甲类传染病管理的传染病患者时；接触经空气传播或飞沫传播的传染病患者，可能受到患者血液、体液、分泌物、排泄物喷溅时。

医务人员接触多个同类传染病患者时，防护服可连续应用。接触疑似患者，防护服应在每个患者之间进行更换。防护服被患者血液、体液、污物污染时，应及时更换。

【技能要点】

隔离衣使用

（1）防水，否则应在外面加穿防水围裙。

（2）应注意保证能遮盖全部的衣服和外露的皮肤。

（3）保持隔离衣里面及领部清洁，穿隔离衣时勿接触面部等。

（4）污染时应立即更换。

（5）使用后应放置在指定的容器内。

（6）不能重复使用一次性隔离衣。

（5）手套　戴手套是预防经“手”感染的另一个有效方法。应根据操作的需要，选择合适的手套。接触患者的血液、体液、分泌物、排泄物、呕吐物及污染物品时，应戴清洁手套。进行手术等无菌操作，接触患者破损皮肤、黏膜时，应戴无菌手套。需注意：①医护人员手上有伤口时必须戴手套；②诊疗护理不同的患者之间应更换手套；③操作过程中、手套破损后应立即更换;④操作完成后脱去手套,脱手套后应按规定程序与方法洗手,戴手套不能替代洗手,必要时进行手消毒;⑤戴无菌手套时,应防止手套污染。

(6) 防水围裙　根据材质,防水围裙分为重复使用的塑胶围裙及一次性使用的防水围裙。可能有患者的血液、体液、分泌物及其他污染物喷溅、进行复用医疗器械的清洗时,应穿防水围裙。一次性防水围裙应一次性使用,受到明显污染时应及时更换;重复使用的塑胶围裙,用后应及时清洗与消毒;遇有破损或渗透时,应及时更换。

(7) 鞋套　鞋套应具有良好的防水性能,并一次性应用。下列情况应穿鞋套:在区域隔离预防,从潜在污染区进入污染区时;负压病房的隔离预防,从缓冲区进入病房时。鞋套应在规定区域内穿,离开该区域时应及时脱掉鞋套。发现破损应及时更换。

【课堂互动】

一患者先砍伤仇家,十多天后,被仇家砍断手、脚、跟腱,被 120 急救车送到某医院抢救。当时患者血肉模糊,鲜血喷到了当班急诊科医生的身上、脸上和眼睛里;另一名医生为患者清理缝合伤口时,手指被扎破;手术中医生的大衣、口罩都被患者喷出的鲜血染湿了。经过 6 小时抢救,患者脱离险境。而三天后的检查结果是患者 HIV 抗体反应呈强阳性!经疾病预防控制中心(CDC)复查证实,患者是 HIV 携带者。

请问:

(1) 抢救该患者的医生能不能排除感染 HIV 的可能?

(2) 医生当时应该采取哪些防护措施?

4. 处理污染物、标本和废物时的防护

(1) 锐物处理　戴手套处理用过的针头或其他锐器,及时放入专门的容器中,以免他人在清理器械或物品时被刺伤。

(2) 血标本处理　化验标本应放在带盖的试管内,再放到密闭的容器内戴手套送检,在送检过程中防止标本溢出。

(3) 血渍清理　处理地面、墙壁、家具上的血渍时,先戴手套,用一次性吸湿材料去除污染,再更换手套,配置 1000 mg/L 含氯消毒液擦拭消毒 30 min,擦后立即彻底洗手。

(4) 医疗废物的处理　所有废弃的医疗用品,如各种废弃的标本、被污染的敷料及一次性的锐利器械等均应放在有标记的专门容器内,送往规定地点进行焚烧处理。

【技能要点】

安全处置废物

(1) 减少对锐器的处理。

(2) 在诊疗区放置锐器处理装置。

(3) 不要携带锐器在工作区行走。

(4) 不要人工分拣锐器。

(5) 运输废弃物的人必须戴厚质乳胶手套。

(6) 处理液体废弃物必须戴防护眼镜。

(二) 不同传播途径的传染病医务人员的防护

1. 接触传播　接触经接触传播疾病如肠道感染、多重耐药菌感染、皮肤感染的患者时，在标准预防的基础上，还应采用接触传播的隔离与预防措施。

（1）接触隔离患者的血液、体液、分泌物、排泄物等物质时，应戴手套；离开隔离病室前，接触污染物品后应摘除手套，洗手和(或)手消毒。手上有伤口时应戴双层手套。

（2）进入隔离病室，从事可能污染工作服的操作时，应穿隔离衣；离开病室前，脱下隔离衣，按要求悬挂，每天更换、清洗与消毒；或使用一次性隔离衣，用后按医疗废物管理要求进行处置。接触甲类传染病应按要求穿脱防护服，离开病室前，脱去防护服，防护服按医疗废物管理要求进行处置。

2. 呼吸道传播　接触经空气或飞沫传播的疾病，如肺结核、水痘、百日咳、白喉、流行性感冒、病毒性腮腺炎、流行性脑脊髓膜炎时，在标准预防的基础上，还应采用呼吸道传播的隔离与预防措施。

（1）应严格按照区域流程，在不同的区域，穿戴不同的防护用品，离开时按要求摘脱，并正确处理使用后物品。

（2）进入确诊或可疑传染病患者房间时，应戴帽子、医用防护口罩；进行可能产生喷溅的诊疗操作时，应戴防护镜或防护面罩，穿防护服或隔离衣；当接触患者及其血液、体液、分泌物、排泄物等物质时应戴手套。

（3）各种防护用品使用应符合要求。

3. 特殊呼吸道传染病　急性传染性非典型肺炎、人禽流感医务人员职业的防护，医务人员应经过专门的培训，掌握正确的防护技术，方可进入隔离病区工作。应严格按防护规定着装。不同区域应穿不同服装，且服装颜色应有区别或有明显标志。隔离区工作的医务人员应每天监测体温 2 次，体温超过 37.5 ℃及时就诊。医务人员应严格执行区域划分的流程，按程序做好个人防护，方可进入病区，下班前应沐浴、更衣后，方可离开隔离区。空气、物体表面的消毒，应遵循消毒技术规范。

（三）增强医护人员的免疫力

1. 增强非特异性免疫力　医务人员要增强体质，注意劳逸结合，避免过度劳累，提高抵抗疾病的能力。

2. 疫苗接种　有些传染病可通过暴露前的疫苗接种来预防，如乙型肝炎表面抗原阴性的医务人员均应接种乙型肝炎疫苗预防。接种方法为上臂三角肌肌内注射，每次 5 μg（基因工程疫苗），共注射 3 次，时间为 0、1、6 个月，完成注射后半年抽血检测有无产生保护性抗体。

二、医护人员分级防护

医护人员的职业防护分为三级，每级防护原则如下。

（一）一级防护

（1）适用于门(急)诊医护人员。

（2）应穿工作服、工作裤、工作靴，戴工作帽、外科口罩或医用防护口罩。必要时穿隔离衣、戴乳胶手套。

（3）每次接触患者后应立即洗手和消毒。

（4）严格遵守标准预防的原则。在标准预防的基础上根据疾病的传播途径采取防护措施。

（二）二级防护

（1）适用于进入隔离病区或观察室的医务人员，还包括接触患者、采集标本，处理其分泌物、排泄物、使用过的物品和死亡患者尸体的工作人员，转运患者的医护人员和司机等。

(2) 进入隔离病区和留观室时，必须戴医用防护口罩，每 4 小时更换一次或潮湿时更换，并戴手套、帽子，穿鞋套，穿隔离衣。

(3) 每次接触患者后应立即洗手和消毒。

(4) 对患者实施近距离操作时要戴防护镜。

(三) 三级防护

主要针对与患者密切接触或对患者实施特殊治疗的医护人员，如为患者实施吸痰、气管切开和气管插管的医务人员。

除应采取二级防护外，还应戴全面型呼吸防护器。

医务人员防护用品穿脱程序如下。

1. 穿戴防护用品应遵循的程序

(1) 清洁区进入潜在污染区　洗手→戴帽子→戴医用防护口罩→穿工作衣裤→换工作鞋后→进入潜在污染区。手部皮肤破损的戴乳胶手套。

(2) 潜在污染区进入污染区　穿隔离衣或防护服→戴护目镜/防护面罩→戴手套→穿鞋套→进入污染区。

(3) 特殊操作　为患者进行吸痰、气管切开、气管插管等操作，可能被患者的分泌物及体内物质喷溅的诊疗护理，应戴防护面罩或全面型呼吸防护器。

2. 脱防护用品应遵循的程序

(1) 医务人员离开污染区进入潜在污染区前　摘手套→消毒双手→摘护目镜/防护面罩→脱隔离衣或防护服→脱鞋套→洗手和(或)手消毒→进入潜在污染区，洗手或手消毒。用后物品分别放置于专用污物容器内。

(2) 从潜在污染区进入清洁区前　洗手和(或)手消毒→脱工作服→摘医用防护口罩→摘帽子→洗手和(或)手消毒后，进入清洁区。

(3) 离开清洁区　沐浴、更衣→离开清洁区。

3. 穿脱防护用品的注意事项

(1) 医用防护口罩的效用能维持 6～8 小时，遇污染或潮湿，应及时更换。

(2) 离开隔离区前应对佩戴的眼镜进行消毒。

(3) 医务人员接触多个同类传染病患者时，防护服可连续使用。

(4) 接触疑似患者，防护服应在每个患者之间进行更换。

(5) 防护服被患者血液、体液、污物污染时，应及时更换。

(6) 戴医用防护口罩或全面型呼吸防护器应进行面部密合性试验。

(郭磊、李文卿、王洁)

在线答题
1

案例解析

上午 10 点，一名心内科住院患者进行冠状动脉造影后，伤口止血效果不佳。该护士在进行对其常规静脉注射操作后，应患者要求，对其进行了伤口检查，并将情况反馈给主管医师。由于并未戴手套，部分血液沾染到自己，该护士立刻进行手消毒，发现右手有刺痛感，仔细观察发现，手部存在伤口。因此，紧急查看患者病例，明确为乙肝阳性，其他血源传播性疾病未知。

Note

请思考：

1. 发现血液沾染后，该护士第一时间进行了手消毒。该选择是否正确？应如何选择？

2. 发现自己发生职业暴露，应第一时间实施哪些局部处置？

3. 该患者为乙肝患者，该护士在应急处置后，进行哪些检查？如何随访？

4. 该患者 HIV 携带情况未知，该护士应如何应对？

案例解析答案 1

Note

第二章　传染病常见症状及体征的护理

能力目标

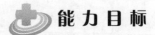

1. 能说出传染病常见症状及体征。
2. 能学会传染病常见症状及体征的护理评估、健康教育的技能。
3. 能运用传染病常见症状及体征的护理知识，对患者进行护理评估、提出护理诊断、实施合理的护理措施并进行健康指导。

症状(symptom)是指患者主观感受到的不适或痛苦的异常感觉或客观的病态改变。症状有多种表现形式，有些只有主观才能感觉到，如眩晕、疼痛、心悸等；有些有主观感觉，通过身体评估也能发现，如发热、黄疸、呼吸困难等；也有些主观无异常感觉，通过身体评估才能发现，如啰音、肝大、脾大、心脏杂音等；还有些生命现象发生了质量变化，如肥胖、消瘦等，需通过客观评定才能确定。凡此种种，均可视为症状，即广义的症状，也包括了一些体征。体征(sign)是评估者通过身体评估而客观获得的异常改变。

第一节　发热的护理

PPT
2-1

案例引导

李先生，28 岁。因发热、咳嗽、胸痛 2 天就诊。患者于 2 天前淋雨受凉后出现体温升高，多次自测体温波动于 39.3～40.2 ℃，自服感冒胶囊、抗病毒冲剂等药，未见好转来院诊治。身体评估：T 39.5 ℃，P 110 次/分，R 32 次/分，BP 114/78 mmHg，面色潮红、呼吸急促、左侧胸痛、烦躁不安，门诊以“肺炎球菌肺炎”收入院。

请问：

1. 该患者目前存在哪些主要护理问题？
2. 针对该患者发热症状护士应采取哪些护理措施？

发热为许多传染病的共同表现，是传染病最常见、最突出的症状。但不同传染病其热度与热型又不尽相同。发热过程分为体温上升期、高热持续期、体温下降期三个阶段。

Note

按热度高低可呈低热、中度热、高热和超高热。按热型分为稽留热，多见于伤寒；弛张热，多见于伤寒缓解期、败血症以及化脓性感染性疾病；间歇热，多见于疟疾、败血症等；波状热，见于布鲁菌病；回归热，见回归热病；双峰热，多为黑热病；消耗热，多见于结核病。

发热(fever)是指机体在致热原的作用下或各种原因引起体温调节中枢功能障碍时，体温升高超出正常范围。正常情况下体温受体温调节中枢的控制，并通过神经、体液因素使产热和散热过程呈动态平衡，保持体温在相对恒定的范围内。

正常人体温相对恒定在 36.0～37.0 ℃，不同的个体可因测量方法的不同而略有差异。正常体温在不同个体之间略有差异，且受性别、年龄、昼夜节律、活动程度、情绪、环境等内外因素的影响而稍有波动，下午体温较早晨稍高，剧烈运动、劳动或进餐后体温可略升高，但一般波动范围小于 1 ℃。另外，女性月经前及妊娠期体温略高于正常。

一、病因与发生机制

(一) 病因

引起发热的病因很多，临床上可分为感染性和非感染性发热两大类，感染性发热较多见。

1. 感染性发热(infective fever)　各种病原体如细菌、病毒、支原体、立克次体、螺旋体、真菌、寄生虫等引起的急性或慢性，局部或全身性感染均有可能引起发热。

2. 非感染性发热(noninfective fever)　主要有下列几种原因。

(1) 内分泌与代谢障碍　如甲状腺功能亢进、严重脱水等。

(2) 抗原与抗体的反应　如风湿热、结缔组织病、血清病等。

(3) 无菌性坏死物质的吸收　①大手术后组织损伤、大面积烧伤等。②血栓形成或血管栓塞(脾梗死)。③细胞破坏(恶性肿瘤)或组织坏死(急性心肌梗死)。

(4) 皮肤散热减少　如广泛性皮炎、鱼鳞癣及慢性心力衰竭引起的发热，一般为低热。

(5) 自主神经功能紊乱　由于自主神经系统功能紊乱而影响正常体温调节致体温升高，多为低热，常伴有自主神经功能紊乱的其他表现，属于功能性发热。常见的有原发性低热、夏季低热、生理性低热(现于女性月经前或妊娠初期、剧烈运动后、精神紧张时等)。

(6) 体温调节中枢功能失常　如中暑、重度安眠药中毒、颅脑外伤等原因使体温调节中枢直接受损，临床特点是高热无汗。

(二) 发生机制

在正常情况下，人体的产热和散热保持动态平衡。由于各种原因导致产热增加或散热减少，则出现发热。

1. 致热原性发热　引起发热的最主要因素。致热原包括内源性和外源性两类。

(1) 内源性致热原(endogenous pyrogen)　又称白细胞致热原，如白细胞介素、肿瘤坏死因子(TNF)和干扰素等。一方面通过血脑屏障直接作用于体温调节中枢的体温调定点，使调定点(温阈值)上升，体温调节中枢对体温加以重新调节，发出冲动，并通过垂体分泌激素使代谢增加或通过运动神经使骨骼肌阵缩(寒战)，使产热增多；另一方面可通过交感神经使皮肤血管及竖毛肌收缩，停止排汗，散热减少。这一综合调节作用，使产热大于散热，体温升高引起发热。

(2) 外源性致热原(exogenous pyrogen)　外源性致热原的种类较多，包括各种病原体及其产物(细菌、病毒、真菌及细菌毒素等)、炎性渗出物及无菌性坏死组织、抗原抗体

Note

复合物等。外源性致热原多为大分子物质,不能直接作用于体温调节中枢,而是通过激活中性粒细胞、嗜酸性粒细胞和单核吞噬细胞系统,使其产生并释放内源性致热原而引起发热。

2. 非致热原性发热

(1) 引起产热增多的疾病　如癫痫持续状态、甲状腺功能亢进症等。

(2) 引起散热减少的疾病　如广泛性皮肤病、慢性心力衰竭等。

(3) 体温调节中枢直接受损　如颅脑损伤、出血、炎症、中暑等。

二、护理评估要点

(一) 健康史

评估患者发热的特点,起病的诱因、时间、季节、起病缓急、发热程度与热型等;是否采取降温措施、方法及效果等。

(二) 临床特点

1. 发热的临床过程及特点

(1) 体温上升期　特点是产热大于散热,使体温上升。主要表现为疲乏无力、畏寒或寒战、肌肉酸痛、皮肤苍白等。还可表现为骨骼肌不随意的周期性收缩,出现寒战及竖毛肌收缩,使产热增加。

体温上升分为骤升型和缓升型两种方式。①骤升型:体温在几小时内达到 39 ℃以上,常伴有寒战。小儿易发生惊厥。见于大叶性肺炎、败血症、急性肾盂肾炎、输液或某些药物反应等。②缓升型:体温逐渐上升,在数日内达高峰,多不伴有寒战。如伤寒、结核病等。

(2) 高热持续期　特点是产热与散热在较高水平保持相对平衡。体温上升达高峰之后保持一定时间,持续时间的长短因病因不同而有所差异(持续数小时、数天或数周)。主要表现为皮肤潮红、灼热,呼吸深快、脉搏加快,开始出汗并逐渐增多。高热可致烦躁不安、谵妄、昏迷等不同程度的意识障碍,食欲下降、恶心、呕吐等胃肠功能紊乱表现,且易发生口咽部感染,如口唇疱疹、舌炎、牙龈炎等。

(3) 体温下降期　特点是散热大于产热。由于病因的消除,致热原的作用逐渐减弱或消失,体温中枢的体温调定点逐渐降至正常水平,产热相对减少。主要表现为多汗、皮肤潮湿。由于出汗及皮肤、呼吸道水分蒸发增多,若饮水不足,可引起脱水,甚至发生虚脱。

体温下降分为骤降和缓降两种方式。①骤降:体温在数小时内迅速下降至正常,有时可略低于正常,常伴有大汗淋漓。②缓降:体温在数天内逐渐降至正常。

2. 发热的分度　以口腔温度为标准,将发热分为以下几种。

(1) 低热　体温 37.3～38 ℃。

(2) 中等度热　体温 38.1～39 ℃。

(3) 高热　体温 39.1～41 ℃。

(4) 超高热　体温 41 ℃以上。

3. 热型与临床意义　将被评估者发热时在不同时间测得的体温数值记录在体温单上,连接形成体温曲线,该曲线的不同形态称为热型(fever type)。不同病因所致发热的热型常不同。临床上常见的热型有以下几种。

Note

(1) 稽留热　体温持续在 39 ℃以上,达数天或数周,24 小时内体温波动范围不超过

1 ℃。常见于大叶性肺炎、伤寒高热期等(图 2-1)。

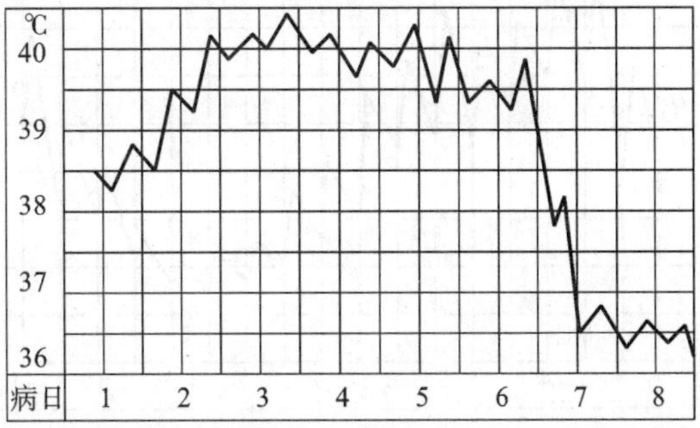

图 2-1　稽留热

(2) 弛张热　又称败血症热型。体温在 39 ℃以上，波动幅度大，24 小时内波动超过 2 ℃，最低也在正常水平以上。见于败血症、重症肺结核及化脓性感染(图 2-2)。

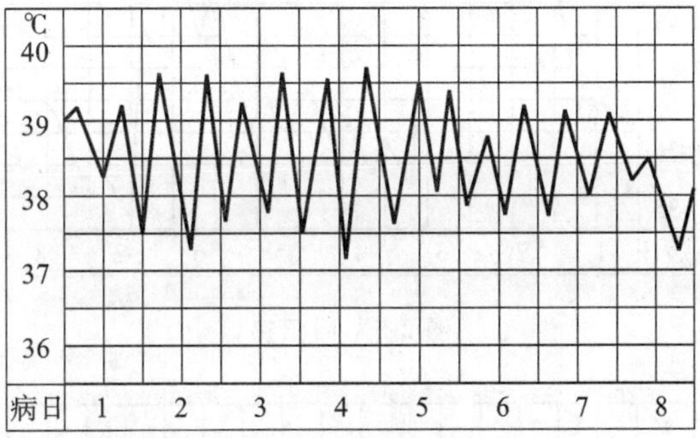

图 2-2　弛张热

(3) 间歇热　体温骤升达高峰后持续数小时，又迅速降至正常水平，无热期(间歇期)可持续 1 天至数天，高热期与无热期交替出现。见于疟疾、急性肾盂肾炎等(图 2-3)。

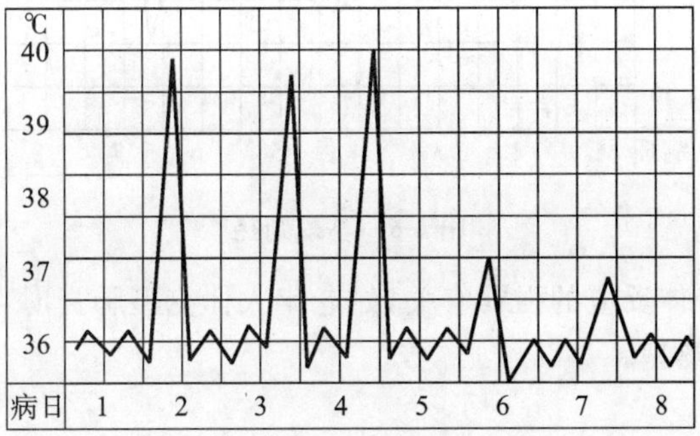

图 2-3　间歇热

(4) 波状热　体温逐渐上升至 39 ℃或以上，数天后逐渐下降至正常水平，持续数天后又逐渐升高，如此反复数次。见于布鲁菌病(图 2-4)。

(5) 回归热　体温急骤上升至 39 ℃或以上，持续数天后又骤然下降至正常，数天后又骤然升高，以此规律交替出现。见于回归热、霍奇金病等(图 2-5)。

(6) 不规则热　体温曲线无一定规律的发热。见于风湿热、结核病及癌性发热(图 2-6)。

不同的发热性疾病各具有相应的热型，但是由于抗生素的广泛应用，及时控制感染，或因解热药或糖皮质激素的应用，可使某些疾病的特征性热型变得不典型或呈不规则热

Note

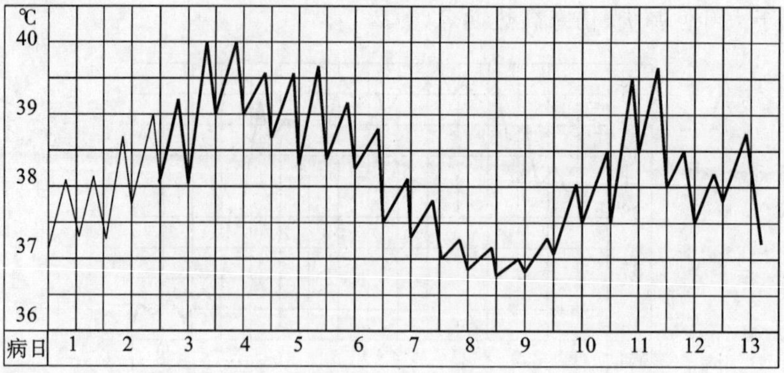

图 2-4　波状热

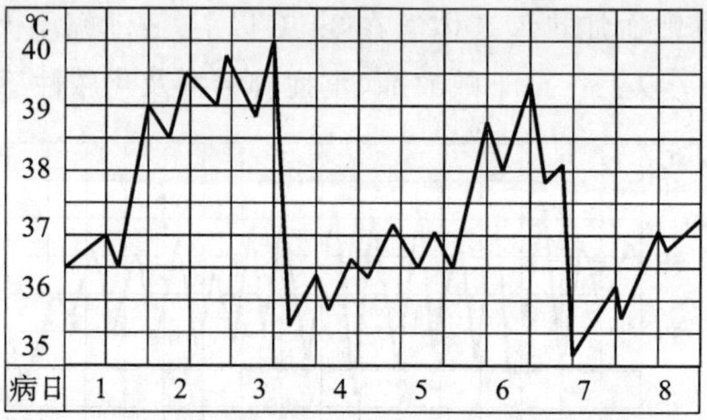

图 2-5　回归热

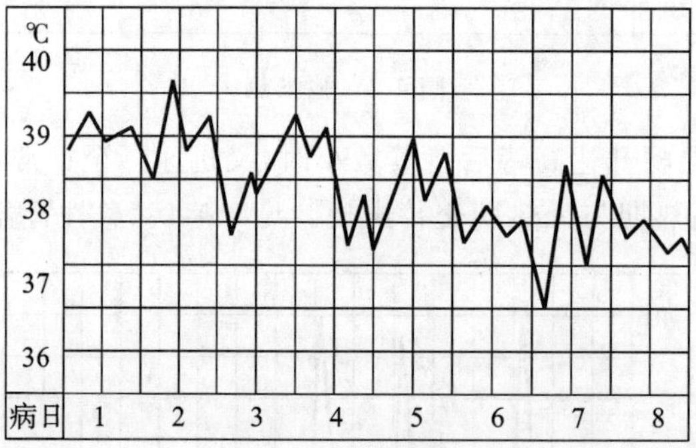

图 2-6　不规则热

型。其次，热型也与个体反应的强弱有关，如老年人休克型肺炎时可仅有低热或无发热，而不具备肺炎的典型热型。

（三）伴随症状

评估患者是否伴有寒战、皮疹、淋巴结肿大、出血、昏迷等症状。①发热伴寒战见于大叶性肺炎、败血症、急性肾盂肾炎、急性胆囊炎、药物热、急性溶血或输血反应等；②发热伴皮疹见于麻疹、风疹、猩红热、水痘、斑疹伤寒、风湿热等；③发热伴淋巴结肿大见于淋巴结结核、传染性单核细胞增多症、局灶性化脓性感染、癌转移、白血病、淋巴瘤等；④发热伴出血见于重症感染或某些急性传染病，如败血症、病毒性肝炎、流行性出血热、斑疹伤寒等；⑤发热伴肝脾大见于传染性单核细胞增多症、病毒性肝炎、肝及胆道感染、疟疾、布鲁菌病、白血病、淋巴瘤、急性血吸虫病、黑热病等；⑥发热伴关节肿痛见于猩红热、败血症、风湿热、结缔组织疾病、痛风等；⑦发热伴昏迷见于中枢神经系统感染、中暑，先昏迷后发热见于脑出血、巴比妥类药物中毒等。

Note

（四）心理与社会状况

发热患者可有不同程度口渴、食欲减退、体重下降、皮肤干燥及弹性减弱、眼眶下陷、尿量减少等表现；高热患者可有惊厥、躁动不安、谵妄、昏睡等意识障碍征象。发热持续不退时患者可有焦虑、情绪低落等心理。

三、护理诊断

1. 体温过高　与病原体感染或体温调节中枢功能障碍有关。

2. 有体液不足的危险　与体液丢失过多和（或）液体摄入量不足有关。

3. 口腔黏膜受损　与发热所致口腔黏膜干燥有关。

4. 营养失调：低于机体需要量　与长期发热代谢率增高及营养物质摄入不足有关。

5. 潜在并发症　惊厥、意识障碍等。

四、护理措施

1. 休息与活动　患者卧床休息，宜穿透气、棉质衣服。保持环境整洁，空气清新，室温维持 18～22 ℃，湿度 50%～60%为宜，注意通风换气。患者若有寒战应注意保暖。

2. 降温　常用物理降温方法，可用冰袋冷敷头部或大动脉处，也可用 25%～50%乙醇或 32～36 ℃温水擦浴等；物理降温效果欠佳者，可配合药物降温；高热惊厥者，可遵医嘱采用亚冬眠疗法。降温过程中的注意事项：①避免持续长时间冰敷同一部位，以防止局部冻伤；②注意周围循环状态，有脉搏细速、面色苍白、四肢厥冷者，禁用冷敷和乙醇擦浴；③全身发疹者，禁用乙醇擦浴降温；④药物降温时，退热药用量不宜过大，以免大汗导致虚脱；⑤采用亚冬眠疗法前应先补足血容量，用药过程中避免搬动患者，观察患者生命体征，保持其呼吸道通畅。

3. 病情观察　测量体温，一般每 4 小时测量 1 次。观察伴随症状、体征的变化，及时正确地做好记录，掌握热度、热程与热型。

4. 口腔、皮肤护理　高热易发生口腔炎，可用生理盐水于饭后、睡前漱口。病情重者，协助口腔护理。患者大汗后给予温水擦拭，及时更换衣裤，保持皮肤清洁、干燥，使患者有舒适感，防止感冒。

5. 补充营养及液体　根据病情保证足够的热量和液体的摄入，给予高热量、高维生素、高蛋白质、易消化的流质饮食，每天保证摄入 1500～2000 mL 的液体，维持水、电解质平衡，必要时静脉输液。

在线答题
2-1

（周凡蓉）

第二节　发疹的护理

PPT
2-2

案例引导

患儿，12 岁，因发热 5 天，伴全身丘疹、水疱 3 天就诊。患儿于 5 天前出现发热，胸、背、颈部皮肤出现红斑、丘疹，逐渐变成水疱，皮疹增多，面部、头皮、躯

Note

干、四肢出现米粒至黄豆大水疱。发疹前有发热、打喷嚏、流涕、呕吐。身体评估:T 39.5 ℃,P 110 次/分,R 32 次/分,患儿精神差,门诊以"水痘"收入院。

请问:

1. 该患儿最可能的医疗诊断是什么?诊断的依据是什么?

2. 目前存在哪些主要护理问题?

3. 针对该患儿,护士应采取哪些护理措施?

许多传染病在发热的同时伴有发疹现象,又称为发疹性感染,有皮疹和黏膜疹。皮疹是一种皮肤病变。从单纯的皮肤颜色改变到皮肤表面隆起或发生水疱等有多种多样的表现形式。皮疹的特点是大、小片粒红,有时伴有瘙痒。不同传染病皮疹的形态、出疹时间、分布部位、出疹顺序、疹的消退及伴随症状等方面有其特点,对传染病的诊断和鉴别诊断有重要参考价值。

一、病因与发生机制

(一) 病因

1. 急性发疹性传染病 急性发疹性传染病包括猩红热、风疹、水痘、麻疹、登革热、斑疹伤寒、恙虫病、伤寒、副伤寒、丹毒、野兔热、马鼻疽等多种疾病。其特点是发疹多伴有不同形式的发热。由于病种的不同,此类疾病又各有特色。如猩红热的皮疹常于发病第1～2 天,先出现于胸上部与颈底部,继而迅速蔓延至全身,面部发红而唇周苍白,有脱屑现象,发病以急性发热、咽喉炎开始,可伴有白细胞增多及典型的杨梅样舌;麻疹的皮疹常发于病后的第 3～4 天,发疹开始于面部、耳后、发际,以后遍布全身,呈斑疹或斑丘疹,后期有脱屑及色素沉着、伴有白细胞减少,上呼吸道感染症状及口腔内的麻疹黏膜症状;风疹发疹于病后第 1～2 天,皮疹迅速出现、迅速消退,呈散在性小斑丘疹,由面部向下蔓延,无脱屑及色素沉着,一般病程短而症状轻;水痘的皮疹常于发病数小时或 1～2 天分批陆续出现,初为红斑,次为斑疹,再次为丘疹,而后则转为水疱。此外,斑疹伤寒、伤寒、恙虫病、副伤寒、野兔热也为发疹伴有发热的传染性疾病,但发病率较低,其典型的发热类型及病史可协助诊断。

2. 结缔组织疾病 主要见于急性播散性红斑狼疮,其典型的皮肤损害为鼻梁或双颊出现蝶形红斑,其他皮肤损害如可出现渗出性多形性红斑、丘疹、紫癜、荨麻疹等,同时伴有发热、皮疹、脾肿大、关节痛等症状,实验室检查可发现血沉加快、血清蛋白降低、抗核抗体试验呈阳性。狼疮细胞的发现对确诊此病有决定性意义。

3. 变态反应与过敏 如风湿热患者中 1/3 可出现各种皮疹。最常见的为环形红斑与皮下结节,此病多伴发热、汗多、关节痛及血沉加快等反应。药物热通常伴有药疹,但多呈对称性分布且呈多形性,往往伴有瘙痒感、烧灼感。常见的发疹类型为猩红热样红斑、荨麻疹、麻疹样红斑、固定性红斑等,其发病前有服用抗生素、水杨酸制剂、鲁米那等用药史。荨麻疹也由过敏所致,可由寒冷刺激及其他过敏原所致,其特征为暂时性水肿性皮肤隆起,顶面齐平,常伴有瘙痒和灼热感,通常突然发生,经过数十分钟或数小时后即迅速消失。

4. 血液病 急性发疹也可见于某些血液病。往往伴有发热,可见于急性白血病、霍奇金淋巴瘤及恶性网状细胞病。

Note

（二）发生机制

感染引起的皮疹机制复杂。

1. 病毒感染　麻疹、风疹、幼儿急疹、天花、水痘、单纯疱疹、传染性单核细胞增多症、肝炎、肠道病毒感染、呼吸道病毒感染，流行性出血热、登革热、艾滋病。

2. 细菌感染　猩红热、流行性脑脊髓膜炎、葡萄球菌烫伤样皮肤综合征(SSSS)、伤寒、中毒性休克综合征(TSS)。

3. 立克次体感染　斑疹伤寒、恙虫病。

4. 螺旋体感染　钩端螺旋体病、梅毒、鼠咬热。

5. 原因不明　川崎病、变应性亚败血症。

二、护理评估要点

（一）健康史

评估患者皮疹出现的时间、顺序、部位等，有无其他不适如发热等。

（二）临床特点

1. 出疹时间　水痘、风疹的皮疹多发生于病程第1天，猩红热于第2天，天花于第3天，麻疹于第4天，斑疹伤寒于第5天，伤寒于第6天等。

2. 皮疹的形态　皮疹按形态可分为以下几种。

知识链接

2-2-1

(1) 斑疹呈红色，既不高起也无凹陷，见于斑疹伤寒、猩红热等。

(2) 丘疹呈红色，突出皮肤，见于麻疹、猩红热等。

(3) 斑丘疹是斑疹和丘疹同时存在，在斑疹的底盘上出现丘疹，见于猩红热、风疹、伤寒等。

(4) 疱疹为高出于皮肤、黏膜的小水疱，疱内有液体，见于水痘、单纯疱疹、带状疱疹等病毒性疾病，若合并细菌感染称为脓疱疹。

(5) 出血疹又叫淤点或淤斑，为局部血管破裂出血造成的皮下出血，若出血斑点直径小于2 mm称为淤点；直径为3～5 mm者，称为紫癜；直径大于5 mm者，称为淤斑。特点是局部皮肤青紫、压之不褪色，一般不隆起于皮面，见于流行性出血热、败血症、流行性脑脊髓膜炎等。

(6) 荨麻疹又称风团，为暂时性水肿性隆起，大小不等，形态不一，呈苍白色或淡红色，见于血清病、过敏性疾病、病毒性肝炎等。

3. 皮疹的分布　水痘的皮疹主要分布于躯干，流行性出血热的出血点多见于腋下；麻疹的皮疹先出现于耳后、发际、面部，然后向躯干、四肢蔓延，最后达手、足。

（三）伴随症状

评估患者有无脱屑、脱皮、结痂、色素沉积等变化。

1. 斑疹　只有局部皮肤颜色变化，既不高起皮面也无凹陷的皮肤损害，见于斑疹伤寒、丹毒、风湿性多形性红斑等。包括由于血管扩张而发红的红斑(猩红热、麻疹、药疹等)，发生皮下出血的紫斑等。这些斑疹，常由红色或紫色再变为褐色、黄色，直至最后消失。从发疹到消失，有的要2周，有的只要2～3天。皮肤色素增多改变皮肤者，叫作色素斑。和色素斑相反，皮肤变白者叫作白斑，其代表是白癜风(寻常性白斑)。

2. 丘疹(papules)　一种较小的实质性皮肤隆起伴有颜色改变的皮肤损害，见于药物疹、麻疹、猩红热、湿疹等。

3. 玫瑰疹(roseola) 常于胸腹部出现的一种鲜红色、小的(直径多为2～3 mm)、圆形斑疹，压之褪色。这是对伤寒和副伤寒具有重要诊断价值的特征性皮疹。

4. 斑丘疹(maculopapule) 在斑疹的底盘上出现丘疹为斑丘疹，见于猩红热、风疹及药疹等。

5. 荨麻疹(urticaria) 又称风团，是局部皮肤暂时性的水肿性隆起，大小不等，形态不一，颜色或苍白或淡红，消退后不留痕迹，是皮肤速发型变态反应所致，见于特异性蛋白质食物、药物或其他物质过敏、虫咬伤等。

(四) 身心反应

发疹患者可有不同程度的发热，同时伴有不同程度的瘙痒。如有脱屑、脱皮、色素沉积等变化时可有焦虑、情绪低落等心理。

三、护理诊断

组织完整性受损 与病原体和(或)代谢产物引起皮(黏膜)疹有关。

四、护理措施

1. 皮肤护理 保持皮肤清洁，用温水清洗皮肤，禁用肥皂水、乙醇等擦拭皮肤；衣着应宽松，勤换洗，床褥保持清洁、松软、干燥；避免搔抓皮肤，皮肤瘙痒者可用炉甘石洗剂；皮疹结痂后让其自行脱落或用消毒剪刀剪去痂皮，不可强行剥离；翻身时应注意保护皮疹，防止皮疹部皮肤擦伤发生破溃，并应防止大、小便浸渍以免发生感染；若皮疹发生破溃后应用消毒纱布包扎给予保护，如有感染者定时换药处理。

2. 口腔黏膜疹护理 做好口腔护理，进食后用温水漱口，每天用温热的0.9%氯化钠溶液或朵贝尔溶液彻底清洗口腔2～3次，以保持口腔清洁、黏膜湿润。

3. 眼结膜充血水肿护理 注意保护眼睛，保持局部清洁，防止继发感染，如可用4%硼酸水或生理盐水清洁眼痂，滴0.25%氯霉素眼药水或抗生素眼膏，每天2～4次。

4. 病情观察 密切观察生命体征、意识状态，注意出疹的进展情况及消退情况，皮疹消退后有无脱屑、脱皮、结痂、色素沉积等变化。

(周凡蓉)

在线答题
2-2

案例解析

患儿，12岁。因发热5天，伴全身丘疹、水疱3天就诊。患儿于5天前出现发热，胸、背、颈部皮肤出现红斑、丘疹，逐渐变成水疱，皮疹增多，面部、头皮、躯干、四肢出现米粒至黄豆大水疱。发疹前有发热、打喷嚏、流涕、呕吐。患儿之母11天前患带状疱疹，现已基本痊愈，遗留少许痂未脱落。

身体评估：T 39.5 ℃，P 110次/分，R 32次/分，患儿精神差，心肺(一)，肝脾未扪及。头面部、躯干、四肢密集红斑、丘疹、米粒至绿豆大水疱，疱周有红晕，少数结痂，四肢远端皮损较少，口腔、外阴黏膜有水疱，左侧额面部数个水疱破溃有渗液。

案例解析答案
2-2

实验室检查：RBC 4.02×10^{12}/L，Hb 140 g/L，WBC 12.9×10^{9}/L，N 0.39，L 0.61，尿、大便常规正常。

请思考：

(1) 该患儿可能的临床诊断是什么？

Note

（2）该患儿存在哪些护理诊断或问题？应如何进行护理？

（3）简述对该患儿健康指导的主要内容。

第三节　中毒症状的护理

PPT
2-3

案例引导

患者，女，56岁，因持续寒战、高热伴皮疹14天入院。既往有慢性胆囊炎。体格检查：T 39.5 ℃，P 102次/分，BP 80/50 mmHg，皮肤多处可见红色皮疹，压之不褪色。心、肺无异常发现，腹平软，肝未扪及，脾左肋下1.5 cm，墨菲征（＋）。血常规：WBC 11×10^9/L，N 0.89。

请问：

1. 该患者最可能的医疗诊断是什么？诊断的依据是什么？
2. 该患者目前存在哪些主要护理问题？
3. 针对该患者护士应采取哪些护理措施？

病原体及其毒素进入血液循环乃至扩散全身，可使机体出现多种形式的中毒症状。

1. 毒血症　全身感染的一种类型，指病原菌在侵入的局部组织中生长繁殖后，只有其产生的外毒素进入血液循环，病原菌不入血。外毒素经血到达易感的组织和细胞，引起特殊的毒性症状，如白喉、破伤风等。

2. 菌血症　血液中出现微生物，多为细菌由局部病灶入血。主要发生在炎症的早期阶段，肝脾和骨髓的吞噬细胞可组成防线，以清除细菌。外界的细菌经由体表的入口或感染的入口进入血液系统后，在人体血液内繁殖并随血液循环在全身播散，后果很严重。

3. 败血症（septicemia）　致病菌或条件致病菌侵入血液循环，并在血中生长繁殖，产生毒素而发生的急性全身性感染。若侵入血流的细菌被人体防御功能清除，无明显毒血症症状时则称为菌血症（bacteriemia）。败血症伴有多发性脓肿而病程较长者称为脓毒血症（pyemia）。败血症如未迅速控制，可由原发感染部位向身体其他部位发展，引起转移性脓肿。脓肿发生在大脑的表面，可导致脑膜炎；脓肿发生在心脏周围的包膜上，引起心包炎；脓肿发生在心脏的内膜上，可引起心内膜炎；脓肿发生在骨髓中，可导致骨髓炎；脓肿发生在大关节中，可引起关节疼痛或关节炎。最终因脓液积聚在体内任何地方可形成脓肿，严重者发生感染性休克和迁徙性病灶。

4. 脓毒症　由感染因素引起的全身炎症反应综合征，严重时可导致器官功能障碍和（或）循环障碍，是严重创伤、烧伤、休克、感染和外科大手术等常见的并发症。按脓毒症严重程度可分为脓毒症、严重脓毒症和脓毒性休克，进一步发展可导致多器官功能障碍综合征等。

Note

一、病因与发生机制

(一) 病因

1. 毒血症 由各种致病菌产生的外毒素所致。外毒素是蛋白质,主要在细菌生长繁殖过程中释出,产毒菌多为革兰阳性菌,少数是革兰阴性菌。

2. 菌血症 导尿管或者是体表的手术造口容易导致菌血症。出现菌血症的患者往往发生急性的多个器官的转移性感染,并出现各种急性感染症状。

(1) 静脉注射、心内导管、导尿管、造口术内置器及导管均可引起短暂的菌血症。

(2) 典型的革兰阴性菌菌血症是间歇性和机会性的,虽然这种菌血症可能不影响人体健康,但对免疫受损并伴有重病的患者、化疗后的患者以及严重营养不良者,可产生严重后果。感染的初发部位通常在肺部、泌尿生殖道、胃肠道或软组织、患有压疮溃疡的皮肤等,也可发生于危险人群,特别是有心脏瓣膜病、人工心脏瓣膜或其他血管内假体患者的牙科手术后。

(3) 慢性病和免疫受损患者发生革兰阴性菌菌血症较常见,但这些患者的血流也可被需氧菌、厌氧菌和真菌感染。拟杆菌可并发腹部和盆腔感染,特别是女性生殖道被感染时更易发生这种并发症。

(4) 脑膜、心包或大关节等浆膜腔的转移性感染可由短暂的或持续存在的菌血症所致,特别是当致病菌为肠球菌、葡萄球菌或真菌时,还可发生心内膜炎。但革兰阴性菌菌血症很少发生心内膜炎。静脉吸毒者葡萄球菌性菌血症常见,葡萄球菌也是可累及三尖瓣的革兰阳性菌性心内膜炎的主要致病菌。

3. 败血症 常见的致病菌有金黄色葡萄球菌、大肠杆菌、肺炎链球菌或肺炎克雷伯菌等,小儿及免疫功能低下者的致病菌可以是表皮葡萄球菌。侵入人体的细菌是否会引起败血症,与入侵菌的毒力、数量和人体防御免疫功能有密切联系。

4. 脓毒症 由感染引起的,常发生在患有严重疾病的患者,如严重烧伤、多发伤、外科手术后和重症肺炎等患者,也常见于有慢性疾病的患者,如糖尿病、慢性阻塞性肺疾病、白血病、再生障碍性贫血和尿路结石患者。

(二) 发生机制

1. 毒血症 病原体在局部繁殖,所产生的内毒素与外毒素进入血液循环,使全身出现中毒症状。

2. 菌血症 病原菌在感染部位生长繁殖,并不断入血,只做短暂停留,不出现明显临床症状。病毒侵入血液循环称为病毒血症,其他病原体亦然,如立克次体血症、螺旋体血症等。

3. 败血症 病原菌在局部生长繁殖,不断侵入血液循环并继续繁殖,产生毒素,引起全身出现明显中毒症状及其他组织器官明显损伤的临床症状。

4. 脓毒血症 病原体由血流扩散,到达某一个或几个组织器官内繁殖,造成损害,形成迁徙性化脓性病灶。

二、护理评估要点

(一) 健康史

评估患者全身感染症状,是否有发热,伴有全身不适、肌肉酸痛、食欲下降、恶心、呕吐、腹胀、腹泻、头晕头痛、神志淡漠、烦躁、谵妄或昏迷、贫血、肝脾大。严重者是否出现

Note

中毒性心肌炎、弥散性血管内凝血(DIC)、急性肾功能衰竭等表现;评估发热程度与热型,是否采取降温措施、方法及效果等。

(二) 临床特点

1. 毒血症　细菌毒素从局部感染病灶进入血液循环,产生全身性持续高热,伴有大量出汗,脉搏细弱或休克。由于血液中的细菌毒素可直接破坏血液中的血细胞,所以往往出现贫血现象。血液培养找不到细菌。值得特别注意的是,严重损伤、血管栓塞、肠梗阻等病变,虽无细菌感染,但大面积组织破坏产生的毒素,也可引起毒血症。

2. 菌血症　病原菌由局部侵入血流,但未在血流中生长繁殖,只是短暂地通过血液循环途径到达体内适宜部位后再进行繁殖而致病,例如,伤寒早期有菌血症期。

3. 败血症　细菌侵入血液并迅速生长繁殖,引起全身性感染症状。发病特点是开始剧烈寒战,以后持续 40～41 ℃的高热,伴有出汗、头痛、恶心。

4. 脓毒血症　身体里化脓性病灶的细菌,通过血液循环播散到其他部位产生新的化脓病灶时,所引起的全身性感染症状。发病特点与败血症相仿,但在身体上可找到多处化脓病灶,甚至有许多脓疮。

(三) 伴随症状

1. 毒血症　临床症状与致病菌所产生外毒素相关。如白喉,白喉杆菌本身一般不侵入血流,但被吸收的外毒素可与易感的组织结合,在临床上引起各种表现,如心肌炎、软腭麻痹、声嘶、肾上腺功能障碍等症状。如破伤风,其病原菌为破伤风梭菌,其产生的破伤风痉挛毒素造成破伤风特有的角弓反张、牙关紧闭症状。

2. 菌血症　骤起高热,可到 40～41 ℃,或低温,起病急,病情重,发展迅速;头痛、头晕、恶心、呕吐,可有意识障碍;心率加快、脉搏细速,呼吸急促或困难;肝脾可肿大,重者可出现黄疸、皮下出血斑等。

3. 败血症　本身并无特殊的临床症状,在败血症时见到的表现也可见于其他急性感染,如反复出现的畏寒甚至寒战,高热可呈弛张型或间歇型,以淤点为主的皮疹,累及大关节的关节痛,轻度的肝脾大,重者可有神志改变、心肌炎、感染性休克、弥散性血管内凝血、急性呼吸窘迫综合征等,各种不同致病菌所引起的败血症,又有其不同的临床特点。

(1) 金黄色葡球菌败血症　原发病灶常为皮肤疖痈或伤口感染,少数为机体抵抗力很差的医院内感染。

(2) 表皮葡萄球菌败血症　多见于医院内感染,当患者接受广谱抗生素治疗时,此菌易形成耐药株(有耐甲氧西林的菌株),呼吸道及肠道中此菌数目明显增多,可导致全身感染,也常见于介入性治疗后,如安置人工关节、人工瓣膜、起搏器及留置各种导管等后。

(3) 肠球菌败血症　肠球菌属机会性感染菌。

(4) 革兰阴性杆菌败血症　革兰阴性杆菌败血症由于不同的病原菌经不同途径入血,可引起复杂而多样化的表现。

(5) 厌氧菌败血症　其致病菌 80%～90%是脆弱类杆菌,此外尚有厌氧链球菌、消化球菌和产气荚膜杆菌等,入侵途径以胃肠道和女性生殖道为主,压疮、溃疡次之,临床表现与需氧菌败血症相似。

(6) 真菌败血症　一般发生在严重原发疾病的病程后期,往往是患肝病、肾病、糖尿病、血液病或恶性肿瘤的慢性患者或严重烧伤、行心脏手术、行器官移植的患者,长时间使用广谱抗生素、肾上腺皮质激素或免疫抑制剂,因此患者大多是机体防御功能低下者。

(7) 败血性休克　由某种特定细菌产生的毒素、细胞因子等引起败血症致使患者血

Note

压下降到威胁生命的低水平。败血性休克常见于新生儿、50 岁以上或有免疫功能受损的人群。败血症如发生在白细胞计数低的患者更加危险，如癌症患者、使用免疫抑制剂者、慢性病患者(如糖尿病或肝硬化)。

4. 脓毒症 常见的症状有寒战、高热，特殊感染如伤寒或新生儿、老年人、使用免疫抑制剂者也可出现体温不升甚至低体温。严重低体温(体温在 36 ℃以下)时也要考虑有脓毒症存在。此外，患者还可出现感染部位的相应临床症状，如咳嗽、咳痰、胸痛、头痛、腹痛、腹泻、尿频、尿痛、腰痛、皮疹、关节疼痛等。70%的脓毒症休克患者早期表现为意识状态改变、躁动、嗜睡、淡漠甚至昏迷；部分患者可出现心动过速和呼吸困难的症状；还可出现低血压、组织灌注不良等休克症状。

(四) 心理与社会状况

中毒症状患者常有发热，可伴有全身不适等表现，肌肉酸痛、食欲下降、恶心、呕吐、腹胀、腹泻、头晕头痛，严重者可出现中毒性心肌炎、DIC、急性肾衰竭，高热患者可有惊厥、躁动不安、谵妄、昏睡等意识障碍征象。发热持续不退时患者可有焦虑、情绪低落等心理。

三、护理诊断

1. 体温异常:低于或高于正常体温 与感染有关。

2. 营养失调:低于机体需要量 与拒乳、吸吮无力，摄入量不足有关。

3. 皮肤完整性受损 与脐炎、脓疱疮有关。

4. 有体液不足的危险 与体液丢失过多和(或)液体摄入量不足有关。

5. 口腔黏膜受损 与发热所致口腔黏膜干燥有关。

6. 潜在并发症 惊厥、意识障碍等。

四、护理措施

1. 休息 鼓励患者保持心情舒畅，有乐观精神、坚强战胜疾病的信心。患者应卧床休息，给予营养丰富和易消化的食物。

2. 对症处理 高热者酌情药物或物理降温。严重患者，可用人工冬眠或肾上腺皮质激素，以减轻中毒症状。但应注意人工冬眠对血压的影响，激素只有在使用大剂量抗生素下才能使用，以免感染扩散；发生休克时，应积极和迅速地进行抗休克治疗。

3. 病情观察 注意监测生命体征、神志、尿量、动脉血气。有血容量不足的表现应扩充血容量，必要时给予多巴胺、多巴酚丁胺以维持组织灌流。

4. 口腔、皮肤护理 高热易发生口腔炎，可用生理盐水于饭后、睡前漱口。病情重者，协助口腔护理。患者大汗后给予温水擦拭，及时更换衣裤，保持皮肤清洁、干燥。

5. 补充营养及液体 根据病情保证足够的热量和液体的摄入，给予高热量、高维生素、高蛋白质、易消化的流质饮食，每天保证摄入 1500～2000 mL 的液体，维持水、电解质平衡，必要时静脉输液。

在线答题
2-3

(周凡蓉)

案例解析

患者，女，56 岁，因持续寒战、高热伴皮疹 14 天入院。既往有慢性胆囊炎。查体：T

Note

39.5 ℃,P 102 次/分,BP 80/50 mmHg,皮肤多处可见红色皮疹压之不褪色。心、肺无异常发现,腹平软,肝未扪及,脾左肋下 1.5 cm,墨菲征(+)。血常规:WBC 11×10^9/L,N 0.89。

请思考:

(1) 该患者可能的临床诊断是什么?

(2) 该患者存在哪些护理诊断或问题?

(3) 该患者应如何进行护理?

案例解析答案
2-3

Note

第三章　病毒感染患者的护理

能力目标

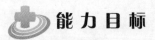

1. 能说出流行性感冒、病毒性肝炎、麻疹、水痘、流行性乙型脑炎、艾滋病等病毒感染性疾病的概念、流行病学、治疗及护理要点。

2. 能学会病毒感染性疾病护理评估、健康教育的技能。

3. 能运用病毒感染性疾病的疾病和护理知识，对患者进行护理评估、提出护理诊断、实施合理的护理措施并进行健康指导。

PPT
3-1

第一节　流行性感冒患者的护理

案例引导

患者，男，35岁，主因"发热、头痛、全身乏力1天"入院。一天前患者出现畏寒、高热、头痛、全身酸痛、乏力，体温最高达39.8 ℃，神志清楚，无腹痛、腹泻等症状。查体：体温39.5 ℃，急性面容，双肺呼吸音清，未闻及干湿啰音，心率86次/分，律齐，心音有力，各瓣膜听诊区未闻及杂音。血常规示：WBC 9×10^9/L，N 0.47，其余项未见异常。血生化正常。口腔含漱液分离出流感病毒。

请问：

1. 患者最可能的临床诊断是什么？
2. 要进一步确诊，该患者还需要做哪些辅助检查？
3. 患者主要的护理诊断、护理措施和预防方法有哪些？

流行性感冒，简称流感，是由流感病毒引起的急性呼吸道传染病，具有潜伏期短、传染性强、传播迅速等特点。临床主要表现为较轻的呼吸道症状，高热、乏力、头痛、全身肌肉酸痛等，中毒症状较重。

Note

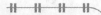

一、护理评估

(一) 致病因素

1. 病原学　病原体为流感病毒，属正黏病毒科，为有包膜的 RNA 病毒，呈球体或丝状，直径 80～120 nm。病毒由包膜、基质蛋白和核心组成，核心具有特异性。基质蛋白构成病毒的外壳骨架，起到保护核心并维系空间结构的作用。病毒外膜为两种不同糖蛋白构成的辐射状突起，即神经氨酸酶(NA 或 N)和血凝素(HA 或 H)。人类流感病毒根据其核蛋白和基质蛋白的抗原性分为甲、乙、丙三型，三型间无交叉免疫。按病毒外膜的 H 和 N 抗原结构不同，同型病毒又分为若干亚型，H 分为 16 个亚型(H_1～H_{16})，N 有 9 个亚型(N_1～N_9)。

流感病毒最大的特点是极易发生抗原变异，尤其是甲型流感病毒，其抗原变异频繁，传染性强，常引起流感大流行。乙、丙型流感病毒抗原性非常稳定。

流感病毒不耐热，100 ℃作用 1 分钟或 56 ℃作用 30 分钟可灭活，对酸、乙醚、甲醛、乙醇、紫外线及常用消毒剂均敏感，耐干燥及低温，真空干燥及零下 20 ℃以下仍能存活。

2. 发病机制　流感病毒通常依靠血凝素与呼吸道表面纤毛柱状上皮细胞的特殊受体结合而进入细胞，在神经氨酸酶的协助下新的病毒颗粒被不断释放并播散，继续感染其他细胞。被感染的宿主细胞则发生变性、坏死、溶解或脱落，产生炎症反应，从而出现发热、头痛、肌肉酸痛等全身症状。单纯流感病变一般不破坏呼吸道基底膜，不引起病毒血症。当病毒侵袭全部呼吸道，整个呼吸道发生病变时，可导致流感病毒性肺炎。病毒也可感染外周血白细胞，导致趋化性、吞噬作用及其增殖能力缺陷，引起继发细菌感染。

3. 流行病学

(1) 传染源　流感患者和隐性感染者是主要传染源。从潜伏期末到急性期均有传染性。受感染动物也可成为传染源。病毒在人呼吸道分泌物中一般持续排毒 3～6 天，婴幼儿、免疫功能低下者排毒可超过 1 周。

(2) 传播途径　主要通过飞沫传播，病毒随咳嗽、打喷嚏、说话等方式播散到空气中引起易感者感染；也可通过接触被患者鼻涕、唾液、痰液等污染的物品间接传播。

(3) 易感人群　人群普遍易感，患病后对同一型病毒可维持较短的免疫力，各型及亚型之间无交叉免疫性。

(4) 流行特征　突然发生、迅速传播、发病率高、流行期短。甲型流感常引起暴发流行，一般 10～15 年发生一次世界性大流行，2～3 年发生一次小流行。流行与人群密集程度和交通有关，常沿交通线由大城市向边远城市和农村播散。本病四季均可发生，以冬春季为多。南方在夏秋季也可见流行。

(二) 身体状况

潜伏期数小时至 4 天，多为 1～3 天。

1. 典型流感　此型最常见。起病急，前驱期即出现乏力、高热、全身酸痛等全身症状，但体征较轻，可伴或不伴流涕、咽痛、干咳等局部症状。查体可见面颊潮红、眼结膜及咽部充血。肺部可闻及干啰音，病程 4～7 天，咳嗽和乏力可持续数周。

2. 轻型流感　起病急，轻至中度发热，全身及呼吸道症状轻，病程 2～4 天。

3. 肺炎型流感　病初与典型流感相似，1 天后迅速加重，出现高热、全身衰竭、剧烈咳嗽、血性痰液、呼吸困难等症状，体检双肺部可闻及干、湿啰音，但无肺实变体征。痰细菌培养阴性，易分离出流感病毒，抗生素治疗无效，预后差。主要发生于幼儿、老年及有

Note

严重基础疾病的慢性病患者。

4. 其他类型 流感流行期间,患者除了流感的症状、体征外,还伴有其他肺外表现,如胃肠型,主要表现为恶心、呕吐、腹痛、腹泻等。

5. 并发症

(1) 呼吸系统感染 主要为继发性细菌感染,包括急性鼻旁窦炎、急性化脓性扁桃体炎、细菌性气管炎、细菌性肺炎等。

(2) 肺外并发症 较少见,主要有瑞氏综合征(Reye's syndrome)、中毒性休克、中毒性心肌炎等。

(三) 辅助检查

1. 血常规 白细胞总数正常或减少,中性粒细胞减少明显,淋巴细胞相对增高。如合并细菌感染则白细胞及中性粒细胞计数增加。

2. 病原学检查

(1) 免疫荧光或免疫酶染色法检测抗原 起病 3 天内取鼻咽部上皮细胞涂片,用免疫荧光或酶标记的特异性单抗染色,检查脱落细胞内病毒抗原,结果快,灵敏度高,有助于早期诊断,还能鉴定甲、乙、丙型流感。

(2) 核酸检测 用反转录 PCR(RT-PCR)直接测定流感病毒 RNA,该方法直接、快速、敏感,特异性高。

(3) 病毒分离 取急性期(发病 1～3 天)咽部含漱液或咽拭子接种于鸡胚或组织培养分离流感病毒。

3. 血清学检查 取患者起病早期及恢复期双份血清,做血凝抑制试验或补体结合试验,如抗体效价升高 4 倍以上,有助于回顾性诊断。

(四) 心理与社会状况

缺乏流感的相关知识,对疾病认识不足;因社会的负性宣传,患者可表现为正情绪情感或负情绪情感,如过分自信不配合治疗或恐惧、焦虑,也可有角色适应不良等表现。

(五) 治疗原则及主要措施

1. 一般治疗 对疑似或确诊为流感的患者,应进行呼吸道隔离,在热退 2 天后可解除隔离。应注意卧床休息,多饮水,进易消化食物,预防并发症。

2. 对症治疗 高热者可给予解热镇痛药物,亦可酌情采用物理降温方法。咳嗽剧烈而影响患者休息时可适当给予镇咳药物。

3. 抗病毒治疗

(1) 金刚烷胺和金刚乙胺 可阻断流感病毒蛋白的功能。只对甲型流感病毒有效。近年来已有耐药毒株出现,使其疗效降低。

(2) 神经氨酸酶抑制剂 扎那米韦、奥司他韦(达菲),能有效地抑制甲、乙型流感病毒的神经氨酸酶活性。起病后 48 小时内给药,能减轻症状、缩短病程。扎那米韦口服无效,须用专用吸入器,经口吸入呼吸道,成人和 12 岁以上儿童,每次 2 吸,每吸约 5 mg,每日 2 次。

(3) 中药治疗 有些中草药可以提升免疫力,杀灭细菌和病毒,目前已证实的有金银花、连翘、黄芪等。

4. 并发症治疗 主要为流感病毒性肺炎或继发细菌性肺炎。如病情严重者应加强监护治疗,保持呼吸道通畅、给氧,加强支持治疗。如初步判定有继发细菌感染者,除应重视查清病原菌外,应及时给予有效的抗菌治疗,可做细菌培养,根据药敏试验结果选用

Note

抗菌药物。

知识链接
3-1-1

二、常用护理诊断/问题

(1) 体温过高　与病毒感染及继发细菌感染有关。

(2) 活动无耐力　与发热及病毒感染有关。

(3) 舒适的改变　与全身酸痛、乏力、咳嗽有关。

(4) 知识缺乏　缺乏流感相关知识。

(5) 潜在并发症　继发性细菌性肺炎、肺外并发症。

三、护理目标

(1) 有效控制体温。

(2) 患者及家属了解流感的相关知识，积极配合治疗和护理。

(3) 患者主诉不适感减轻或消失。

(4) 病情逐渐好转，无并发症发生，或发生并发症后能及时发现并给予合理治疗与护理。

(5) 消毒隔离措施得当，不传播流感病毒。

四、护理措施

(一) 一般护理

1. 休息与活动　急性期卧床休息，协助患者做好生活护理。

2. 饮食与营养　发热期应多饮水，每日饮水至少 2000 mL，给予易消化、富含维生素的饮食。呕吐或腹泻严重者，应遵医嘱增加静脉营养供给。

3. 口腔护理　保持口腔清洁，每天刷牙或口腔护理 2 次，进餐后温开水漱口。

(二) 病情观察

密切观察生命体征，定时观察有无高热不退、呼吸急促、血氧饱和度下降等状况出现。观察咳嗽、咳痰的特点和痰液的量及性状。

(三) 用药护理

(1) 儿童应避免使用含阿司匹林的药物，以免诱发严重的瑞氏综合征。瑞氏综合征又称脑病-肝脂肪变综合征，是甲型或乙型流感病毒感染肝脏、神经系统所引起的并发症，病因不明，近年来认为可能与服用阿司匹林有关。临床表现为急性呼吸道感染热退后数日出现恶心、呕吐、嗜睡、昏迷和惊厥等神经系统症状，伴有肝大、肝功能轻度损害。

(2) 金刚烷胺有一定的中枢神经系统不良反应，如头晕、嗜睡、失眠和共济失调等，老年及有血管硬化者慎用，孕妇及有癫痫史者禁用。

(3) 一般 1 岁以下儿童不推荐使用奥司他韦。

(四) 对症护理

1. 高热　体温＞38.5 ℃者，采取物理降温，物理降温效果不明显时遵医嘱药物降温；出汗较多时，及时更换衣裤及被服，以免着凉。物理降温时应注意避免长时间冷敷同一部位，以防冻伤。

2. 保持呼吸道通畅　指导患者有效咳嗽，痰液黏稠时给予使用祛痰药、雾化吸入、胸部叩击等方法及时排出呼吸道分泌物。当患者出现胸闷、气急、发绀等肺炎症状时，应协

Note

助取半卧位，予以吸氧，必要时吸痰，并报告医生及时处理。必要时，予以呼吸机辅助呼吸。

3. 鼻咽部护理 鼻塞者给予局部热敷或麻黄碱滴鼻液滴鼻；咽痛、声嘶患者嘱少讲话，可含服西瓜霜、喉宝等。

（五）预防传染

1. 管理传染源 按呼吸道隔离要求隔离患者 1 周或至主要症状消失。隔离期间避免外出，如外出需戴口罩。

2. 切断传播途径 流感流行期间尽量避免去人群密集的公共场所。居住的场所应经常开窗通风或进行空气消毒，保持空气新鲜。陪护或探视人员应戴口罩，接触患者后要及时洗手。

3. 保护易感人群 根据每年世界卫生组织推荐的流感病毒株更改其成分制备相应的疫苗，在每年流感流行前的秋季进行，其中，老年、儿童、免疫抑制的人群是流感疫苗最合适的接种对象。对疫苗中成分或鸡蛋过敏者、急性传染病患者、精神病患者、妊娠 3 个月以内的孕妇、严重过敏体质者禁忌接种。

（六）心理护理

采取交谈、倾听、支持等方法了解患者的情绪情感变化，使患者能正确认识疾病，及时解除心理负担，树立战胜疾病的信心。

（七）健康指导

1. 加强宣传教育 宣传流感和普通感冒不同，流感的传染性更强、致病作用与危险性更大。介绍流感的一般防护知识。

2. 疾病知识指导 在流感季节或流行区，使群众了解流感的诱因、病因、传播途径、隔离方式及临床特点等。

3. 疾病预防指导 流感流行期间，尽可能避免去人群集中的公共场所，患者及健康人群均应戴符合规定的口罩进行防护。如发现患病后应早期隔离治疗。接触患者后要用消毒液或流动水洗手；患者使用过的食具应煮沸消毒；衣服、床上用品等可用含氯消毒液消毒或阳光下暴晒 2 小时。

4. 生活指导 加强体育锻炼，提高机体抵抗力；注意劳逸结合，戒烟，避免受凉和过度疲劳，经常开窗通风，保持室内空气清新、阳光充足。

五、护理评价

经过治疗和护理，评价患者是否达到：①体温降至正常，全身中毒症状减轻或消失；②无并发症出现或能够被及时发现和处理。

（柴海云）

在线答题

3-1

案例解析

崔某，男，58 岁，既往有脑梗死病史，居家治疗。一周前无明显诱因出现稽留热，体温 39.2 ℃，在当地医院接受治疗后（用药不详）体温降至正常，因体温再次升高，伴有畏寒、鼻塞、流涕、咳嗽、咳痰，给予头孢噻肟、洛美沙星、地塞米松治疗后发热无缓解，出现呼吸困难被收治住院。入院查体：体温 39.3 ℃，脉搏 94 次/分，呼吸 29 次/分，血压 128/88 mmHg，右侧肢体偏瘫，肥胖体形，体重指数 28.4。血常规示：白细胞 8.02×10^9/L，中性

Note

粒细胞 58.2%，血红蛋白 130 g/L，血小板 211×10^9/L，胸片示左下肺少量渗出影，CT 示双下肺斑片状渗出影，血气分析示：pH 7.461；$PaCO_2$ 33 mmHg；PaO_2 78 mmHg；HCO_3^- 23.9 mmHg。次日体温升高至 39.8 ℃，并出现咯血，呼吸困难加重，PaO_2 降至 72 mmHg。咽拭子检测示新型甲型 H_1N_1 核酸抗原阳性。

请思考：

(1) 该患者初步诊断是什么？

(2) 该患者存在哪些护理诊断或问题？应如何进行护理？

(3) 该患者健康指导的主要内容是什么？

案例解析答案

3-1

PPT

3-2

第二节　病毒性肝炎患者的护理

案例引导

王先生是一名公司业务人员，33 岁，因“上腹不适、恶心、食欲减退 2 周，皮肤黄染 5 天”入院。患者 2 周前无明显诱因全身不适、乏力、食欲减退、恶心及上腹部不适，5 天前出现皮肤黄染，查体：体温 37.9 ℃，皮肤巩膜明显黄染，肝肋下 2 cm，质软，压痛。患者经常在饭馆进餐，近 1 个月无疫区接触史。实验室检查：尿胆红素(＋)，尿胆原(＋)。肝功能：ALT 1000 U/L，白蛋白 40 g/L，球蛋白 30 g/L，总胆红素 110 μmol/L。乙肝五项：HBsAg(＋)、抗 HBs(－)、抗 HBc IgM(＋)、HBeAg(＋)、抗 HBe(－)。

请问：

1. 该患者最可能的医疗诊断是什么？诊断的依据是什么？
2. 目前存在哪些主要的护理问题？
3. 针对该患者护士应采取哪些护理措施？

病毒性肝炎(viral hepatitis)是由多种肝炎病毒引起的以肝脏损害为主的传染病。目前确定的肝炎病毒有甲型、乙型、丙型、丁型、戊型。各型病原体不同，但临床表现相似，以疲乏、无力、食欲减退、厌油腻、肝大、肝功能异常为主要表现，部分病例出现发热及黄疸。甲型和戊型主要由粪-口途径传播，表现为急性肝炎，乙型、丙型和丁型主要由血液和体液等途径传播，易转为慢性肝炎并可发展为肝硬化或肝细胞癌。本病无性别差异，各年龄段均可发生。

一、护理评估

(一) 致病因素

1. 病原学　目前已经证实，导致病毒性肝炎的肝炎病毒有甲型、乙型、丙型、丁型、戊型五种。

(1) 甲型肝炎病毒(hepatitis A viral，HAV)　属于小 RNA 病毒科的嗜肝病毒属。

HAV对外界抵抗力较强,耐酸碱,可耐60 ℃ 30分钟,室温下可生存1周,在贝壳类动物、海水、污水、泥土中可存活数月,在100 ℃加热1分钟可使病毒灭活。对紫外线、氯、3%甲醛等敏感。

(2) 乙型肝炎病毒(hepatitis B viral,HBV) 属于嗜肝DNA病毒科。HBV抵抗力强,对热、低温、干燥、紫外线及一般浓度的消毒剂均能耐受,在血清中30~32 ℃可保存6个月。但煮沸10分钟、65 ℃ 10小时或高压蒸汽消毒可使病毒灭活,对0.2%苯扎溴铵及0.5%过氧乙酸敏感。

(3) 丙型肝炎病毒(hepatitis C viral,HCV) 属于黄病毒科丙型肝炎病毒属。目前可将HCV分为6个不同基因型,1、2、3型可再分亚型。我国以1型为主,基因分型有助于指导抗病毒治疗。10%氯仿、煮沸、紫外线可使病毒灭活。

(4) 丁型肝炎病毒(hepatitis D viral,HDV) HDV是一种缺陷RNA病毒,在血液中必须有HBV或其他嗜肝DNA病毒辅助才能复制、表达抗原及引起肝损害。当HBV感染结束时,HDV感染也随之结束。

(5) 戊型肝炎病毒(hepatitis E viral,HEV) HEV是单股正链RNA病毒,主要在肝细胞内复制,通过胆道排出。HEV在碱性环境下较稳定,对高热、氯仿、氯化铯敏感。

2. 发病机制 病毒性肝炎的发病机制目前尚未完全明了。

(1) 甲型肝炎 HAV经口进入体内后,由肠道进入血流,引起短暂的病毒血症,继而侵入肝脏,在肝细胞内增殖,随后通过胆汁排入肠道并出现在粪便中。病毒侵犯的主要器官是肝脏。一般认为HAV不直接引起肝细胞病变,肝脏损害是HAV感染肝细胞的免疫病理反应所引起的。

(2) 乙型肝炎 HBV进入机体后,迅速通过血液到达肝脏和其他器官,包括胰腺、胆管、肾、血管等肝外组织,引起肝脏及肝外相应组织的病理改变和免疫功能改变,以肝脏病变最突出。目前认为,HBV不直接引起明显的肝细胞损伤,而是通过细胞免疫反应引起,即机体的免疫反应在清除HBV过程中造成肝细胞损伤。临床上HBV感染包括从症状不明显的肝炎到急性有症状的肝炎,甚至急性重症肝炎,从非活动性HBsAg携带状态到慢性肝炎、肝硬化等各种状况。

(3) 丙型肝炎 HCV引起肝细胞损伤的机制与HCV的直接致病作用及免疫损伤有关。HCV的直接致病作用可能是急性丙型肝炎中肝细胞损伤的主要原因,慢性丙型肝炎以免疫损伤为主。

(4) 丁型肝炎 目前认为HDV本身及其表达产物对肝细胞有直接损伤作用。

(5) 戊型肝炎 发病机制尚不清楚,可能与甲型肝炎相似。细胞免疫是引起肝细胞损伤的主要原因,病毒进入血液也可导致病毒血症。

3. 流行病学

1) 甲型肝炎

(1) 传染源 甲型肝炎无病毒携带状态,传染源为急性期患者和隐性感染者,尤其以后者多见,由于其数量多,又不易识别,是最重要的传染源。患者在发病前2周和起病后1周,从粪便中排出的病毒最多,传染性最强。

(2) 传播途径 主要经粪-口传播。污染的水源、食物可导致暴发流行,日常生活密切接触大多为散发性发病,极少见输血传播。

(3) 人群易感性 抗HAV阴性者均易感。6个月以下的婴儿从母体获得了抗HAV抗体而不易感染,6个月以后抗体逐渐消失而成为易感者。在我国,大多在幼儿、儿童、青少年时期获得感染,以隐性感染为主,成人抗HAV IgG的检出率达80%。甲型

Note

肝炎的流行率与居住条件、卫生习惯及教育程度有密切关系，农村高于城市，发展中国家高于发达国家。随着社会发展和卫生条件改善，感染年龄有后移的趋向。感染后可产生持久免疫力。

2）乙型肝炎

（1）传染源　主要是急性、慢性乙型肝炎患者和病毒携带者，慢性患者和 HBsAg 携带者是最主要的传染源，其中 HBsAg、HBV DNA 阳性的患者传染性最强。

（2）传播途径。

①血液、体液传播：血液中 HBV 含量很高，微量的被污染的血进入人体即可造成感染，血液传播是主要的传播方式，包括不洁注射、针刺、输注含肝炎病毒的血液和血液制品、手术、拔牙、血液透析、器官移植等。随着一次性注射用品的普及，医源性传播有下降趋势。现已证实唾液、汗液、精液、阴道分泌物、乳汁等体液含有 HBV，密切的生活接触、性接触等亦是获得 HBV 感染的可能途径。

②母婴传播：包括宫内感染、围生期传播、分娩后传播。宫内感染主要经胎盘获得，约占 HBsAg 阳性母亲的 5%，可能与妊娠期胎盘轻微剥离有关。围生期传播或分娩过程是母婴传播的主要方式，婴儿因破损的皮肤或黏膜接触母血、羊水或阴道分泌物而传染。分娩后传播主要由于母婴间密切接触。在我国，母婴传播显得特别重要，人群中 HBsAg 阳性的 HBV 携带者中 30%以上是由其传播积累而成。

（3）人群易感性　抗 HBs 阴性者均易感。婴幼儿期是获得 HBV 感染最危险的时期。HBsAg 阳性母亲的新生儿、同住者中有 HBsAg 阳性者、反复输血或血制品者、多个性伴侣者、血液透析患者、静脉药瘾者及接触血液的医务工作者、职业献血员均是高危人群。感染或接种疫苗后出现抗 HBs 者具有免疫力。

3）丙型肝炎

（1）传染源　急性、慢性患者和病毒携带者，尤以病毒携带者有重要意义。

（2）传播途径　与乙型肝炎相似。①血液传播：主要的感染方式，包括输血和血制品，不洁注射，使用未经严格消毒的医疗器械、内镜，进行侵袭性操作和针刺，共用剃须刀和牙刷，文身等。②性接触传播。③母婴传播。

（3）人群易感性　各个年龄组均普遍易感。目前检测到的抗 HCV 并非保护性抗体。

4）丁型肝炎　传染源与传播途径与乙型肝炎相似。人类对 HDV 普遍易感，感染有混合感染和重叠感染两种形式。抗 HDV 不是保护性抗体。

5）戊型肝炎　传染源与传播途径与甲型肝炎相似。散发为主，暴发流行均由粪便污染水源所致。春冬季高发，隐性感染为主。发病者主要见于成年人。

（二）身体状况

潜伏期：甲型肝炎 2～6 周，平均 4 周；乙型肝炎 1～6 个月，平均 3 个月；丙型肝炎 2 周～6 个月，平均 40 天；丁型肝炎 4～20 周；戊型肝炎 2～9 周，平均 6 周。甲型和戊型肝炎主要表现为急性肝炎。乙、丙、丁型肝炎除可表现为急性肝炎外，慢性肝炎更常见。5 种肝炎病毒之间可重叠感染或混合感染，可导致病情加重。

1. 急性肝炎　分为急性黄疸型肝炎和急性无黄疸型肝炎两种类型。

1）急性黄疸型肝炎　典型的临床表现分 3 期，病程 2～4 个月。

（1）黄疸前期　平均 5～7 天。表现：畏寒、发热、疲乏及全身不适等病毒血症；食欲减退、厌油腻、恶心、呕吐、腹胀、腹痛和腹泻等消化系统症状；部分乙型肝炎患者可出现荨麻疹、斑丘疹、血管神经性水肿和关节痛等。病期末出现尿黄。肝功能改变主要为丙氨酸转氨酶(ALT)、天冬氨酸转氨酶(AST)升高。

(2) 黄疸期　持续 2～6 周,前期症状好转,黄疸逐渐加深,尿液呈浓茶色,巩膜、皮肤黄染,1～3 周达到高峰。体检常见肝大、质软,有轻压痛及叩击痛。部分患者有轻度脾大。血清胆红素和转氨酶升高,尿胆红素阳性。

(3) 恢复期　本期平均持续 4 周,症状消失,黄疸逐渐消退,肝脾回缩,肝功能恢复正常。

2) 急性无黄疸型肝炎　较黄疸型肝炎多见。主要表现为消化道症状,多较黄疸型肝炎轻。因不易被发现而成为重要传染源。恢复较快,病程多在 3 个月内。

2. 慢性肝炎　急性肝炎病程超过半年,或原有乙、丙、丁型肝炎或 HBsAg 携带史,本次又因同一病原再次出现肝炎症状、体征及肝功能异常者可以诊断为慢性肝炎。根据病情轻重分为轻度、中度和重度。

1) 轻度慢性肝炎　反复出现疲乏、纳差、厌油腻、肝区不适、肝大伴轻压痛,也可有轻度脾大。部分患者无症状、体征,肝功能指标仅 1 项或 2 项异常。病情迁延,少数发展为中度。

2) 中度慢性肝炎　介于轻度和重度之间。

3) 重度慢性肝炎　有明显或持续的肝炎症状、体征,如乏力、纳差、厌油腻、腹胀、腹泻,伴有肝病面容、肝掌、蜘蛛痣或肝脾大。肝功能持续异常。

3. 重型肝炎(肝衰竭)　最严重的临床类型。各种肝炎均可引起肝衰竭,病因及诱因复杂。

1) 临床表现　①黄疸迅速加深,血清胆红素高于 171 μmol/L;②肝脏进行性缩小,出现肝臭;③出血倾向;④迅速出现腹水、中毒性鼓肠;⑤肝性脑病;⑥肝肾综合征。

2) 肝衰竭分型　①急性肝衰竭:起病较急,早期即出现上述肝衰竭临床表现。②亚急性肝衰竭:急性黄疸型肝炎起病 15 天～26 周出现肝衰竭临床表现,此期病程可长达数月,首先出现Ⅱ度以上肝性脑病者,称脑病型,首先出现腹水及其相关症状(包括胸水等)者,称为腹水型,晚期可有难治性并发症,病程较长,常超过 3 周至数月,容易转化为慢性肝炎或肝硬化。③慢加急性肝衰竭:在慢性肝病基础上出现的急性肝功能失代偿。④慢性肝衰竭:在慢性肝炎或肝炎后肝硬化基础上出现的肝衰竭。

4. 淤胆型肝炎　以肝内胆汁淤积为主要改变的一种特殊临床类型,又称毛细胆管炎型肝炎。病程较长,可达 2～4 个月或更长时间。临床表现类似急性黄疸型肝炎,但自觉症状常较轻,黄疸较深,具有全身皮肤瘙痒,粪便颜色变浅或灰白色等梗阻性特征。

5. 肝炎后肝硬化　肝炎发展的结果,表现为肝功能异常及门静脉高压。

(三) 辅助检查

1. 血清酶检测　丙氨酸转氨酶(ALT)在肝细胞损伤时释放入血,是目前临床上反映肝细胞功能最常用的指标。急性黄疸型肝炎和慢性肝炎患者 ALT 升高;肝衰竭时大量肝细胞坏死,ALT 随黄疸迅速加深反而下降,称为胆-酶分离。ALT 升高时,天冬氨酸转氨酶(AST)也升高。

2. 血清蛋白检测　白蛋白由肝脏合成,球蛋白由浆细胞和单核-吞噬细胞系统合成。慢性肝病可出现白蛋白下降、球蛋白升高和白蛋白/球蛋白(A/G)减小。

3. 血清和尿胆红素检测　胆红素含量是反映肝细胞损伤的重要指标,急性或慢性黄疸型肝炎时血清胆红素升高,活动性肝硬化时亦可升高且消退缓慢,重症肝炎常超

Note

过171 μmol/L。

4. 凝血酶原活动度(PTA)检查　PTA与肝脏损害程度成反比,可用于肝衰竭临床诊断和预后判断。PTA≤40%是诊断重型肝炎或肝衰竭的重要依据。

5. 血氨检测　肝衰竭时清除氨的能力减退或丧失,导致血氨升高。血氨升高常见于重型肝炎,提示肝性脑病存在。

6. 肝炎病毒病原学(标志物)检测

1) 甲型肝炎　①血清抗HAV IgM:是HAV近期感染指标,是确诊甲型肝炎最主要的标志物。②血清抗HAV IgG:为保护性抗体,见于疫苗接种后或既往感染HAV的患者。

2) 乙型肝炎

(1) 表面抗原(HBsAg)与表面抗体(抗HBs)　HBsAg阳性见于HBV感染者。抗HBs为保护性抗体,阳性表示有免疫力,主要见于乙肝疫苗接种后或既往感染HBV并产生免疫力的恢复者。

(2) e抗原(HBeAg)与e抗体(抗HBe)　HBeAg一般只出现在阳性的血清中,HBeAg阳性提示HBV复制活跃,传染性较强。抗HBe抗体在HBeAg消失后出现,抗HBe阳性有两种可能:一是HBV复制减少或停止,此时患者的病情趋于稳定;二是HBV前C区基因发生变异,HBV复制活跃,有较强传染性。

(3) 核心抗原(HBcAb)与其抗体(抗HBc)　HBcAb主要存在于受感染的肝细胞核内,常规方法不能检出。抗HBc抗体出现在HBsAg出现后的3～5周,抗HBc IgM存在于急性期或慢性乙型肝炎急性发作期,抗HBc IgG是过去感染的标志,可保持多年。

(4) 乙型肝炎病毒脱氧核糖核酸(HBV DNA)　位于HBV的核心部分,是反映HBV感染最直接、最特异和最灵敏的指标。

3) 丙型肝炎

(1) 丙型肝炎病毒脱氧核糖核酸(HCV DNA)　在病程早期可出现,是病毒感染和复制的直接标志。

(2) 丙型肝炎病毒抗体(抗HCV)　HCV感染的标记而不是保护性抗体。

4) 丁型肝炎　血清或肝组织中的HDVAg和(或)HDV RNA阳性有确诊意义。

5) 戊型肝炎　抗HEV IgM及抗HEV IgG均可作为近期感染的指标。

(四) 心理与社会状况

病毒性肝炎病程较长,且有传染性,担心传染给家人而心情焦虑;又因食欲不佳,全身皮肤黄染,乏力及肝区疼痛不适,害怕转为慢性肝炎而影响工作和生活,导致患者精神紧张、抑郁;重症肝炎患者,因病情重、并发症多、痛苦大,常导致情绪低落、焦虑恐惧、悲观消极,有时表现为烦躁易怒,不配合治疗。不同知识阶层的患者对患病有不同的判断偏差,影响战胜疾病的自信心,产生依赖心理。

(五) 治疗原则及主要措施

病毒性肝炎目前仍无特效治疗。治疗原则为综合性治疗,以休息、营养为主,辅以药物治疗,避免饮酒、过度劳累和使用损害肝脏的药物。

1. 急性肝炎

1) 一般治疗及支持疗法　急性肝炎一般为自限性,多可完全康复。以一般治疗及对症支持治疗为主,急性期应进行隔离。

2) 护肝药物　病情轻者口服维生素类、葡醛内酯(肝泰乐)等。

Note

3）抗病毒治疗　急性甲、戊型肝炎为自限性疾病，不需要抗病毒治疗。成人急性乙型肝炎多数可以恢复，不需抗病毒治疗。急性丙型肝炎应早期应用干扰素。

4）中医中药治疗　可用清热利湿方药辨证施治。

2. 慢性肝炎　根据患者具体情况采用综合性治疗方案，包括合理的休息和营养，心理平衡，改善和恢复肝功能，调节机体免疫，抗病毒、抗纤维化等治疗。

(1) 保肝药物和支持疗法　①补充维生素，如复合维生素B。②促进解毒的药物，如还原型谷胱甘肽(TAD)、葡醛内酯等。③促进能量代谢的药物，如肌酐、ATP、辅酶A等。④退黄药物：丹参、茵栀黄。⑤改善微循环的药物，如山莨菪碱、低分子右旋糖酐。⑥输注白蛋白或血浆。

(2) 降转氨酶的药物　可选用五味子类药物或垂盆草冲剂。

(3) 免疫调节药物　可选用胸腺肽、猪苓多糖、转移因子、特异性免疫核糖核酸等。

(4) 抗病毒药物　①干扰素：联合使用利巴韦林可提高疗效。干扰素一般用于10～65岁患者，有严重心肾功能不全、自身免疫性疾病、肝功能失代偿期、孕妇禁用。②核苷类似物：拉米夫定、阿德福韦酯、替比夫定等已用于慢性乙型肝炎抗病毒治疗，但在临床上有少见、罕见严重不良反应发生，应引起关注。

(5) 中医中药治疗　①活血化瘀药物：丹参、赤芍、毛冬青等。②抗纤维化治疗：丹参等。

3. 肝衰竭

1）一般治疗及支持疗法　卧床休息，减少蛋白质摄入；静脉输注白蛋白、血浆；保持水、电解质平衡，防治低血钾；静脉滴注葡萄糖，补充维生素。

2）促进肝细胞再生　选用肝细胞生长因子、前列腺素E_1、干细胞移植等。

3）防治并发症

(1) 出血防治　静脉滴注垂体后叶素、生长抑素或口服凝血酶、去甲肾上腺素或云南白药等止血药物；给予新鲜血浆或凝血因子复合物；必要时可在内镜直视下止血；出现弥散性血管内凝血(DIC)时，根据情况补充凝血成分，慎用肝素。

(2) 肝性脑病防治　消除诱因，减少氨的产生和吸收；使用降氨药物；调节肠道微环境；纠正假性神经递质等。

(3) 继发感染的防治　重症肝炎常伴多菌种多部位感染，当使用广谱抗生素时间过长，易出现二重感染。治疗可选用半合成青霉素如哌拉西林，头孢菌素如头孢噻肟。厌氧菌感染时可用甲硝唑，真菌感染时加用氟康唑等抗真菌药物。

(4) 肝肾综合征的防治　避免使用损害肾脏的药物；少尿时可选用低分子右旋糖酐、血浆或白蛋白等补充血容量的药物；使用扩张肾血管药物，如小剂量多巴胺等；可应用呋塞米等利尿药。

知识链接
3-2-1

4）人工肝(artificial liver，AL)　人工肝是指借助一个体外的机械、理化或生物反应装置，清除患者血中的毒性物质及补充生物活性物质，暂时辅助或替代已丧失的肝功能。包括非生物型人工肝、生物型人工肝和混合型人工肝，目前临床应用较成熟的是非生物型人工肝。非生物型人工肝常用到的净化技术包括血浆置换、血液滤过、血液透析等。

5）中医中药　可用茵栀黄注射液辅助治疗。

6）肝移植　目前该技术基本成熟。但由于肝移植价格昂贵，供肝来源困难，排异反应，继发感染(如巨细胞病毒)等阻碍其广泛应用。

Note

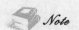

二、常用护理诊断/问题

(1) 活动无耐力　与病毒对肝脏的损害造成能量代谢障碍、营养不良有关。

(2) 营养失调:低于机体需要量　与恶心、呕吐、食欲减退、消化和吸收功能减退有关。

(3) 潜在并发症　出血。

(4) 潜在并发症　干扰素治疗的不良反应。

(5) 有皮肤完整性受损的危险　与皮肤表面胆盐沉积刺激皮肤神经末梢引起的瘙痒、腹水、长期卧床有关。

(6) 有感染的危险　与免疫功能低下有关。

(7) 潜在并发症　肝性脑病、肾衰竭。

三、护理目标

(1) 患者活动耐力增加,进行日常活动时不感到疲乏。

(2) 患者能遵循饮食计划,保证营养物质的摄入,营养状况有所改善。

(3) 未发生出血、肝性脑病、肾衰竭、干扰素治疗的不良反应等并发症或能被及时发现和处理。

(4) 患者能保持皮肤完整性,无破损,瘙痒减轻或消失。

(5) 未发生感染或感染能被及时发现和处理。

四、护理措施

(一) 一般护理

1. 休息与活动　急性肝炎、重型肝炎、慢性肝炎活动期、ALT 升高者应卧床休息,以减轻肝脏负担,增加肝脏血流量,利于肝细胞修复。症状好转、黄疸消退、肝功能改善后,逐渐增加活动量,以不感到疲劳为度。肝功能正常后 1～3 个月可恢复日常活动及工作。注意不宜过度劳累。

2. 饮食与营养

(1) 急性期患者　宜用清淡、易消化、富含维生素的流质饮食,保证摄入足够的热量、维生素。如进食量不能满足生理需要,可遵医嘱静脉补充葡萄糖、脂肪乳和维生素。

(2) 黄疸消退期　食欲好转后,可逐渐增加饮食,少食多餐,避免暴饮暴食。适当增加蛋白质摄入,每日 1.5～2.0 g/kg,以优质蛋白质为主,如牛奶、鸡蛋、瘦肉、鱼等;糖类 300～400 g/d,保证足够的热量;多食水果、蔬菜等富含维生素的食物。

(3) 肝炎后肝硬化、重症肝炎　血氨升高时限制或禁食蛋白质,病情好转后再逐渐增加摄入量,应选择植物蛋白。

(4) 饮食禁忌　不宜长期摄入高糖、高热量饮食,尤其是有糖尿病倾向者和肥胖者,以防诱发糖尿病和脂肪肝。腹胀者减少产气食物的摄入。禁忌饮酒。禁食腌制食品,因其含有较多亚硝酸盐,易引起肝功能损害。

3. 皮肤护理　每日早晚用温水擦身 1 次,勤剪指甲,必要时戴手套以防抓伤。可用炉甘石洗剂擦拭瘙痒部位。

(二) 病情观察

密切观察生命体征及性格、行为变化,注意观察有无消化道出血、肝性脑病等并发症的出现。

(三)用药护理

遵医嘱给予抗病毒药物、保肝药物、免疫调控药物、降转氨酶药物等。

1. 干扰素 使用干扰素的患者应在医生的指导下用药,治疗过程中应定期监测血常规、生化指标(ALT、AST),病毒学标志(HBsAg、HBeAg、抗 HBe 和 HBV DNA),甲状腺功能、血糖和尿常规指标等,定期评估精神状态。干扰素常见的不良反应及处理措施如下。

(1) 发热反应 一般在注射的最初 3~5 次发生,以第 1 次注射后 2~3 小时发热最明显,可伴有头痛、肌痛、疲乏无力等,随治疗次数增加而减轻。应嘱患者多饮水,卧床休息,可在睡前注射,或同时服用解热镇痛药物。

(2) 骨髓抑制 白细胞计数降低较常见,白细胞低于 3.0×10^{9}/L 或中性粒细胞低于 0.75×10^{9}/L,或血小板低于 50×10^{9}/L,可减少干扰素的剂量,甚至停药。

(3) 精神神经症状 极少数患者在疗程后期出现忧郁、焦虑等精神神经症状,严重者可减量或停药。

(4) 肝功能损害 极少数患者发生肝功能损害,酌情减量或停药。

(5) 脱发 疗程的中、后期出现脱发,停药后可恢复。

(6) 胃肠道反应 部分患者出现恶心、呕吐、食欲减退、腹泻等胃肠道症状,可对症处理,严重者停药。

(7) 诱发自身免疫性疾病 如诱发甲状腺炎、血小板减少性紫癜等时应停药。

2. 拉米夫定 长期用药(6 个月以上)产生耐药性,出现 HBV DNA 反跳。

(四)预防传染

1. 管理传染源 ①隔离和消毒:肝炎急性期应住院治疗,甲型及戊型肝炎自发病日算起隔离 3 周;乙型及丙型肝炎隔离至病情稳定后可以出院。各型肝炎宜分室住院治疗。对患者的分泌物、排泄物、血液以及污染的医疗器械及物品均应进行消毒处理。②献血员管理:献血员应在每次献血前进行体格检查,检测 ALT 及 HBsAg,肝功能异常、HBsAg 阳性者不得献血。有条件时应开展抗 HCV 测定,抗 HCV 阳性者不得献血。③HBsAg携带者的管理:HBsAg 携带者不能献血,可照常工作和学习,但要加强随访,应注意个人卫生以及行业卫生,个人食具、刮刀修面用具、洗漱用品等应与健康人分开,HBeAg 阳性者不可从事饮食行业,饮用水卫生管理及托幼工作。

2. 切断传播途径 ①甲型和戊型肝炎应预防消化道传播,重点在于加强粪便管理,保护水源,严格饮用水消毒,加强食品卫生和食具消毒。②乙、丙、丁型肝炎预防重点在于防止通过血液和体液传播,对供血者进行严格筛查,做好血源检测。推广一次性注射用具,重复使用的医疗器械要严格消毒灭菌。注意个人卫生,不共用剃须刀和牙具等用品。

知识链接
3-2-2

3. 保护易感人群 ①甲型肝炎流行期间,易感者可接种甲型肝炎减毒活疫苗,接触者可接种人血清免疫球蛋白。②乙型肝炎疫苗全程需接种 3 针,接种按照 0、1、6 个月程序进行(接种第 1 针疫苗后,间隔 1 个月及 6 个月分别注射第 2 及第 3 针疫苗)。新生儿接种乙肝疫苗要求在出生后 24 小时接种,越早越好。HBsAg 阳性的产妇所产婴儿,出生后须立即注射高效价抗 HBV IgG,同时接种乙肝疫苗,增强阻断母婴传播的效果。

(五)心理护理

指导患者保持豁达、乐观心情,增强战胜疾病的信心。做好咨询工作,回答患者及其亲属提出的有关肝炎防治的一切问题，耐心讲解疾病的相关知识，解除患者的顾虑，消除误解，调整因隔离带来的孤独、紧张等不良心理反应，以积极的心态配合治疗和护理。鼓励患者家庭成员、同事朋友给予患者精神支持。

(六) 健康指导

1. 疾病知识指导　告知患者充足的休息、合理的营养是治疗各型肝炎的主要方法，指导其制定合理的休息与活动计划及正确的饮食调配方案。

2. 疾病预防指导　告知患者和亲属病毒性肝炎的传播途径、介绍隔离的目的及隔离的方法，指导患者要物品专用、家中实行分餐制，注意对食具、用具、衣被、排泄物的消毒。

3. 生活指导　告知患者及家属病毒性肝炎的家庭护理和自我保健知识，避免酗酒、劳累、不合理用药、不良情绪等诱因，减少复发的机会。

4. 用药指导与病情监测　指导患者遵医嘱进行抗病毒治疗，明确用药剂量、使用方法、不规则用药或自行停药的风险。告知患者出院第1个月复查一次，以后每1～2个月复查一次，半年后每3个月复查一次，定期复查1～2年。

五、护理评价

经过治疗和护理，评价患者是否达到：①活动耐力增加，日常活动时不感到疲乏；②能遵循饮食计划，保证营养物质的摄入；③皮肤完整，瘙痒减轻；④无并发症的出现或出现并发症能够被及时发现和处理。

(郭磊)

案例解析

王某，男，28岁，因全身倦怠无力，食欲不振、厌油腻、恶心、呕吐、腹胀、肝区疼痛1周，巩膜、皮肤黄染2日入院。入院前3日曾至小诊所就诊，给予感冒药治疗。体温37.3 ℃，脉搏84次/分，呼吸20次/分，血压120/88 mmHg，营养中等。肝功能检查ALT 120 U，总胆红素(TBIL)60 μmol/L。查HBsAg(+)、HBeAg(+)、抗HBc IgM(+)、HBV DNA(+)。既往身体健康，无肝炎病史，1个弟弟患有乙型肝炎。

请思考：

(1) 该患者可能的临床诊断是什么？

(2) 该患者存在哪些护理诊断/问题，应如何进行护理？

(3) 简述对该患者进行健康指导的主要内容。

在线答题
3-2

案例解析答案
3-2

第三节　麻疹患者的护理

PPT
3-3

案例引导

患儿，女，4岁。发热、咳嗽、流涕、畏光6日，加重伴皮疹3日入院。查体：T 39 ℃，结膜充血，在第一磨牙相对应的颊黏膜处可见数个灰白色点。耳后、颈

Note

部、发际有散在红色斑丘疹,疹间皮肤正常。

请问:

1. 考虑最有可能的临床诊断是什么?

2. 为及早明确诊断,应做哪项检查?

3. 从透疹角度出发,该患儿高热护理措施应该注意哪些问题?

麻疹(measles)是由麻疹病毒引起的一种急性出疹性呼吸道传染病,临床上以发热、咳嗽、流涕等卡他症状,结膜炎、口腔麻疹黏膜斑(又称柯氏斑,Koplik spots)、全身斑丘疹及疹退后遗留色素沉着伴糠麸样脱屑为特征。本病传染性强,易造成流行,病后大多可获得终生免疫力。随着我国普遍使用麻疹减毒活疫苗进行预防接种,麻疹的发病率已显著下降。

一、护理评估

评估时应详细询问患者健康史。询问患者有无麻疹的接触史及接触方式,出疹前有无发热、咳嗽、打喷嚏、畏光、流泪及口腔黏膜改变等;询问出疹的顺序及皮疹的性状,发热与皮疹的关系;询问患者的营养状况及既往史,有无接种麻疹减毒活疫苗,什么时间接种的等情况。

(一) 致病因素

1. 病原学 麻疹病毒属副黏病毒科,呈球体。此病毒仅存在一种血清型,抗原性稳定,常用人羊膜或鸡胚细胞培养进行减毒活疫苗制备,人是唯一宿主。病毒在外界生存力弱,不耐热,对紫外线和消毒剂均敏感,但耐寒耐干燥,在低温中能长期存活。

2. 发病机制 麻疹病毒通过呼吸道进入人体,在呼吸道上皮细胞和局部淋巴组织中繁殖并有少量病毒侵入血液,形成第一次病毒血症;此后病毒在单核-吞噬细胞系统中复制活跃,并再次大量侵入血液,形成第二次病毒血症,引起全身广泛性损害,出现高热和出疹,此时传染性最强。由于免疫反应受到抑制,常并发喉炎、支气管肺炎或导致结核病复燃,特别是营养不良或免疫功能缺陷的患者,可发生重型麻疹或因严重肺炎、腹泻、脑炎等并发症而导致死亡。

3. 流行病学特点

(1) 传染源 麻疹患者是唯一的传染源。麻疹患者出疹前后5天均有传染性,有并发症的患者传染性可延长至出疹后10天。患者鼻、口咽、气管及眼结膜分泌物中均含有麻疹病毒,具有较强的传染性。

(2) 传播途径 主要通过呼吸道飞沫传播,飞沫由打喷嚏、咳嗽、说话等产生。密切接触者亦可经被病毒污染的手传播。

(3) 人群易感性 人群普遍易感,易感者接触患者后90%以上均可发病。由于儿童普遍接种麻疹疫苗,目前成人麻疹大量增加。四季均可发病,以冬、春季多见。好发年龄为6个月至5岁。

(二) 身体状况

根据临床表现,典型病程可分为四期。

1. 潜伏期 6~18天,平均为10天左右。潜伏期末可有低热、全身不适。

2. 前驱期 亦称出疹前期,从发热开始至出疹,常持续3~4天。主要表现如下。

①发热：多为中度以上发热，热型不一。②上呼吸道感染症状：在发热同时出现咳嗽、打喷嚏、咽部充血等，特别是流涕、结膜充血、眼睑水肿、畏光、流泪等症状是本病特点。③麻疹黏膜斑(柯氏斑)：麻疹早期具有特征性的体征，一般在出疹前1～2天出现。开始时见于与第二磨牙相对的颊黏膜上，为直径0.5～1.0 mm的灰白色小点，周围有红晕，常在1～2天迅速增多，可累及整个颊黏膜，于出疹后1～2天迅速消失。④部分病例可有一些非特异的症状，如全身不适、食欲减退、精神不振、呕吐、腹泻等。偶见皮肤荨麻疹、隐约斑疹或猩红热样皮疹，在出现典型皮疹时消失(图3-3-1)。

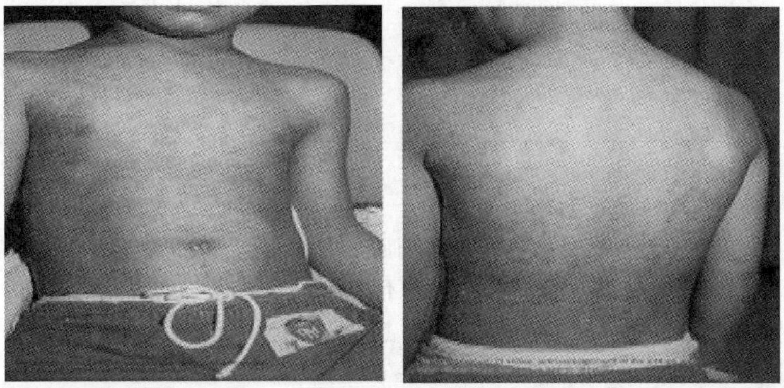

图 3-3-1　麻疹

麻疹
(图 3-3-1)

3. 出疹期　3～5天，多在发热3天后出皮疹。皮疹先出现于耳后、发际，渐及额、面、颈部，自上而下蔓延至躯干、四肢，最后达手掌、足底。皮疹为2～4 mm略高出皮肤的斑丘疹，颜色从浅红色、鲜红色到暗红色，数量由少逐渐增多，压之褪色，疹间可见正常皮肤，以后逐渐融合成片。此时全身中毒症状加重，体温可突然高达40～40.5 ℃，咳嗽加剧，伴嗜睡或烦躁不安，重者有谵妄、抽搐。

4. 恢复期　3～5天。若无并发症发生，出疹3天后皮疹按出疹的先后顺序开始消退，随着皮疹隐退，体温逐渐降至正常，全身症状逐渐改善。疹退后皮肤有棕色色素沉着伴糠麸样脱屑，一般7～10天痊愈。

5. 并发症　麻疹患者常有轻度喉炎表现，疹退后症状逐渐消失。临床出现声音嘶哑、犬吠样咳嗽、吸气性呼吸困难及三凹征，严重者因喉梗阻而窒息死亡。此外，麻疹患者还可能并发心肌炎、脑炎、肺炎。肺炎是麻疹最常见的并发症，多见于5岁以下患者。麻疹患者应注意与其他出疹性疾病相鉴别(表3-3-1)。

表 3-3-1　儿童出疹性疾病的鉴别要点

病名	病原体	全身症状及其他特征	皮疹特点	发热与皮疹关系
麻疹	麻疹病毒	呼吸道卡他症状，结膜炎，发热第2～3天口腔出现麻疹黏膜斑	红色斑丘疹，出疹及退疹顺序：耳后、发迹→额面部→颈部→躯干→四肢，退疹后有色素沉着及细小脱屑	发热3～4天，出疹期热度更高，热退疹渐退
风疹	风疹病毒	全身症状轻，耳后、枕部淋巴结肿大并触痛	斑丘疹，出疹及退疹顺序：面部→躯干→四肢，退疹后无色素沉着及脱屑	发热半天至1天后出疹

续表

病名	病原体	全身症状及其他特征	皮疹特点	发热与皮疹关系
幼儿急疹	人疱疹病毒6型	一般情况好，高热时可有惊厥，耳后枕部淋巴结亦可肿大	红色细小密集斑丘疹，颈及躯干多见，一天出齐，次日开始消退	高热3～5天，热退疹出
猩红热	乙型溶血性链球菌	高热，中毒症状重，咽峡炎、杨梅舌、扁桃体炎，口周苍白圈	皮肤弥漫充血，上有密集针尖大小丘疹，持续2～3天退疹，疹退后全身大片脱皮	发热1～2天出疹，出疹时高热

(三) 辅助检查

1. 血常规 血白细胞总数减少，淋巴细胞相对增多。若中性粒细胞升高提示继发细菌感染。如淋巴细胞严重减少，常提示预后不良。

2. 血清学检查 多采用酶联免疫吸附试验(ELISA法)进行麻疹病毒特异性IgM抗体检测，出疹早期即可出现阳性。

3. 病毒学检查 前驱期或出疹初期从呼吸道分泌物中分离出麻疹病毒，以出疹前后3日内分离率最高；或用免疫荧光法检测到麻疹病毒抗原，可早期快速帮助诊断。

4. 多核巨细胞检测 初期患者的鼻咽分泌物、痰和尿沉渣涂片可见多核巨细胞。

(四) 心理与社会状况

麻疹患者由于发热、皮疹可引起烦躁不安、焦虑等心理反应。病情严重者，可出现并发症，甚至危及生命，引起患者及家属紧张、恐惧等心理反应。社会人员缺乏此病的护理知识，容易出现并发症。

(五) 治疗原则及主要措施

治疗原则为对症治疗、加强护理和预防并发症。

1. 一般治疗 卧床休息，保持室内适当的温湿度。保持水、电解质及酸碱平衡，必要时静脉补液。注意补充维生素A和维生素D。

2. 对症治疗 体温超过39℃时可酌情给予小剂量(常用量1/3～1/2)退热剂，但应避免急骤退热，特别是在出疹期。烦躁不安者可适当给予镇静剂。频繁剧咳者可用镇咳祛痰剂或进行雾化吸入，继发细菌感染者可给予抗生素治疗。

3. 其他 有并发症者给予相应治疗。

二、常用护理诊断/问题

(1) 体温过高　与麻疹病毒血症、继发感染有关。

(2) 皮肤完整性受损　与麻疹病毒引起的皮损有关。

(3) 营养失调：低于机体需要量　与食欲下降、高热消耗增加有关。

(4) 潜在并发症　肺炎、脑炎、心肌炎。

(5) 有传播感染的可能　与病原体排出有关。

三、护理目标

(1) 患者体温降至正常。

(2) 患者皮疹消退，皮肤完整、无感染。

(3) 患者住院期间能得到充足的营养。

(4) 患者不发生并发症或并发症得到及时发现和处理。

(5) 患者未发生感染的传播。

四、护理措施

(一) 一般护理

1. 休息　居室安静、清洁、阳光充足、空气新鲜，每日开窗通风 2 次，室内温度维持在 18～22 ℃，湿度 50%～60%，衣被清洁、合适，避免冷风直吹，防止受凉。卧床休息至皮疹消退、体温正常为止。

2. 饮食　应给予营养丰富、清淡、易消化的流质或半流质饮食，少量多餐。注意补充水分，可给予果汁，维持水、电解质平衡，以利排毒、退热、透疹。恢复期应添加高蛋白质、高能量及多种维生素的食物，无需忌口。

(二) 病情观察

1. 生命体征　密切观察体温、脉搏、呼吸、神志、面色。

2. 皮疹的变化　观察出疹顺序、皮疹颜色及分布，如出疹过程不顺利，提示并发症发生的可能。

3. 并发症　严格观察可能出现的并发症。麻疹并发症较多，护理时应注意密切监测病情，及早发现并立即配合医师进行处理。患者出现持续高热、咳嗽加剧、呼吸困难及肺部细湿啰音等可能并发肺炎，出现声音嘶哑、犬吠样咳嗽、吸气性呼吸困难及三凹征等可能并发喉炎，出现抽搐、意识障碍、脑膜刺激征等可能并发脑炎。

(三) 对症护理

1. 发热的护理　处理高热时需兼顾透疹。体温持续在 39 ℃以上时，应采取减少盖被、温水擦浴或遵医嘱使用少量退热剂，禁用大剂量退热剂、冷敷及乙醇擦浴，以免皮肤血管收缩、末梢循环障碍，使皮疹不易透发或突然隐退，体温骤降可引起末梢循环障碍而使皮疹突然隐退不利于透疹。如体温升至 40 ℃以上时，可用小剂量退热剂或温水擦浴，使体温稍降以免惊厥。

2. 皮疹的护理　保持皮肤清洁、干燥，勤换内衣，勿用肥皂擦洗，减少皮肤刺激，避免患儿抓伤皮肤引起继发感染。

3. 五官的护理　多喂白开水，用 0.9%氯化钠溶液或温开水漱口，保持口腔清洁、舒适。眼部因炎性分泌物多而形成眼痂者，应用 0.9%氯化钠溶液清洗双眼，再滴入抗生素眼药水或涂眼膏，一日数次。角膜干燥或有夜盲症现象时可用 2%硼酸溶液清洗眼部，并滴入鱼肝油。应避免强光刺激，室内光线柔和。保持外耳道干燥，防止眼泪及呕吐物流入耳道，引起中耳炎。鼻腔分泌物多时易形成鼻痂，可用生理盐水将棉签润湿后，轻轻拭除，保持鼻腔清洁、通畅。

4. 并发症的护理　并发症是麻疹患者的主要死亡原因，应密切观察患者病情变化，以便及时发现。发现支气管肺炎、喉炎患者可给予雾化吸入，稀释痰液。如喉梗阻明显者，增加雾化吸入次数，可加入地塞米松缓解喉头水肿，严重者做好气管切开的准备。

(四) 用药护理

遵医嘱正确使用退热剂、镇静剂、抗生素等，及时观察药物疗效及毒副作用。并发急

Note

性心力衰竭使用强心剂时,准确计算药物剂量,用 1 mL 注射器准确抽吸,用 10%葡萄糖溶液稀释后缓慢静脉注射。

(五) 预防传染

1. 管理传染源 对麻疹患者应早发现、早诊断、早隔离、早治疗。无并发症者,在家中隔离。有并发症者,需住院隔离及治疗。严格呼吸道隔离,做好病室消毒。隔离患者至出疹后 5 天,并发肺炎者延长至出疹后 10 天;对接触麻疹的易感儿应隔离观察 3 周,并给予被动免疫,已进行被动免疫者延长至 4 周。

2. 切断传播途径 患者房间应通风并用紫外线照射消毒,患者衣物应在阳光下暴晒。医护人员做好隔离、消毒工作,接触患者前后应洗手、更换隔离衣。

3. 保护易感儿 流行期间易感儿应避免去公共场所,托儿所暂不接纳新生儿。8 个月以上未患过麻疹者均应接种麻疹减毒活疫苗,2 岁、7 岁时进行复种。此外,根据麻疹流行病学情况,应在一定范围、短时间内对高发人群开展强化免疫接种。体弱易感儿接触麻疹后,应及早注射免疫血清球蛋白,以预防发病或减轻症状。

知识链接

3-3-1

(六) 心理护理

与患者及家属进行有效沟通,做好解释和安慰工作,减轻心理压力。关心体贴患者,使患者增强战胜疾病的信心,积极主动地配合治疗和护理。

(七) 健康指导

1. 疾病知识指导 麻疹传染性较强,应向家长介绍麻疹的主要临床表现、常见并发症和预后,指导其制定合理的休息与活动计划及正确的饮食调配方案。

2. 疾病预防指导 告知患者和亲属麻疹的传播途径、介绍隔离的目的及隔离的方法,向家长说明隔离的重要性,使其能积极配合治疗。无并发症的轻症患者可在家中隔离,指导患者要物品专用,注意对食具、用具、衣被、排泄物进行消毒。

3. 生活指导 告知患者及家属麻疹的家庭护理和自我保健知识,做好皮肤护理等,防止继发感染及出现并发症。

4. 用药指导与病情监测 指导患者遵医嘱进行抗病毒治疗,明确用药剂量、使用方法。

五、护理评价

1. 评价患者 体温是否降至正常;皮疹是否出齐、出透,皮肤是否完整;是否合并其他感染;能否得到充足的营养。

2. 患者家长 是否了解麻疹的有关知识;能否配合做好消毒隔离、家庭护理等。

(范琳琳)

在线答题

3-3

案例解析

张某,男,23 岁,放假游玩回来后出现头痛、发热、咳嗽、全身不适等“上呼吸道感染”症状。护理体检:急性病容,T 38 ℃,眼结膜充血,咽部潮红,两肺呼吸音粗糙,未闻及湿啰音,心律齐,90 次/分,入院 3 天后全身出现典型皮疹,始于耳后、发际,渐延及躯干、四肢,最后达手掌足底。初为淡红色斑丘疹,后变成暗红色。体温升至 39.5 ℃。临床诊断为麻疹,经积极治疗后痊愈出院。

Note

请思考：

(1) 说出本病例的流行病学特点。

(2) 在护理体检上遗漏了哪一项重要的检查？

(3) 请根据案例列出该患者的护理诊断。

案例解析答案 3-3

第四节　水痘患者的护理

PPT 3-4

案例引导

患儿，女，5岁，因发热1日，躯干及面部皮疹半日入院。患儿1日前无明显诱因出现发热，T 38.1 ℃，伴头痛、咽痛、轻咳。入院查体：T 38.5 ℃，一般情况可，躯干、面部皮肤有红色斑丘疹、疱疹及结痂，伴有痒感。

请问：

1. 最有可能的临床诊断是什么？
2. 对该患儿进行皮肤护理时应注意什么？
3. 该患儿应避免使用何种护理措施降温？

水痘(chickenpox)是由水痘-带状疱疹病毒(varicella-zostervirus，VZV)引起的一种传染性极强的出疹性疾病。其临床特点为皮肤黏膜相继出现和同时存在斑疹、丘疹、疱疹和结痂等各类皮疹，皮疹向心性分布，全身症状轻微。本病一般预后良好，患者感染后可获得持久的免疫力，但以后可发生带状疱疹。

一、护理评估

详细询问患者有无水痘的接触史及接触方式，出疹前有无发热、不适、厌食等；询问出疹的顺序及皮疹的性状，发热与皮疹的关系；询问患者的营养状况及既往史，有无接种水痘减毒活疫苗及接种时间。

(一) 致病因素

1. 病原学　水痘-带状疱疹病毒属疱疹病毒科 α 亚科，呈球体，核心为双股DNA，包膜为脂蛋白，含补体结合抗原，无血凝素及溶血素。该病毒仅有一种血清型。人是该病毒的唯一已知自然宿主，病毒在体外抵抗力弱，对热、酸和各种有机溶剂敏感，不能在痂皮中存活。

2. 发病机制　病毒经口、鼻或眼结膜侵入人体，在局部黏膜及淋巴组织内繁殖，2～3天进入血液和淋巴液，形成第一次病毒血症。如患者免疫能力不能清除病毒，则病毒可到达单核-吞噬细胞系统内再次增殖后入血，形成第二次病毒血症，引起各器官病变。主要损害部位在皮肤和黏膜，偶尔累及内脏。皮疹分批出现与间歇性病毒血症有关。皮疹出现1～4天后，产生特异性细胞免疫和抗体，病毒血症消失，症状随之缓解。水痘痊愈后病毒可长期潜伏在脊髓后神经节或脑神经节内，当机体免疫力下降时病毒被再次激活，引起带状疱疹。

Note

3. 流行病学

(1) 传染源　水痘患者是唯一的传染源。病毒存在于患者上呼吸道鼻咽分泌物、病变皮肤黏膜组织、疱疹液及血液中，可由鼻咽分泌物排出体外，出疹前 1～2 天至疱疹完全结痂，均有很强的传染性。易感者接触带状疱疹患者后可引起水痘，不会发生带状疱疹。

(2) 传播途径　直接接触传播和呼吸道飞沫传播为主要传播途径。

(3) 人群易感性　人群普遍易感，水痘主要见于儿童，以 2～6 岁为高峰，病后可以获得持久免疫力，一般不发生水痘。

(4) 流行特征　本病一年四季均可发生，以冬春季高发。好发年龄为学龄及学龄前儿童。

(二) 身体状况

潜伏期为 10～21 日，平均为 2 周。

1. 典型水痘

(1) 前驱期　1～2 天，婴幼儿常无症状或症状轻微。年长儿可表现为低热、头痛、乏力、厌食、咽痛等，次日出现皮疹。

(2) 出疹期　水痘皮疹的特点：①首发于躯干、头部，逐渐延及面部，继而扩展到四肢。皮疹躯干多，四肢少，呈向心性分布。②最初的皮疹为粉红色针帽头大的斑疹，数小时内变为丘疹，并迅速发展为清亮、椭圆形、直径 2～5 mm 的水疱，水疱基部有一圈红晕。从斑疹、丘疹水疱到开始结痂，短者仅 6～8 小时，皮疹发展快是本病特征之一。当水疱开始干时红晕亦消退，皮疹往往很痒。疱液先透明而后混浊，且出现脐凹现象。水痘皮损表浅，按之无坚实感，易破溃，数日后从水疱中心开始干瘪，2～3 天迅速结痂，1～2 周后脱落。无继发感染者结痂脱皮后不留瘢痕，痂皮脱落时留有浅粉色凹陷而后成为白色。③皮疹陆续分批出现，伴明显痒感。在疾病高峰期可见到斑疹、丘疹、疱疹和结痂同时存在，这是水痘皮疹的重要特征。④黏膜皮疹还可出现在口腔、睑结膜、生殖器等处，易破溃形成浅溃疡。轻型水痘多为自限性疾病，10 天左右痊愈，全身症状和皮疹较轻。皮疹结痂后一般不留瘢痕。免疫缺陷的小儿或正在应用肾上腺糖皮质激素的患者如果感染水痘易形成播散性水痘，病死率高。孕妇妊娠早期患水痘可引起胎儿患先天性形(图 3-4-1)。

水痘
(图 3-4-1)

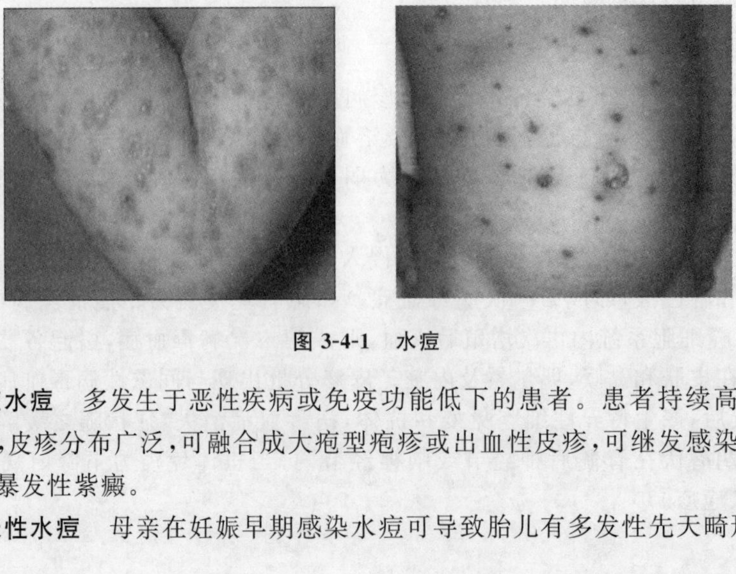

图 3-4-1　水痘

2. 重症水痘　多发生于恶性疾病或免疫功能低下的患者。患者持续高热和全身中毒症状明显，皮疹分布广泛，可融合成大疱型疱疹或出血性皮疹，可继发感染或伴血小板减少而发生暴发性紫癜。

Note

3. 先天性水痘　母亲在妊娠早期感染水痘可导致胎儿有多发性先天畸形，患者常在

1岁内死亡，存活者留有严重神经系统伤残；若发生水痘数天后分娩可导致新生儿水痘，死亡率高。

4. 并发症　皮肤继发性细菌感染最常见，甚至由此导致败血症等；神经系统可见水痘后脑炎、面神经瘫痪、瑞氏综合征等；少数病例可发生水痘肺炎、心肌炎、肝炎等。

（三）辅助检查

1. 血常规　外周血白细胞总数正常或稍低，淋巴细胞相对增多。

2. 疱疹刮片　刮取新鲜疱疹基底组织和疱疹液涂片，瑞氏染色见多核巨细胞；苏木素-伊红染色可查到细胞核内包涵体。

3. 免疫学检查　取双份血清做补体结合试验、中和试验、间接荧光抗体试验等检测水痘病毒特异性IgM抗体，可早期帮助诊断；双份血清特异性IgG抗体滴度4倍以上增高也有助于诊断。

4. 病毒分离　取发病3日内患者的疱疹做组织培养，分离病毒。

（四）心理与社会状况

水痘患者由于皮疹痛痒可引起烦躁不安、焦虑、睡眠障碍等心理反应。因为此病病原体通过空气飞沫传播，家属亦有紧张心理，社会人员对于此病缺乏相应的预防措施，容易被感染。

（五）治疗原则及主要措施

1. 对症治疗　注意休息，加强营养，维持水和电解质平衡。保持皮肤清洁，防止感染，皮肤瘙痒可局部使用炉甘石洗剂或口服抗组胺药，必要时可给予少量镇静剂。疱疹破溃或有继发感染者涂抗生素软膏。

2. 抗病毒治疗　有免疫缺陷或应用免疫抑制剂的患者使用抗病毒药物。首选阿昔洛韦，应尽早使用，一般在皮疹出现的24小时内应用才有效。口服每次20 mg/kg，每日4次；重症患者需静脉给药，每次10～20 mg/kg，每8小时1次。此外，早期使用α-干扰素能较快抑制皮疹发展，加速病情恢复。

二、常用护理诊断/问题

（1）皮肤完整性受损　与水痘病毒引起的皮疹及继发感染有关。

（2）有感染传播的危险　与水痘病毒可经呼吸道或直接接触传播有关。

（3）体温过高　与病毒血症有关。

（4）潜在并发症　继发性细菌感染、水痘后脑炎、瑞氏综合征等。

三、护理目标

（1）患者皮疹消退，皮肤完整、无感染。

（2）患者未发生感染的传播。

（3）患者体温降至正常。

（4）患者不发生并发症或并发症得到及时发现和处理。

四、护理措施

水痘是自限性疾病，无合并症时以一般护理和对症护理为主。为避免皮肤留有瘢痕，皮肤护理是关键。

Note

(一) 一般护理

1. 休息 居室应安静、清洁、阳光充足、空气新鲜，每日开窗通风2次，维持适宜的温度及湿度，适当休息。卧床休息到热退、症状减轻。

2. 饮食与营养 给予营养丰富、易消化的流质、半流质饮食，注意补充水分，保证机体足够的营养。

(二) 病情观察

1. 生命体征 主要观察体温的变化，每日测体温4次。

2. 皮疹的变化 观察皮疹分布、颜色，是否破溃、感染、结痂。

3. 并发症 严格观察可能出现的并发症。水痘偶可发生播散性水痘，并发肺炎、心肌炎，应注意观察，及早发现，予以相应的治疗和护理。

(三) 对症护理

1. 发热的护理 患者多有中、低度发热，不必用药物降温。如有高热，可用物理降温或使用适量退热剂。

2. 皮疹的护理

(1) 衣被清洁，不宜过厚，以免患者不适而增加皮肤瘙痒感。勤换内衣，保持皮肤清洁、干燥。减轻皮肤病损，恢复皮肤完整性。

(2) 剪短指甲，婴儿可戴连指手套，避免搔破皮疹，引起继发感染或留下瘢痕。

(3) 每日清洁、消毒皮肤2次。为减少皮疹瘙痒，可在疱疹未破溃处涂炉甘石洗剂或5%碳酸氢钠溶液；也可遵医嘱口服抗组胺药物。疱疹已破溃者或有继发感染者，局部用抗生素软膏，或遵医嘱口服抗生素控制感染。

3. 并发症的护理 水痘偶可发生播散性水痘，并发肺炎、脑炎、心肌炎，应注意观察、及早发现，并给予相应的护理。

(四) 用药护理

遵医嘱正确使用抗病毒药物，必要时用抗生素，及时观察药物的疗效及毒副作用。避免使用糖皮质激素类药物(包括激素类软膏)，因可使病毒在体内增殖和扩散，使病情恶化。退热忌用阿司匹林，以免诱发瑞氏综合征。

(五) 预防传染

(1) 管理传染源 无并发症者，在家中隔离，有并发症者，需住院隔离及治疗。水痘患者应按呼吸道隔离和接触隔离要求隔离患者至疱疹全部结痂或出疹后7日，易感儿接触后应隔离观察3周。带状疱疹患者不必隔离，但应避免与易感儿及孕妇接触。

(2) 切断传播途径 水痘流行期间，易感儿不宜去公共场所，外出时应戴口罩。患者房间应通风并用紫外线照射消毒，每次1小时。患者衣物应在阳光下暴晒。医护人员接触患者前后应洗手、更换隔离衣。

(3) 保护易感儿 水痘减毒活疫苗适用于1岁以上健康儿童、青少年及成人、高危人群、密切接触者进行主动免疫。对于免疫功能低下者、使用免疫抑制剂者或孕妇，如有接触史，可用丙种球蛋白、带状疱疹免疫球蛋白肌内注射，进行被动免疫。

(六) 心理护理

水痘患儿需进行隔离，应让其家长有充分的思想准备，以免引起焦虑。与患者及家属进行有效的沟通，做好解释和安慰工作，减轻心理压力。关心体贴患者，使患者树立战胜疾病的信心，积极主动地配合治疗和护理。

Note

（七）健康指导

1. 疾病知识指导　水痘传染性极强，应向家长介绍水痘的主要临床表现、常见并发症和预后，指导其制定合理的休息与活动计划及正确的饮食调配方案。皮疹瘙痒明显，应重点向家长介绍水痘皮疹的特点、护理要点及隔离的重要性，以取得家长的配合。对社区人群进行相关知识宣教，应加强预防知识教育。无并发症的患者可在家中隔离治疗，指导家长进行皮肤护理，防止继发感染，并给予患者足够的水分和营养。

2. 疾病预防指导　无并发症的轻症患者可在家中隔离，指导患者物品要专用，注意对食具、用具、衣被、排泄物的消毒。告知患者和亲属水痘的传播途径、介绍隔离的目的及隔离的方法，向家长说明隔离的重要性，使其能积极配合治疗。水痘减毒活疫苗能有效预防易感儿发生水痘，其保护率高，并可持续 10 年以上。对正在使用大剂量激素、免疫功能受损、恶性病患者以及孕妇，在接触水痘后 72 小时内肌内注射水痘-带状疱疹免疫球蛋白，可起到预防或减轻症状的作用。

3. 生活指导　告知患者及家属麻疹的家庭护理和自我保健知识，做好皮肤护理等，防止继发感染及出现并发症。保持室内空气新鲜，托幼机构应做好晨间检查、空气消毒。

4. 用药指导与病情监测　指导患者遵医嘱进行抗病毒治疗，明确用药剂量、使用方法。

知识链接
3-4-1

五、护理评价

1. 评价患者　体温是否降至正常；水痘是否出齐、出透，皮肤是否完整；是否合并其他感染；能否得到充足的营养。

2. 患者家长　是否了解水痘的有关知识；能否配合做好消毒隔离、家庭护理等。

（范琳琳）

案例解析

患儿，女，8 岁，发热一天后出现皮疹，躯干多，四肢少，为红色斑丘疹，数小时后变成小水疱，痒感重。水疱呈椭圆形，2～5 mm 大小，部分已结痂。实验室检查中，白细胞计数为 7.6×10^9/L，淋巴细胞计数为 8.4×10^9/L，临床诊断为小儿水痘，经积极治疗后痊愈出院。

请思考：

(1) 说出本病例的流行病学特点。

(2) 根据案例列出该患者的护理诊断。

在线答题
3-4

案例解析答案
3-4

第五节　流行性腮腺炎患者的护理

PPT
3-5

案例引导

患儿，女，6 岁，发热 3 日伴右耳下疼痛、腹痛半日入院。查体：T 40 ℃，右腮腺肿胀、压痛明显，右上腹压痛，无反跳痛。

请问：

1. 患儿最有可能的临床诊断是什么？
2. 最可能的并发症是什么？
3. 为明确诊断应选择什么检查？

流行性腮腺炎(epidemic parotitis mumps)是由腮腺炎病毒引起的急性呼吸道传染病，临床上以发热、腮腺非化脓性肿大及疼痛为特征，各种唾液腺体及器官均可受累。本病传染性较强，常在幼儿园和学校中感染流行，以 5～15 岁患者多见。一次感染后可获得终生免疫力，但个别抗体水平低下者亦可再次感染。本病为自限性疾病，大多数预后良好。

一、护理评估

详细询问患者有无流行性腮腺炎的接触史及接触方式；询问腮腺肿大时间及情况；询问患者的营养状况及既往史，有无接种流行性腮腺炎减毒活疫苗及接种时间。

（一）致病因素

1. 病原学　腮腺炎病毒属于副黏病毒科的单股 RNA 病毒，呈球体，仅有一个血清型，含有 V 抗原(病毒抗原)和 S 抗原(可溶性抗原)，感染后可产生相应抗体。V 抗体具有保护作用，S 抗体无保护性，但出现较早，可用于诊断。病毒对物理和化学因素敏感，来苏尔、甲醛等均能在 2～5 分钟将其灭活，紫外线照射也可将其杀灭，56 ℃加热 20 分钟即失去活力。

2. 发病机制　病毒通过口、鼻侵入人体后，在上呼吸道上皮细胞中增殖，导致局部炎症和免疫反应，然后进入血液产生第一次病毒血症，进而扩散到腮腺和全身各器官。由于病毒对腺体组织和神经组织具有高度亲和性，可使腮腺、舌下腺、下颌下腺、胰腺、生殖腺等发生炎症改变。如侵犯神经系统，可导致脑膜脑炎等严重病变。在这些器官中病毒再度繁殖并再次侵入血液循环，散布至第一次未侵入的其他器官引起炎症，临床上呈现不同器官相继出现病变的症状。本病的病理特征是受累组织的非化脓性炎症。

3. 流行病学

(1) 传染源　人是腮腺炎病毒的唯一自然宿主，腮腺炎患者及隐性感染者是本病的传染源，自腮腺肿大前 6 日到消肿后 9 日均有传染性。患者的唾液、尿液中可分离出病毒，有脑膜炎表现者脑脊液中可分离出病毒。

(2) 传播途径　病毒主要通过飞沫传播，也可以通过直接接触或被唾液污染的食具、玩具等途径传播。无免疫力的成人亦可发病。

(3) 人群易感性　普遍易感，感染后可以获得持久免疫力。15 岁以下儿童是主要的易感者。

(4) 流行特征　本病一年四季均可散发，多见于冬春两季。多呈散发或流行，在集体儿童机构可以形成暴发。

（二）身体状况

发病前 2～3 周患者有流行性腮腺炎接触史。潜伏期 14～25 天，平均 18 天，大多无前驱期症状。

Note

1. 典型病例　初期可有发热、乏力、肌肉酸痛、食欲缺乏、头痛、呕吐、咽痛等症状，但多数患儿症状不重或不明显。

（1）腮腺肿大　腮腺肿大、疼痛常为首发体征和症状，常先见一侧，2～3 天波及对侧。肿大的腮腺以耳垂为中心，向前、后、下发展，边缘不清，表面发热但多不红，触之有弹性感并有触痛，开口咀嚼或吃酸性食物时胀痛加剧。腮腺肿大多于 1～3 天达高峰，持续 4～5 天逐渐消退而恢复正常。腮腺管口（位于上颌第二磨牙对面黏膜上）在早期可见红肿，挤压腮腺开口无脓性分泌物流出，有助于诊断。患儿感到局部疼痛和感觉过敏，张口、咀嚼时更明显（图 3-5-1）。

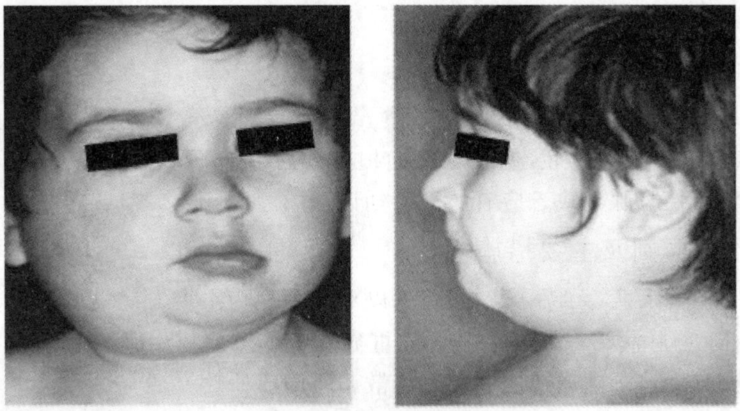

图 3-5-1　流行性腮腺炎腮腺肿大

腮腺肿大
（图 3-5-1）

（2）下颌下腺和舌下腺肿大　腮腺肿胀时，常波及邻近的下颌下腺和舌下腺。下颌下腺肿大时颈前下颌处明显肿胀，可触及椭圆形腺体。舌下腺肿大时可见舌下及颈前下颌肿胀。

（3）发热　患者可有不同程度发热，持续时间不一，短者 1～2 天，多为 5～7 天，亦有体温始终正常者。可伴有头痛、乏力、食欲减退等。

2. 不典型病例　可无腮腺肿胀而以单纯睾丸炎或脑膜炎的症状出现，也有仅见颌下腺或舌下腺肿胀者。

3. 并发症

（1）脑膜脑炎　多发生在腮腺肿胀后 4～5 天，少数亦可发生于腮腺肿胀前。可出现脑膜炎、脑膜脑炎或脑炎的表现，其中以脑膜脑炎多见。表现为发热、头痛、呕吐、颈强直等，脑脊液呈无菌性脑膜炎样改变。预后大多良好，常在 2 周内恢复正常，多无后遗症。如侵犯脑实质，可能有神经系统后遗症甚至死亡。症状多在 1 周内消失，预后良好。偶因并发重症脑膜脑炎或脑炎而致死。

（2）睾丸炎　男孩最常见的并发症，多为单侧。常见于腮腺肿大后 1 周左右突发高热、寒战、睾丸肿痛，伴剧烈触痛，重者阴囊皮肤显著水肿，鞘膜腔内有黄色积液。部分患者可发生不同程度的睾丸萎缩，如双侧萎缩可导致不育症。急性症状持续 3～5 天，全程持续 10 天左右。

（3）卵巢炎　5%～7%的青春期后女孩可并发卵巢炎。主要表现为骤起畏寒、发热，下腹部或腰骶部疼痛，月经周期失调，严重者可触及肿大的卵巢，伴有压痛。不影响生育力。

（4）胰腺炎　多发生于腮腺肿大后数天，表现为体温再次上升，并出现恶心、呕吐、上中腹疼痛和压痛，多在 1 周内恢复。

(三) 辅助检查

1. 血常规 白细胞总数正常或稍低,淋巴细胞相对增多。

2. 血清和尿淀粉酶测定 90%患者血清和尿淀粉酶增高,增高程度大致与腮腺肿大程度成正比,第1周达高峰,2周左右恢复正常。此项检查可作为早期诊断的依据。血脂肪酶增高有助于胰腺炎的诊断。

3. 特异性抗体测定 血清中腮腺炎病毒特异性IgM抗体阳性提示近期被感染。

4. 病毒分离 在发病早期取患者唾液、尿液、脑脊液或血液标本,进行病毒分离试验,有助于诊断。

(四) 心理与社会状况

流行性腮腺炎患者可因疼痛影响进食,导致烦躁不安。出现并发症而担心预后不良,如脑膜炎担心出现后遗症,生殖腺炎症担心今后引起不孕不育等而出现焦虑。社会成员由于对流行性腮腺炎缺乏应有的卫生知识,关心协作不够,容易感染。

(五) 治疗原则及主要措施

该病为自限性疾病,无特殊药物治疗,以对症处理为主。发病早期可使用利巴韦林,每天15 mg/kg静脉滴注,疗程5~7天。重症患者可短期使用肾上腺糖皮质激素治疗。中药治疗常用普济消毒饮加减内服和青黛散调醋局部外敷等。

二、常用护理诊断/问题

(1) 疼痛:腮腺胀痛　与腮腺炎病毒引起的腮腺炎症有关。

(2) 体温过高　与病毒感染有关。

(3) 有感染传播的危险　与腮腺炎病毒可经呼吸道或直接接触传播有关。

(4) 营养失调:低于机体需要量　与发热、进食不足有关。

(5) 潜在并发症　脑膜脑炎、睾丸炎、胰腺炎。

三、护理目标

(1) 患者腮腺肿胀消退,皮肤完整、无感染。

(2) 患者体温降至正常。

(3) 患者住院期间能得到充足的营养。

(4) 患者不发生并发症或并发症得到及时发现和处理。

四、护理措施

(一) 一般护理

1. 休息 症状明显或有并发症者应注意卧床休息。

2. 饮食 保证营养及水分的摄入。给予营养丰富、清淡、易消化的流质、半流质饮食,忌酸、辣、干、硬食物,以免因唾液分泌及咀嚼加剧疼痛。

(二) 病情观察

1. 生命体征 主要观察体温、脉搏。

2. 腮肿情况 观察腮腺肿胀疼痛表现及程度。

3. 并发症 注意有无脑膜脑炎、睾丸炎、急性胰腺炎等临床征象,并给予相应治疗和护理。

（三）对症护理

1. 发热的护理　监测体温及热型，保证休息至热退，减少并发症的发生。鼓励患儿多饮水。高热者可用温水擦浴或乙醇擦浴，必要时可行头部冷敷，可用适量解热药物降温。体温过高或有脑膜炎、心肌炎等并发症者遵医嘱给予肾上腺糖皮质激素。

2. 疼痛的护理　腮腺肿胀处用冷毛巾局部冷敷收缩血管，以减轻炎症充血及疼痛，亦可用中药湿敷。注意保持口腔清洁，进食后用温盐水或复方硼酸溶液漱口，减少口腔残余食物，鼓励患儿多饮水，防止继发感染。

3. 并发症的护理　并发胰腺炎时禁食、胃肠减压、补液。并发睾丸炎用丁字带将肿大的睾丸托起，局部冷敷，以减轻疼痛。并发脑炎、脑膜炎时给予降温、降低颅内压等处理。

（四）用药护理

正确用药，及时观察疗效及毒副作用。使用20%甘露醇时，需快速静脉滴注，但不能漏出血管外，以防组织坏死。气温低有结晶时，可将整瓶药液放在热水中加热，使结晶溶解。

（五）预防传染

1. 管理传染源　发现腮腺炎患儿后立即采取呼吸道隔离措施，直至腮腺肿大消退后3天。有接触史的易感者应观察3周。流行期间应加强托幼机构的晨检。居室应空气流通，对患儿口、鼻分泌物及污染物应进行消毒。

2. 切断传播途径　患儿房间应通风并用紫外线照射消毒，对患儿口、鼻分泌物及污染物应进行消毒，患儿衣物应在阳光下暴晒。医护人员接触患者前后应洗手、更换隔离衣。

3. 保护易感儿　易感儿可接种腮腺炎减毒活疫苗，可采用皮下接种、喷喉、喷鼻或气雾吸入等方法。

（六）心理护理

告知家属，本病为自限性疾病，大多预后良好，以减轻焦虑及紧张情绪。医护人员与患者及其家属进行有效的沟通，使其熟悉流行性腮腺炎的基本知识，理解病程中限制饮食、消毒隔离的意义。

知识链接
3-5-1

（七）健康指导

1. 疾病知识指导　流行性腮腺炎传染性较强，应向家长介绍流行性腮腺炎的主要临床表现、常见并发症和预后，指导其制定合理的休息与活动计划及正确的饮食调配方案。

2. 疾病预防指导　向家长说明隔离治疗的重要性，使其能积极配合。无并发症的患者可在家中隔离治疗，指导家长做好隔离、发热、饮食、清洁口腔、用药等护理，学会观察病情，若有并发症表现，应及时送医院就诊。

3. 生活指导　告知患者及家属流行性腮腺炎的家庭护理和自我保健知识，做好皮肤护理等，防止继发感染及出现并发症。做好患者和家长的心理护理，介绍减轻疼痛的方法，使患者配合治疗。

4. 用药指导与病情监测　指导患者遵医嘱进行抗病毒治疗，明确用药剂量、使用方法。

五、护理评价

1. 患者　腮腺肿胀是否消退，皮肤是否完整，体温是否降至正常；是否合并其他感

在线答题 3-5

案例解析答案 3-5

PPT 3-6

染;能否得到充足的营养。

2. 患者家长 是否了解流行性腮腺炎的有关知识;能否配合做好消毒隔离、家庭护理等。

(范琳琳)

案例解析

患儿,女,6岁,双侧腮腺肿大,表面不红,有触痛,患病3天后,出现高热不退,T 39.5 ℃,头痛,拒食,频繁呕吐,呕吐呈喷射状,前囟隆起,骨缝裂开。实验室检查:白细胞计数 13.5×10^9/L,淋巴细胞计数 6.6×10^9/L,血清淀粉酶 1600 U/L,尿淀粉酶 1184 U/L。临床诊断为流行性腮腺炎,经积极治疗后痊愈出院。

请思考:

(1) 说出本病例的流行病学特点。

(2) 此患儿最可能出现了哪种并发症?

(3) 请根据案例列出该患儿的首优护理诊断以及其他的护理诊断。

第六节 肾综合征出血热患者的护理

案例引导

周某,男,37岁,发热5天,无尿1天入院。患者4日前突起畏寒发热,体温 38～39 ℃,伴头痛、全身不适、咽喉痛。既往体健,当地有类似病患者。入院查体:体温 37.2 ℃,脉搏 102 次/分,呼吸 22 次/分,血压 130/86 mmHg,重病容,神志尚清,颈软,双结膜充血,胸前可见数个皮疹,压之不褪色,手臂及臀部注射处有多块成片淤斑,双肺清晰,心率 102 次/分,律齐,全腹部轻压痛、反跳痛,肝肋下 1.0 cm,质中等。血常规:血红蛋白 132 g/L,白细胞 24.0×10^9/L,中性粒细胞 0.79,淋巴细胞 0.15,异型淋巴细胞 0.06;血小板 50×10^9/L,尿常规:蛋白质(+++),红细胞(+),白细胞 0～2/HP。大便隐血试验阳性。

请问:

1. 本病例应诊断为什么疾病,有哪些诊断依据?
2. 治疗原则有哪些?
3. 针对该患者,护士应采取哪些护理措施?

肾综合征出血热(hemorrhagic fever with renal syndrome,HFRS)既往也称流行性出血热(EHF),1982年 WHO 建议统称为肾综合征出血热。本病是由汉坦病毒引起的急性、地方性、自然疫源性传染病,鼠类为主要传染源。临床主要表现为发热、充血、出血、低血压休克和肾脏损害。广泛流行于亚欧等国,我国为高发区。

Note

一、护理评估

（一）致病因素

1. 病原学　汉坦病毒属于布尼亚病毒科，汉坦病毒属，为负性单链 RNA 病毒，呈圆形或卵圆形，有双层包膜，外膜上有微突。平均直径 78～210 nm。膜蛋白中含有中和抗原，使宿主产生中和抗体，具有保护作用。核蛋白含有较强的免疫原性和稳定的抗原决定簇，宿主感染后核蛋白抗体出现早，有利于早期诊断。根据抗原结构的差异，汉坦病毒至少分为 20 个血清型。我国所流行的主要是Ⅰ型和Ⅱ型病毒。

汉坦病毒对乙醚、氯仿、丙酮、去氧胆酸盐敏感，4～20 ℃温度下相对稳定，不耐热、不耐酸，高于 37 ℃或 pH<5.0 易灭活，56 ℃作用 30 分钟或 100 ℃作用 1 分钟可灭活，对紫外线、乙醇和碘酒敏感。

2. 发病机制　至今仍未完全清楚，研究表明：一方面是病毒直接感染细胞导致结构和功能损害；另一方面是免疫损伤，病毒抗原与机体产生的特异性抗体结合形成免疫复合物，免疫复合物沉积于皮肤小血管壁、肾小球基膜、肾小管和肾间质血管等处激活补体，造成小血管管壁和肾脏病变。

（1）休克　分原发性休克与继发性休克。前者发生在病程 3～7 天，后者在少尿期之后发生。原发性休克与全身小血管广泛受损，血管壁通透性增加，血浆大量外渗使有效血容量下降有关，由于血浆外渗血液浓缩，血液黏稠度增加，促进弥散性血管内凝血(DIC)发生，导致血液淤滞，有效循环血容量进一步下降；继发性休克则主要与大出血、继发感染和多尿期水、电解质补充不足有关。

（2）出血　与以下因素有关：①血管壁损伤导致红细胞外渗；②DIC 所致凝血功能障碍；③血小板减少及功能障碍；④肝素样物质增多。

（3）急性肾衰竭　与组织灌注不足及肾实质受损有关，其原因包括：①肾血流量减少；②免疫复合物沉积引起肾小球和肾小管病变；③血液淤滞致肾小球缺血性坏死；④肾素、血管紧张素分泌增多；⑤肾小管被蛋白质阻塞；⑥肾间质水肿、出血。

本病主要病理变化是全身广泛性的小血管和毛细血管损害。可见血管内皮细胞的肿胀、变性甚至坏死。管腔内可有微血栓形成。血管周围有渗出、水肿、出血及炎症细胞浸润。肾脏皮质、髓质交界处出血，右心房内膜下出血及垂体病变是本病的特征性病变。

3. 流行病学

1）传染源　据国内外不完全统计，有 170 多种脊椎动物可自然感染汉坦病毒，主要宿主是小型啮齿动物，包括鼠类、家猫、家兔、犬、猪等。不同地区主要宿主动物和传染源不同，黑线姬鼠为野鼠型（中国）出血热的主要宿主和传染源，褐家鼠为城市型（日本、朝鲜）和家鼠型（中国）出血热的主要传染源，大林姬鼠是我国林区出血热的主要传染源。患者仅在病程早期 5 天内血液和尿液中携带病毒，因此患者不是主要传染源。

2）传播途径　可有多种传播途径。主要为动物源性传播，病毒能通过宿主动物的血及唾液、尿、便排出，鼠向人的直接传播是人类感染的重要途径。具体包括以下几种方式。

（1）经呼吸道传播　含病毒的鼠类排泄物如尿、粪、唾液等污染尘埃后形成的气溶胶颗粒，通过呼吸道而感染人体。

（2）经消化道传播　进食被含病毒鼠类排泄物污染的食物、水，可经口腔黏膜或胃肠道黏膜而发生感染。

(3) 接触传播　被鼠咬伤或经皮肤伤口接触带病毒的鼠类血液或排泄物可致感染。

(4) 母婴传播　孕妇感染本病后,病毒可经胎盘感染胎儿。

(5) 虫媒传播　鼠体表寄生的螨类(如革螨、恙螨)叮咬人可引起本病的传播。

3) 人群易感性　普遍易感,以显性感染为主,男性青壮年农民、工人发病居多(约占8%),不同人群发病率与接触传染源的概率有关。在流行区隐性感染率可达35%～43%。

4) 流行特征

(1) 流行性　本病主要分布在亚洲的东部、北部和中部地区,特别是在沿海城市大鼠中扩散传播,其次为欧洲和非洲,美洲病例较少。我国疫情最重,除青海和新疆外,均有病例报告。目前的流行趋势是由北向南,由农村向城市扩展;老疫区病例逐渐减少,新疫区不断增加。

(2) 季节性与周期性　全年散发,但有明显高峰季节,其季节性表现与鼠类繁殖、活动及与人的活动接触有关。野鼠型发病高峰多在秋季,从10月份到次年1月份,少数地区春夏间有一发病小高峰。家鼠型主要发生在春季和夏初,从3月份到6月份。大林姬鼠传播以夏季为高峰。本病发病率有一定周期性波动,以姬鼠为主要传染源的疫区,可相隔数年有一次较大流行。

(二) 身体状况

本病潜伏期为4～46日,一般为1～2周。

1. 典型病例　典型病例起病急骤,表现为发热、出血和肾损害三类症状和五期经过。

1) 发热期　病程第1～3日,主要表现为感染性病毒血症和全身毛细血管损害引起的症状。

(1) 发热　突起畏寒、高热,24小时内体温可迅速升至39～40 ℃,以稽留热或弛张热多见,多数持续3～7天。体温越高,持续时间越长,病情越重。轻型病例热退后症状缓解,重症病例热退后病情反而加重。

(2) 全身中毒症状　①头痛、腰痛、眼眶痛("三痛")及关节、肌肉酸痛,疼痛原因与相应部位充血和水肿有关;②多数患者出现食欲减退、恶心、呕吐、腹痛、腹泻等消化道症状,腹痛剧烈时腹部有压痛、反跳痛,易误诊为急腹症;③部分患者出现嗜睡、烦躁不安、谵妄、神志恍惚等神经症状,此类患者多发展为重型。

(3) 毛细血管损害　①皮肤充血潮红,主要见于颜面部、颈部、胸部发红(皮肤"三红");黏膜充血见于眼结膜、软腭、咽部(黏膜"三红")。②皮肤及黏膜有出血点,皮下出血以腋下和胸背部最突出,常呈搔抓样或条索状;黏膜出血见于软腭,呈针尖样出血点;眼结膜出血呈片状,少数患者内脏出血,表现为咯血、呕血、黑便、血尿、鼻出血等。如在病程4～6天,腰、臀或注射部位出现大片淤斑和大出血可能为DIC所致,是重症表现。③水肿可见于球结膜、眼睑、颜面部,部分患者出现腹水。

(4) 肾损害　发热期的肾损害可于起病后的2～4天出现,主要表现为蛋白尿、血尿和尿量减少,重者可见管型尿。

2) 低血压休克期　常发生于病程4～6天,一般持续1～3天,主要临床特点为热退后中毒症状加重,出现低血压,重者可发生休克。多数患者在发热末期或与退热同时出现,也可在热退后发生血压下降,其持续时间与病情轻重、治疗措施是否及时、正确有关。轻者呈一过性低血压,重者可为顽固性休克,易并发DIC、ARDS、急性肾衰竭、脑水肿等。

3) 少尿期　本病具有特征性的一期,多发生于起病后第5～8天,持续2～5天,持续时间长短与病情成正比。一般认为尿量少于 400 mL 为少尿，本期以氮质血症、少尿或无尿、尿毒症，水、电解质及酸碱平衡紊乱为特征。水代谢紊乱可表现为高血容量综合征，出现面部水肿、静脉充盈、心率增快、脉搏洪大、血压升高：电解质紊乱可出现高钾、高镁、低钠等。酸中毒表现为呼吸增快或深大呼吸。

4）多尿期　多发生于病程的第 9～14 天，持续 7～14 天，少数长达几个月。本期特点是尿量增多，增至每天 2000 mL 以上。尿量 400～2000 mL 为移行期，血尿素氮、肌酐仍可上升；尿量超过每天 2000 mL 为多尿早期；多尿后期尿量可达每天 3000 mL 以上。多尿初期氮质血症、高血压和高血容量仍可继续存在甚至加重。至尿量大量增加后，症状逐渐消失，血压逐渐回降。若尿量多而未及时补充水和电解质，亦可发生电解质平衡失调（低钾、低钠等）及第二次休克、急性肾衰竭，本期易发生各种继发感染。

5）恢复期　多尿期后，一般情况逐渐好转，24 小时尿量逐渐恢复至 2000 mL 或以下，症状消失，一般尚需 1～3 个月体力才能完全恢复。少数患者可遗留高血压、肾功能障碍、心肌损害和垂体功能减退等症状。

临床根据发热程度、中毒症状的轻重和出血、休克、肾损害的程度，分为轻型、中型、重型、危重型及非典型五种类型。轻型病例多有越期现象，重症患者发热期、低血压休克期和少尿期可互相重叠。

2. 并发症

（1）内脏出血　如消化道大出血、阴道出血及肺出血、腹腔出血等。

（2）肺部并发症　如肺水肿、急性呼吸窘迫综合征，由于肺间质水肿导致低氧血症，常见于低血压休克期和少尿期；心力衰竭、肺水肿，由高血容量或心肌受损所致，主要为肺泡内渗出。

（3）中枢神经系统并发症　如脑水肿、颅内出血、脑炎和脑膜炎、高血压脑病。

（三）辅助检查

1. 血常规　白细胞计数增多，一般为$(15\sim30)\times10^9$/L，重者白细胞明显增多，有幼稚细胞，呈类白血病反应。分类计数早期以中性粒细胞为主，病后 4～5 天以淋巴细胞增多为主，并出现较多的异型淋巴细胞，有利于早期诊断。血红蛋白和红细胞含量可因血液浓缩而明显升高。血小板从病后第 2 天起即有不同程度下降，若出现 DIC 则可减至 50×10^9/L 以下。

2. 尿常规　显著蛋白尿为本病主要特征之一。病程第 2 天即可出现，至第 4～6 天为＋＋＋～＋＋＋＋，少尿期达高峰。少数病例尿中出现膜状物，是大量尿蛋白和尿道上皮细胞的混合物。镜检可见红细胞、白细胞、管型和巨大融合细胞等。

3. 血液生化检查　血尿素氮、血肌酐多在低血压休克期开始上升。发热期血气分析以呼吸性碱中毒多见，休克期及少尿期以代谢性酸中毒为主。血钾在发热期、低血压休克期处于低水平，少尿期升高，多尿期又降低，但亦有少尿期低血钾。

4. 免疫学检查　可用 ELISA、免疫荧光法检测尿沉渣及血清特异性抗原及血中特异性抗体 IgM、IgG。IgM 1∶20 为阳性，IgG 1∶40 为强阳性，相隔 1 周双份血清效价 4 倍以上升高有诊断价值。

5. 病原学检查　未广泛应用于临床。血清、血细胞可行病毒分离及用 RT-PCR 法检测汉坦病毒 RNA。

6. 凝血功能检查　凝血时间缩短，纤维蛋白原降低，凝血酶时间延长，纤维蛋白降解物（FDP）升高。

（四）心理与社会状况

由于患者和家属缺乏本病的相关知识，起病突然，病情进展快，症状明显，担心预后而产生恐惧、紧张、焦虑心理。

（五）治疗原则及主要措施

尚无特效治疗。"三早一就"为本病的治疗原则，即早期发现、早期休息、早期治疗和就近治疗。以综合治疗为主，早期应用抗病毒治疗，针对各期病理生理变化进行对症治疗。把好休克、出血、肾衰竭和感染"四关"。

1. 发热期 以抗病毒、减轻外渗，减轻中毒症状；止血和防治 DIC 为主。

(1) 抗病毒治疗 利巴韦林，700～1000 mL/d，连用 3～5 天，应在发病后第 1 周内尽早使用。

(2) 减轻外渗 卧床休息，静脉输液以补充血容量。芦丁、维生素 C 可降低血管通透性，后期可予以平衡盐溶液或葡萄糖盐水 1000 mL 左右。高热，多汗或呕吐、腹泻者适当增加。

(3) 对症治疗，改善中毒症状 高热以物理降温为主，中毒症状重者可短程予以激素。防治 DIC 可用丹参注射液、低分子右旋糖酐，以降低血液黏滞性。有 DIC 时尽早使用肝素。

2. 低血压休克期治疗 以补充血容量、纠正酸中毒、改善微循环为原则。

(1) 补充血容量 力争血压在 4 小时内稳定回升，输液以早期、快速、适量为原则，"先晶体后胶体"，晶体液以平衡盐液为主，胶体液可选用 10%低分子右旋糖酐、20%甘露醇、血浆和白蛋白。由于本期存在血液浓缩，因而不宜应用全血。补充血容量期间应密切观察血压变化，血压正常后，输液仍应维持 24 小时以上。

(2) 纠正酸中毒 多用 5%碳酸氢钠纠正酸中毒，并以动态血气分析检测结果作为依据。

(3) 强心药的应用 如血容量已补足，心率仍在 140 次/分以上，可给予毛花苷丙或毒毛花苷 K。

(4) 血管活性药物与糖皮质激素的应用 经上述处理血压仍不稳定时，可选用血管活性药物，如间羟胺、多巴胺等。亦可同时使用地塞米松 10～20 mg 静脉滴注。

3. 少尿期治疗 原则为"稳、促、导、透"，即稳定内环境、促进利尿、导泻和透析疗法，严格控制入量。

(1) 稳定内环境 ①控制氮质血症，供给充分热量，减少蛋白质分解；②严格限制液体入量，如确定为肾实质损害所致少尿，入液量应为前一天尿量和呕吐量加上 500～700 mL；③维持电解质和酸碱平衡，根据血生化结果，纠正酸中毒、高钾或低钾血症。

(2) 促进利尿 可用呋塞米、利尿酸钠等利尿药，亦可用血管扩张药如酚妥拉明或山莨菪碱静脉滴注。

(3) 导泻疗法 为预防高血容量综合征和高血钾，在无消化道出血的情况下，可用甘露醇、硫酸镁，中药大黄、番泻叶等口服导泻。

(4) 透析疗法 持续无尿 24 小时以上或少尿 4 天以上，明显氮质血症、高血钾或高血容量综合征者，应尽早进行血液透析或腹膜透析。

4. 多尿期治疗 移行阶段与多尿早期治疗原则与少尿期相同。此期注意维持水、电解质及酸碱平衡，应随尿量增加进行水分的补充。注意防止继发感染。

5. 恢复期治疗 继续休息至出院后 1～3 个月。补充营养，逐步恢复活动与工作，定

Note

期复查肾功能和垂体功能。

6. 并发症治疗

（1）消化道大出血　注意病因治疗，如为血小板减少引起，补充血小板。

（2）心力衰竭、肺水肿治疗　严格控制输液量及输液速度，给予强心、镇静、扩血管和利尿治疗。

（3）急性呼吸窘迫综合征　给予地塞米松，必要时使用机械通气，可采用呼气末正压通气辅助呼吸。

（4）中枢神经系统并发症　抽搐者给镇静药，脑水肿或颅内高压者可用甘露醇静脉滴注。

知识链接
3-6-1

二、常用护理诊断/问题

（1）组织灌注量改变　与全身广泛小血管损害、血浆外渗、出血、后期并发 DIC 有关。

（2）体温过高　与病毒血症有关。

（3）体液过多　与血管通透性增加及肾功能损害有关。

（4）疼痛　与病毒感染引起毛细血管损伤有关。

（5）潜在并发症　急性肾衰竭、心力衰竭、肺水肿、出血等。

（6）有感染的危险　与病原体排出有关。

三、护理目标

（1）患者出血停止，无肾功能损害。

（2）患者体温降至正常。

（3）患者疼痛缓解，无疼痛主诉及疼痛面容。

（4）患者不发生并发症或并发症得到及时发现和处理。

四、护理措施

（一）一般护理

1. 休息　发病后立即绝对卧床休息，不宜搬动，以免加重出血。恢复期注意休息，逐渐增加活动量。

2. 饮食　给予高热量、高维生素、高蛋白质的流质、半流质饮食，少食多餐，不能进食者给予鼻饲或静脉补液。有出血倾向者，给予无渣饮食，以免诱发消化道出血。消化道出血时禁食，少尿期限制水、钠盐、蛋白质的摄入，多尿期注意补充水、钾盐，指导患者多吃含钾丰富的食物。

（二）病情观察

本病变化快、病情危重，其治疗的关键在于及时发现和防治休克、肾衰竭和出血等并发症。因此，及时而准确的病情观察是本病护理的重点。

（1）密切监测生命体征及意识状态的变化。注意体温及血压（低血压者血压小于 90/60 mmHg、休克者血压小于 80/60 mmHg）的变化；有无呼吸频率、节律及幅度的改变；有无心音、心率、节律的改变；有无嗜睡、昏迷等。

（2）观察充血、渗出及出血的表现，如“三红”“三痛”的表现，皮肤淤斑的分布、范围及皮肤有无破溃出血等，有无咯血、呕血、便血、腹水及肺水肿等表现。观察有无剧烈头痛、突发视力模糊、血压进行性下降、脉搏细速,冷汗、唇周和指(趾)苍白发绀以及尿少等休克的表现。

(3)严格记录24小时液体出入量,注意尿量、颜色、性状及尿蛋白的变化。

(4)注意有无厌食、恶心、呕吐、顽固性呃逆等症状,监测血尿素氮、肌酐的变化。

(5)加强电解质和酸碱平衡的监测及凝血功能的检查等。了解化验结果,若有血小板进行性减少,凝血酶原时间延长,常预示患者出现DIC,多提示预后不良。

(6)应密切观察病期的变化。若患者出现血压下降或休克提示进入低血压休克期;若患者尿量<400 mL/d,提示进入少尿期;若患者尿量>2000 mL/d,即已进入多尿期。

(三)对症护理

1. 体温过高的护理 以冰敷为主,不能用乙醇擦浴,以免加重皮肤出血,不能用大剂量的解热镇痛剂,以免大量出汗使血容量减少,促使患者提前进入休克期。

2. 出血的护理 严密观察大便、尿及呕吐物的颜色及量,观察血压、脉搏、呼吸、神志、瞳孔,及时发现腔道出血及颅内出血;嘱患者勿用手挖鼻孔,以免损伤黏膜,引起出血;注意口腔清洁,刷牙尽量使用软毛牙刷,勿用牙签剔牙;经常修剪指甲,勿用力搔抓皮肤;注射后针眼按压时间需延长,以防止出血及皮下血肿;遵医嘱应用酚磺乙胺、氨基己酸等止血药物;遵医嘱输血小板或新鲜血。

3. 组织灌注量改变的护理 ①发热期:及时补充液体,以口服补液为主,不能口服者静脉补充平衡盐液和葡萄糖氯化钠溶液1000 mL左右,高热、大汗、呕吐或腹泻者可适当增加。②发热后期:遵医嘱给予20%甘露醇溶液静脉滴注,以提高血浆渗透压。③低血压休克期:患者取平卧位,保暖、给氧,迅速建立静脉通道,遵循早期、快速、适量的补液原则,快速静脉输入液体,以平衡盐液为主,晶胶结合,力争4小时内稳定病情。及时应用5%碳酸氢钠溶液,纠正代谢性酸中毒。血压过低时遵医嘱用多巴胺等血管活性药。

4. 急性肾衰竭的护理 按量出为入,宁少勿多的原则严格控制液体入量;利尿、导泻时,密切观察患者用药后的反应,协助排尿、排便,观察颜色、性状和量,做好记录;出现高血容量综合征者,应立即减慢输液速度或停止输液,患者取坐位或半坐卧位,双腿下垂,报告医生;做血液透析或腹膜透析的患者,给予相应护理。

5. 循环衰竭的护理 ①迅速建立静脉通道扩充血容量,应用碱性液及血管活性药纠正休克。快速扩容时,注意观察心功能,避免发生急性肺水肿。②给予吸氧。③患者可因出血而致循环衰竭,应做好交叉配血、备血,为输血做好准备。急性左心衰竭患者的抢救应注意高浓度高流量吸氧,迅速减少心脏的前后负荷,及时应用血管扩张药,及早应用强心苷药物强心等。

(四)用药护理

正确用药,观察药物的疗效及副作用。发热期遵医嘱补足液体,警惕输液反应。低血压休克期遵医嘱快速扩容时,警惕急性心力衰竭。若并发急性心力衰竭立即通知医生,减慢输液速度,让患者取坐位,双下肢下垂,用20%~30%乙醇湿化氧气后吸氧,同时严密监测血压、心率、尿量。有条件时,根据中心静脉压指导输液量及输液速度。少尿期应严格控制输液量,谨慎应用电解质。多尿期应遵医嘱及时补足液体及电解质,防止脱水、低钾、低钠。

(五)预防传染

1. 管理传染源 对患者实施接触隔离,隔离患者至急性症状消失为止。工作人员按标准预防进行个人防护。病室要防鼠、灭鼠、防螨、灭螨,被患者血、排泄物污染的环境及

Note

物品应及时消毒。接触患者时应戴口罩，如皮肤、黏膜被患者的血、尿或口腔分泌物污染，应立刻用乙醇擦拭消毒或用肥皂水洗手，如污染了伤口立即用碘酊溶液消毒。

2. 切断传播途径　灭鼠、防螨，搞好环境卫生与食品卫生，不直接用手接触鼠类及其排泄物。

3. 保护易感人群　应加强个人防护，必要时进行疫苗接种，近年来国内采用地鼠肾组织培养制备的灭活疫苗，保护率达70%～90%，且不良反应轻微。接种对象为6个月至10岁儿童及来自非疫区的成人，每年流行前1～2个月皮下注射2次，间隔7～10日，不能与伤寒或其他疫苗同时注射。对于重点人群，应指导其接受沙鼠肾细胞灭活疫苗（Ⅰ型汉坦病毒）和地鼠肾细胞灭活疫苗（Ⅱ型汉坦病毒）注射，每次1 mL，经0、7、28天或0、1、2个月，共注射3次，保护率达88%～94%。1年后应加注射1针。

（六）心理护理

根据患者及家属的文化程度、接受能力及知识缺乏程度，讲解本病的特点、临床经过及预后。关心体贴患者，细心倾听患者及家属的诉说，满足患者的合理要求。医务人员勿将紧张、焦虑的情绪传给患者，加重患者的不适。讲述成功病例，鼓励患者树立战胜疾病的信心，以最佳的心理状态积极配合治疗和护理。

（七）健康指导

1. 疾病知识指导　肾功能恢复需较长时间，故患者出院后仍应休息1～3个月。生活要有规律，保证足够睡眠，安排力所能及的体力活动，以不感疲劳为度。

2. 疾病预防指导　加强卫生宣传教育，使群众意识到灭鼠和防鼠是预防本病的关键。野外作业、疫区工作时应加强个人防护，不要用手直接接触鼠类或鼠的排泄物。改善卫生条件，防止鼠类排泄物污染食物和水。动物实验时要防止被鼠咬伤。

3. 生活指导　对患者及其家属重点介绍疾病的病程经过，树立战胜疾病的信心，积极配合治疗和护理。由于近年来肾综合征出血热能得到早期诊断及有效的治疗，死亡率已由过去的10%降至3%～6.5%，若患者能顺利渡过病程各期，则很少留有后遗症。但肾功能的完全恢复需要较长时间，因此患者出院时虽然各种症状已消失，但仍需继续休息，加强营养，并定期复查肾功能，以了解其恢复情况。

4. 用药指导与病情监测　指导患者遵医嘱进行抗病毒治疗，明确用药剂量、使用方法。

五、护理评价

1. 评价患者　体温是否降至正常；出血是否停止、疼痛是否缓解。皮肤是否完整；是否合并其他感染；能否得到充足的营养。

2. 患者家长　是否了解肾综合征出血热的有关知识；能否配合做好消毒隔离、家庭护理等。

（范琳琳）

在线答题
3-6

案例解析

患者，男，34岁，农民。因畏寒、发热、头痛、腰痛7日，少尿2日入院。患者于7日前感畏寒、发热、头痛伴乏力。第2日在当地医院测体温为40.2 ℃，用退热药治疗，每次用药后均出汗，继之出现眼眶胀痛、腰痛、恶心、呕吐。3日后热退，但出现血压下降，镇卫生

Note

院给予补液治疗。自前日起尿量减少,近24小时量共约200 mL,邻村曾有类似患者。查体:T 36.8 ℃,急性重病容,腋下可见少数细小出血点,左上肢有淤点、淤斑。颜面眼睑水肿,球结膜水肿。腹部轻压痛,双肾区明显压痛及叩击痛。实验室检查:尿蛋白(++),红细胞(++),颗粒管型(+)。血常规:白细胞 20×10^9/L,中性粒细胞87%,可见异型淋巴细胞,血小板 60×10^9/L。

请思考:

(1) 此患者最可能的临床诊断是什么?

(2) 典型病例分几期?目前该患者处于什么阶段?

(3) 关于此患者的护理措施应重点注意什么?

案例解析答案

3-6

PPT

3-7

第七节　流行性乙型脑炎患者的护理

案例引导

患儿,5岁,2日前开始发热、头痛,呕吐一次,次日排稀便两次,精神不振,第三天晚间开始抽搐,神志不清。查体:T 40 ℃,急性病容,脉搏充实有力,呼吸略急促,节律整齐,皮肤无淤点、淤斑,颈强直(+),克氏征(+),肢体肌张力增强。临床诊断为流行性乙型脑炎,经积极治疗后痊愈出院。

请问:

1. 说出本病例的流行病学特点。
2. 请根据案例列出该患儿的护理诊断。

流行性乙型脑炎(epidemic encephalitis B)简称乙脑,是由乙型脑炎病毒引起的一种急性传染病,病情重且预后较差。临床特征为高热、惊厥、意识障碍、抽搐、脑膜刺激征及病理反射为特征。重症者常出现中枢性呼吸衰竭,病死率较高,常留有神经系统后遗症。自应用乙脑预防疫苗以来,发病率已明显降低。

一、护理评估

(一) 致病因素

1. 病原学　乙型脑炎病毒属虫媒病毒B组,按形态结构分类属黄病毒科黄病毒属,呈球形,核心为单股RNA,外有脂蛋白的包膜,为嗜神经病毒,主要引起中枢神经系统感染。病毒在外界抵抗力不强,56 ℃加热30分钟即可灭活。易被常用消毒剂杀灭,对乙醚、酸、乙醇、甲醛敏感。但对低温和干燥的抵抗力强。

2. 发病机制　人被带乙型脑炎病毒的蚊虫叮咬后,病毒即进入人体,在单核-吞噬细胞系统内繁殖,继而进入血液循环引起病毒血症,如不侵入中枢神经系统则呈隐性感染。当机体防御功能降低或病毒数量多、毒力强时,病毒可通过血脑屏障进入中枢神经系统,引起中枢神经系统广泛性炎症。乙脑主要病变是脑实质广泛性炎症,为神经细胞变性、

Note

肿胀和液化性坏死；血管周围和脑实质有大量单核细胞和淋巴细胞聚集，形成“血管套”。淋巴细胞单核细胞浸润及胶质细胞弥漫性增生；脑实质及脑膜血管充血扩张，有大量浆液性渗出而形成脑水肿，血管内皮细胞肿胀、坏死，产生附壁血栓形成栓塞，局部有淤血和出血。乙脑病变可累及脑及脊髓，病变部位以大脑皮质、中脑、丘脑、大脑基底部最为严重，脊髓、脑膜病变轻。由于病变的程度及部位不同，故临床上出现多样化的神经系统表现。

3. 流行病学特点

(1) 传染源　乙脑是一种人畜共患的动物源性传染病，人和动物感染乙脑病毒后，均可成为传染源。猪是乙脑主要传染源及中间宿主，往往在人类流行前 4～8 周本病已在猪群中广泛传播，蚊虫是乙脑主要传播媒介。人感染乙型脑炎病毒后，仅发生短期病毒血症，且血中病毒数量较少，故患者及隐性感染者作为传染源的意义不如动物重要。

(2) 传播途径　主要通过虫媒传播，经蚊虫叮咬吸血传播，传播媒介主要为三带喙库蚊。三带喙库蚊吸血后，病毒先在肠道内繁殖，然后移至唾液腺，经叮咬传播给人或动物。三带喙库蚊感染乙型脑炎病毒后，可带病毒越冬并经卵传代，故三带喙库蚊是乙型脑炎病毒的长期储存宿主。

(3) 人群易感性　人群普遍易感，但感染后仅极少数人发病，绝大多数为隐性感染，感染后可获得持久免疫力。

(4) 流行特征　具有严格季节性，我国主要流行于夏秋季，约有 90%病例发生在 7—9 月份。发病率与气温、湿度有一定关系。发病人群以 10 岁以下儿童居多，近年来发病年龄有增长趋势。

(二) 身体状况

本病潜伏期为 4～21 日，一般为 7～14 日。

1. 典型乙脑　典型的临床经过可分为四个阶段。

1) 初期　病程第 1～3 日，病毒进入血液形成病毒血症时骤然起病。起病急，体温在 1～2 日内升高至 39～40 ℃，伴头痛、寒战、恶心、呕吐，可出现不同程度的精神倦怠或嗜睡。少数患者可有颈强直或抽搐。

2) 极期　病程第 4～10 日。初期症状逐渐加重，主要为脑实质损害表现。高热、惊厥和呼吸衰竭为乙脑极期的三大严重表现。三大表现相互影响，互为因果。

(1) 持续高热　为乙脑必有的表现，体温常达 40 ℃左右，多呈稽留热型，持续 7～10 天，重者可达 2～3 周。体温越高，热程越长，病情越重。

(2) 意识障碍　为本病的主要表现，大多数患儿出现程度不等的意识障碍，包括嗜睡、谵妄、昏迷和定向力障碍等。意识障碍多发生于病程第 3～8 日，通常持续 1 周左右，重者可达 4 周以上。昏迷发生越早，程度越深，持续时间越长，病情越严重。

(3) 抽搐或惊厥　是乙脑严重表现之一，多见于病程第 2～5 日。主要由于高热、脑实质炎症、脑水肿、缺氧所致。先有面部、眼肌、口唇的小抽搐，随后出现肢体阵挛性抽搐或全身强直性抽搐，历时数分钟至数十分钟不等，均伴有不同程度的意识障碍。频繁抽搐可出现发绀甚至呼吸暂停，可加重缺氧和脑实质损伤，导致中枢性呼吸衰竭。抽搐、惊厥越频繁越持久，部位越多，病情越重。

(4) 呼吸衰竭　是本病最严重的表现和主要死亡原因，多发生于深度昏迷。呼吸衰竭分为中枢性呼吸衰竭、外周性呼吸衰竭和混合性呼吸衰竭。呼吸衰竭者可伴有循环衰竭。中枢性呼吸衰竭常因脑实质炎症(尤其是延脑呼吸中枢炎症)、脑水肿、脑疝和低钠

Note

性脑病等引起。表现为呼吸节律不整、幅度不均,如呼吸表浅、节律不规则、双吸气、叹息样呼吸、抽泣样呼吸,潮式呼吸、间停呼吸等,直至呼吸停止。呼吸衰竭由颞叶钩回疝(主要压迫中脑)及枕骨大孔疝(压迫延髓)引起者,可出现剧烈头痛、喷射性呕吐、昏迷加重或烦躁不安、血压升高、脉搏减慢、瞳孔变化、肌张力增强及不易控制的反复抽搐等。外周性呼吸衰竭多由于脊髓病变引起的呼吸肌麻痹,或因呼吸道痰液阻塞、蛔虫阻塞、喉部病变并发肺部感染等所致,主要表现为呼吸先增快后变慢、胸式或腹式呼吸减弱、呼吸困难、发绀,但呼吸节律始终整齐。

(5) 颅内高压　颅内压增高表现为剧烈头痛、喷射性呕吐、血压升高和脉搏变慢,脑膜刺激征阳性。婴幼儿常有前囟隆起。严重患者可发展为脑疝,常见的有小脑幕切迹疝及枕骨大孔疝,致两侧瞳孔不等大、对光反射消失、呼吸节律异常,最后呼吸、心跳停止。

(6) 其他神经系统症状和体征　多在病程 10 天内出现,主要有深、浅反射改变,浅反射(如腹壁反射与提睾反射)减弱或消失,深反射(如膝反射、跟腱反射)先亢进后消失;病理反射出现,有大脑锥体束受损表现,肢体强直性瘫痪、肌张力增强、巴宾斯基征阳性;脑膜刺激征(颈强直、凯尔尼格征、布鲁津斯基征)阳性;根据其病变损害部位不同,还可出现相应的神经症状,如失语、听觉障碍、吞咽困难、瘫痪、大小便失禁或尿潴留等。

3) 恢复期　多数患者于病程 8～12 日后进入恢复期,体温在 3～5 天内逐渐下降至正常,抽搐由减轻至停止。神志逐渐转清以后语言、表情、运动及各种神经反射逐渐恢复,通常 2～3 周完全恢复。部分患者需要 13 个月以上的恢复期。少数重症患者可有低热、神志不清、反应迟钝、痴呆、失语、多汗、吞咽困难、肢体瘫痪等,经积极治疗后大多数患者于 6 个月内逐渐恢复。

4) 后遗症期　5%～20%重症患者在发病超过 6 个月后仍留有精神神经症状,称为后遗症。其中以意识障碍、智力发育障碍、失语、痴呆、中枢性瘫痪、精神障碍较为常见,经积极治疗后可有不同程度恢复。

2. 临床类型

(1) 轻型　体温在 39 ℃以下,神志清楚,有轻度嗜睡,头痛与呕吐不明显,无抽搐,脑膜刺激征不明显,1 周左右可自行恢复。

(2) 普通型　体温在 39～40 ℃,有意识障碍、头痛及呕吐、脑膜刺激征明显,偶有抽搐,病理反射征可阳性。病程为 7～14 日,多无后遗症。

(3) 重型　体温持续在 40 ℃以上,昏迷、反复或持续抽搐,瞳孔缩小,浅反射消失,深反射先亢进后消失,病理反射征阳性,常有神经定位体征,可出现肢体瘫痪及呼吸衰竭。病程多在 2 周以上,常有恢复期症状,部分患者有后遗症。

(4) 极重型(暴发型)　起病急骤,体温迅速上升至 40 ℃以上,反复持续性强烈抽搐,伴重度昏迷,迅速出现中枢性呼吸衰竭及脑疝,病死率高,多在极期中死亡,幸存者常留有后遗症。

3. 并发症　最常见并发症为支气管肺炎,多因昏迷患者呼吸道分泌物不易咳出,或因应用人工呼吸机后引起。其次是肺不张、尿路感染、压疮等。少数重症患者亦可出现应激性溃疡,导致上消化道大出血。

(三) 辅助检查

1. 血常规　外周血白细胞计数增高,病初中性粒细胞达 0.80 以上。

2. 脑脊液　压力增高,外观清亮或微浑,白细胞计数轻度增加,多为$(50\sim500)\times10^6$/L,少数可达1000×10^6/L。发病早期白细胞分类以中性粒细胞为主,以后淋巴细胞

Note

增多。蛋白质轻度增高，糖正常或稍高，氯化物正常。

3. 血清学检查

(1) 乙脑病毒特异性 IgM 抗体检查　最早在病程第 3～4 日即出现阳性，2 周达到高峰，3 周内阳性率达 70%～90%，有早期诊断价值。

(2) 血凝抑制试验　病程第 5 日抗体可阳性，效价于第 2 周达高峰，持续时间长，可用于临床诊断及流行病学调查。临床诊断需双份血清效价呈 4 倍增高才有诊断意义。

(四) 心理与社会状况

本病因发病急，进展快，病情凶险，加之重症患者恢复较慢、预后差，少数留有后遗症，常可引起患者、家属悲观失望，产生恐慌、焦虑不安等不良情绪。

(五) 治疗原则及主要措施

乙脑目前尚无特效抗病毒药物，主要是对症治疗，宜采用中西医结合等综合治疗措施。其中，处理好“三关”即高热、惊厥、呼吸衰竭，是抢救乙脑患儿，提高治愈率、降低病死率的关键。

1. 对症治疗

(1) 高热　退热剂对乙脑患儿持续高热的降温效果不大，可采用物理降温与药物降温相结合的方法同时使用，使肛温控制在 38 ℃左右，药物降温可用阿司匹林、氨基比林等。高热伴惊厥者多用亚冬眠疗法。

(2) 惊厥　反复发作或持续惊厥会加重脑缺氧和脑损伤，所以控制惊厥非常重要。在止惊的同时应针对产生抽搐的不同原因进行治疗。①脑水肿：应用 20%甘露醇脱水治疗为主。②脑实质病变：常用抗惊厥药，地西泮（安定）为首选药，每次 0.1～0.3 mg/kg 肌注或缓慢静注。此外，还可用苯巴比妥每次 5～10 mg/kg 肌注或 10%水合氯醛每次 40～60 mg/kg 保留灌肠，使用时两种药物交替，每 4～6 小时一次。③呼吸道分泌物阻塞：给予吸痰，必要时气管切开。④高热：降温。

(3) 呼吸衰竭　应针对引起呼吸衰竭的不同原因进行治疗。脑水肿、颅内压增高、脑疝等均可致中枢性呼吸衰竭。①脑水肿、脑疝所致呼吸衰竭：进行脱水治疗。可用 20%甘露醇、酚妥拉明静注，以降低颅内压、减轻脑水肿、改善微循环和减轻脑血流障碍。②中枢性呼吸衰竭：保持呼吸道通畅，及时应用呼吸兴奋药，如尼可刹米（可拉明）、洛贝林（山梗菜碱）、二甲弗林（回苏灵）。③血管扩张剂：如东莨菪碱、阿托品，可改善脑微循环，兴奋呼吸中枢。④气管内插管，气管切开及人工呼吸机：气管内插管适用于呼吸衰竭发展迅速或呼吸突然停止者；气管切开适用于深昏迷痰阻，经多种处理呼吸功能仍恶化者，中枢性呼吸衰竭、呼吸肌麻痹经吸痰、吸氧仍不能维持其换气功能者；自主呼吸停止或呼吸微弱，有严重换气障碍者，可应用人工呼吸机辅助呼吸。

2. 恢复期及后遗症的治疗　恢复期患者应加强护理，注意营养，防止压疮及继发感染并给予中西医结合治疗。有后遗症者，应根据不同情况采用相应的综合治疗措施，如针灸按摩及各种功能康复锻炼。

3. 其他治疗

(1) 肾上腺糖皮质激素　可减轻炎症反应，保护血脑屏障，减轻脑水肿。

(2) 抗菌药物　并发细菌感染者可针对性选用抗菌药物。

二、常用护理诊断/问题

(1) 气体交换受损　与呼吸衰竭有关。

(2) 急性意识障碍　与脑实质炎症、脑水肿有关。

(3) 体温过高　与乙型脑炎病毒感染所致中枢神经系统病变有关。

(4) 有窒息的危险　与乙脑所致惊厥有关。

(5) 营养失调:低于机体需要量　与进食不足,呕吐、吞咽困难、昏迷等有关。

(6) 有感染的危险　与昏迷时间较长有关。

(7) 有受伤的危险　与脑实质炎症、脑水肿、高热及脑缺氧等导致患者出现惊厥、意识障碍有关。

(8) 潜在并发症　惊厥、呼吸衰竭。

(9) 焦虑(家长)　与病情重,预后差有关。

三、护理目标

(1) 患者呼吸功能恢复正常。

(2) 患者意识障碍恢复,无后遗症。

(3) 患者体温降至正常。

(4) 患者住院期间能得到充足的营养。

(5) 患者不发生并发症或并发症得到及时发现和处理。

四、护理措施

(一) 一般护理

1. 休息　急性期卧床休息,昏迷者及时翻身,防止压疮的发生。昏迷患者取头高足低位,头部抬高 15°～30°,利于脑水肿消退,头偏向一侧,使分泌物从口角流出,避免吸入呼吸道。

2. 饮食　乙脑患者应按不同病期给予不同饮食,以补充营养。初期及极期应给予清淡流质饮食,如西瓜汁、绿豆汁、菜汤、牛奶等。昏迷及有吞咽困难者给予鼻饲或静脉输液,保证入水量 1500～2000 mL/d,注意电解质平衡,恢复期应逐渐增加高糖、高蛋白质、高维生素饮食。

(二) 病情观察

1. 观察生命体征　体温变化,呼吸的频率、节律,判断有无呼吸衰竭。

2. 观察意识状态　注意意识障碍是否继续加重。

3. 观察惊厥情况　注意惊厥发作先兆、发作次数、每次发作持续时间、每次抽搐部位和方式。

4. 观察颅内压增高及脑疝的先兆　重点观察瞳孔大小、形状、两侧是否对称、对光反射是否灵敏等。

5. 准确记录液体出入量　记录每日饮水量、输液量及尿量。

6. 观察有无并发症　如有无肺部感染及压疮的症状和体征。

(三) 对症护理

1. 保持呼吸道通畅　指导患儿进行有效咳嗽,协助患儿翻身、拍背,以利于分泌物排出。定时雾化吸入以稀释痰液,必要时用吸引器吸痰,同时给氧以减轻脑损伤。吸痰不可过频。必要时行气管切开术。

2. 高热的护理　患儿卧床休息,保持室内适宜温湿度,衣被不可过厚,密切观察和记录患儿的体温,及时采取有效降温措施。密切观察热型、热程及体温变化,及时监测体

Note

温，每1～2小时测体温1次。可使用空调、床下放冰块等方法，将室温降至22～28 ℃为宜。及时补充热量、水分、电解质及维生素。患儿出汗较多时，应及时更换被褥及衣服，保持皮肤清洁干燥。乙脑患者体温不易下降，常采用综合措施控制体温。①物理降温：采用乙醇擦浴；冰盐水灌肠；在大血管处放置冰袋，特别要注意降低头部温度，在头部放置冰帽、冰袋等；也可采用温水浴。采用物理降温要注意防止局部冻伤或坏死。②药物降温：使用解热药，注意用量不宜过大以防虚脱。③亚冬眠法：适用于高热并频繁抽搐的患者，连续应用3～5日。

3. 惊厥(抽搐)的护理 密切观察患儿病情，及时发现惊厥先兆表现，如烦躁不安、口角或指(趾)抽动、两眼凝视、肌张力增高等。一旦出现上述表现，应立即通知医师，并及时配合处理。

(1) 立即将患者置于仰卧位，头偏向一侧，松解衣领；用缠有纱布的压舌板或开口器置于患者上下臼齿之间，以防舌咬伤；清除口鼻分泌物，必要时将舌用舌钳拉出以防舌后坠，保持呼吸道通畅。

(2) 脑水肿引起的抽搐需进行脱水治疗，应注意：①脱水剂应于30分钟内快速静脉注射，注射速度过慢影响脱水效果；②准确记录液体出入量，注意维持水、电解质平衡；③甘露醇等脱水剂是高渗液体，注意患者心脏功能，防止发生心功能不全。

(3) 脑实质病变引起的抽搐，可按医嘱使用抗惊药。应注意给药途径、作用时间及副作用，特别是观察抗惊厥药对呼吸的抑制。

(4) 呼吸道分泌物阻塞引起抽搐者，应给予吸痰，并6～8 L/min高流量给氧，以迅速改善脑组织缺氧。

(5) 高热所致者，在积极降温的同时按医嘱给予镇静药。

(6) 惊厥或抽搐发作时，注意防止窒息及外伤。

4. 呼吸衰竭的护理

(1) 及时评估呼吸衰竭的原因并给予相应护理。

(2) 外周性呼吸衰竭的护理 ①解除呼吸道梗阻，保持呼吸通畅，因呼吸道分泌物梗阻引起者，及时、彻底吸痰是解除呼吸道梗阻的有力措施，加强翻身、拍背引流等有利于痰液排出。痰液黏稠者可雾化吸入糜蛋白酶，伴有支气管痉挛可用异丙肾上腺素雾化吸入。无效者行气管内插管或气管切开。②给氧，在保持呼吸道通畅的基础上保证氧气供给。③呼吸肌麻痹者应用新斯的明，无效者应用人工呼吸机，维持呼吸。协助医生进行上述手术操作，做好术前准备，同时应向家属说明治疗目的及步骤，减轻或消除其焦虑与恐惧。④肺部感染者遵医嘱使用抗菌药物治疗感染，持续给氧，必要时行人工呼吸。

(3) 中枢性呼吸衰竭的护理 ①颅内压增高、脑水肿者，快速静脉注射脱水剂。②遵医嘱应用洛贝林等呼吸兴奋药，兴奋呼吸中枢，维持自主呼吸。③及早应用血管扩张药如东莨菪碱等改善微循环。④延髓呼吸中枢病变自主呼吸消失者，应用人工呼吸机维持呼吸。

5. 皮肤的护理 ①对昏迷、瘫痪、长时间卧床的患者要定时协助翻身，定时检查压疮好发部位，对受压部位及骨突处用滑石粉或30%～50%乙醇轻揉，垫气圈、棉垫或泡沫塑料。②保持床单及被褥平整、清洁、干燥。③用温水擦身，1～2次/日，预防压疮的发生和继发感染。一旦形成压疮，皮肤感染，应积极做好相应护理，以促使愈合。

6. 昏迷的护理 ①将患者头转向一侧，定时翻身拍背，促使痰液排出，吸出呼吸道分泌物，预防吸入性肺炎。②用0.9%氯化钠溶液或1%硼酸溶液洗眼，1～2次/日，用氯霉素滴眼液滴眼，0.9%氯化钠溶液浸湿纱布遮盖眼部。③用0.9%氯化钠溶液或3%过氧

Note

化氢溶液清洗口腔,3～4 次/日,鼻唇部涂以液体石蜡。④经常注意膀胱充盈情况,尿潴留时按摩膀胱底部协助排尿,必要时给予导尿。

7. 后遗症的护理 ①促进机体运动功能的恢复,加强心理护理。②瘫痪的患肢关节常呈强直或挛缩状态,肌肉易萎缩,根据病情每日按摩或进行被动运动。鼓励患者自觉锻炼,瘫痪不易恢复者注意保持肢体于功能位置,可用针灸、理疗等方法。③对吞咽障碍、失语者,坚持进行吞咽、语言的功能训练,促进功能恢复。

(四) 用药护理

遵医嘱使用镇静剂、呼吸兴奋剂、脱水剂等药物,注意药物的疗效及不良反应。使用镇静剂时,严格掌握药物剂量和用药间隔时间,严密观察患者呼吸及意识状态。使用呼吸兴奋剂时,严格掌握兴奋剂剂量,避免兴奋剂过量诱发惊厥。使用甘露醇时,应在 30 分钟内快速静脉滴入,同时监测患者的尿量、心率。

(五) 预防传染

1. 管理传染源 乙脑患者采用虫媒隔离,直到患者体温正常。加强对猪的管理,在流行季节前对猪进行疫苗接种,能有效地控制乙脑在人群中的流行。

2. 切断传播途径 防蚊、灭蚊是预防本病的主要措施。应消除蚊虫滋生地,如填平洼地,清除积水、杂草等。流行季节采用各种防蚊措施,如蚊帐、蚊香及驱蚊剂等。

3. 保护易感者 乙脑流行地区 1～10 岁的儿童可接种乙型脑炎减毒活疫苗,并在流行季节前 1 个月完成接种,可有效预防乙脑的发生。注意不能与伤寒、副伤寒疫苗同时注射,有中枢神经系统疾病和慢性酒精中毒者禁用。

(六) 心理护理

部分乙脑恢复期患者由于活动受限及语言障碍往往情绪低落,护理人员要以高度的责任心、同情心给予关心与照顾,鼓励患者积极配合治疗及康复。病情严重、恢复缓慢及后遗症者,患者及家属心情沉重、焦虑不安,应做好患者及家属的思想工作,鼓励其树立战胜疾病的信心,配合各项治疗,争取康复。

(七) 健康指导

1. 疾病知识指导 应向家长讲述乙脑的发病原因、症状特点、治疗方法、病程及预后等。本病无特效治疗,病情轻者约 2 周可完全恢复,病情重者病死率在 15%以上,存活者可留有不同程度的后遗症,使患者及家属对此病有所了解,以配合医护人员进行治疗与护理。应重点向家长介绍乙脑的护理要点及隔离的重要性,以取得家长的配合。

2. 疾病预防指导 做好社区预防乙脑的宣教工作,大力开展防蚊、灭蚊工作。夏、秋季是乙脑高发季节,应积极消除蚊虫滋生地。流行季节居室应安装纱门、纱窗防蚊,并使用驱蚊油、蚊帐等防止蚊虫叮咬。

3. 生活指导 指导其制定合理的休息与活动计划,以及正确的饮食调配方案。乙脑恢复期遗留有精神神经症状者,应向患者及家属讲述积极治疗的意义,尽可能使患者的功能障碍于 6 个月内恢复,以防成为不可逆性后遗症,增加家庭及社会负担。还应教育家属不要嫌弃患者,并教其切实可行的护理措施,如鼻饲、按摩、肢体功能锻炼及语言训练方法等,促进患者康复。有后遗症的患儿应坚持康复训练和治疗,鼓励患儿及其家长积极配合,教会家长切实可行的康复疗法,如肢体功能锻炼、语言训练等,并定期复诊。

知识链接
3-7-1

4. 用药指导与病情监测 指导患者遵医嘱进行抗病毒治疗,明确用药剂量、使用方法。

Note

五、护理评价

1. 评价患者　体温是否降至正常；呼吸是否恢复正常；是否合并其他感染；能否得到充足的营养。

2. 患者家长　是否了解流行性乙型脑炎的有关知识；能否配合做好消毒隔离、家庭护理等。

（范琳琳）

案例解析

患儿，女，7岁。因反复高热、意识障碍、抽搐10日拖送入院。患儿10日前开始出现高热，频繁全身抽搐，每次持续数秒至数分钟。某次抽搐后出现意识模糊，逐渐进入昏迷，喷射性呕吐数次，为胃内容物。在当地卫生院给予退热等处理。2日后热退抽搐缓解，嗜睡，出现失语，不能吞咽。周围有类似患者。入院查体：T 37.4 ℃，意识丧失，不会吞咽，双眼球向左侧凝视，心、肺、腹正常。颈强直（+），双下肢肌张力减退。辅助检查：血 WBC 15×10^9/L，便常规 WBC 0～5/HP，CSF 细胞数 75×10^6/L，糖 3.5 mmol/L，氯化物 115 mmol/L，蛋白质 0.45 g/L。

请思考：

(1) 该患儿最可能的诊断是什么？

(2) 该患儿常见的护理问题有哪些？

(3) 该患儿若出现呼吸衰竭，其护理措施有哪些？

在线答题
3-7

案例解析答案
3-7

第八节　艾滋病患者的护理

PPT
3-8

案例引导

患者，男性，30岁，司机，因发热、乏力、消瘦半年来诊，患者于半年前无明显诱因发热，多呈低热，一般不超过38 ℃，伴乏力、全身不适和厌食，大便每天2～3次，正常稀便，逐渐消瘦，不咳嗽。病初曾到医院就诊，摄胸片及化验血、尿、大便常规未见异常，遂服中药治疗，不见好转。半年来体重下降约8 kg，睡眠尚可。5年前因阑尾炎化脓穿孔手术并输过血，无肝肾疾病和结核病病史，无药物过敏史。吸烟10年，每天1盒，不饮酒。有冶游史。查体：T 37.5 ℃，P 84次/分，R 18次/分，BP 120/80 mmHg，略消瘦，皮肤未见皮疹和出血点，右颈部和左腋窝各触及1个2 cm×2 cm大小淋巴结，活动无压痛。巩膜无黄染，咽（－），甲状腺不大。双肺叩清音，未闻及啰音，心界叩诊不大，心率84次/分，律齐，无杂音。腹软无压痛，肝肋下2 cm，质软无压痛，脾侧位肋下可触及，移动性浊音（－），肠鸣音4次/分。无下肢水肿。实验室检查：Hb 120 g/L，WBC 35×10^9/L，N 70%，L 30%，PLT 78×10^9/L，血清抗 HIV（+）。

请问:

1. 该患者最可能的医疗诊断是什么?诊断的依据是什么?

2. 目前存在哪些主要护理问题?

3. 针对该患者护士应采取哪些护理措施?

艾滋病(AIDS)是由人类免疫缺陷病毒(human immunodeficiency virus,HIV)引起的全身传播性疾病,主要通过性接触、注射吸毒、输血和母婴传播途径传播。临床表现本身无特殊症状,主要是各种机会性感染,常见的有口腔念珠菌感染、卡氏肺孢子虫病、肺结核、隐球菌脑膜炎、巨细胞病毒感染等。亦可见于各种肿瘤,如淋巴瘤、卡波西肉瘤等。

一、护理评估

(一) 致病因素

1. 病原学

HIV 属于反转录病毒科慢病毒亚科,目前已知 HIV 有两型,即 HIV-1 和 HIV-2,两者均为单链 RNA 病毒,均可引起艾滋病。成熟 HIV 为球形,直径为 90～140 nm。核心呈棒状或球状结构,核心中有单链 RNA、反转录酶、整合酶和蛋白酶。外层由双层的磷脂蛋白膜构成包膜,包膜由宿主细胞膜与 HIV 的糖蛋白 gp120 和跨膜蛋白 gp41 共同组成。结构蛋白是核心蛋白 p24,基质蛋白 p18。

HIV 显著特征是高度的变异性。突变主要来自反转录过程,其中 env 基因变异幅度最大。高度变异性有助于 HIV 逃避宿主的免疫监视,同时也为 HIV 感染的预防、诊断和治疗设置了巨大的障碍。

HIV 除感染结缔组织中的 $CD4^+$ T 细胞、单核-吞噬细胞、B 淋巴细胞、中幼粒细胞和滤泡树突状细胞外,还可感染上皮组织中的朗格汉斯细胞及神经组织中的小胶质细胞、少突胶质细胞、星形胶质细胞和脑内皮细胞,其分布遍及骨髓、胸腺、脑、心肺、肠、眼、肾、皮肤和性腺等器官。

HIV 感染人体后能刺激人体产生抗体,但中和抗体很少,病毒和抗体可同时存在,故仍有传染性。

HIV 在外界的抵抗力不强,对热较为敏感,100 ℃作用 20 分钟、75%以上浓度乙醇、0.2%次氯酸钠和漂白粉能将其灭活。但对 0.1%甲醛、紫外线、γ 射线不敏感。

2. 流行病学

(1) 传染源　患者和 HIV 感染者是本病的传染源,无症状而血清 HIV 抗体阳性的 HIV 感染者是具有重要意义的传染源。病毒主要存在于血液、精液、子宫和阴道分泌物中,其他体液如唾液、眼泪和乳汁也有传染性。

(2) 传播途径　①性接触传播:为艾滋病的主要传播途径,同性恋、异性恋均可传播。②血液传播:输注含病毒的血液或成分血、血制品;药瘾者共用针头或注射器;植入 HIV 感染者的器官或人工授精;被 HIV 污染的针头刺伤或破损皮肤意外受感染;生活中密切接触经破损的皮肤处感染。③母婴传播感染:HIV 的孕妇可通过胎盘、分娩过程及产后血性分泌物和哺乳传给婴儿。

(3) 易感人群　人群普遍易感,15～49 岁发病者占 80%。男性同性恋者、多个性伴侣者、静脉药瘾者和血制品使用者为本病的高危人群。

Note

（4）流行概况　近年调查显示，全球艾滋病累积发病数超过 4000 万例。HIV 感染及艾滋病发病地区正在改变，由原来的北美、西欧为主转向亚、非、拉人口众多地区。我国 1985 年发现第一例艾滋病患者。目前 HIV 感染率呈上升趋势，局部地区和重点人群已经呈现高流行，疫情正在从高危人群向一般人群扩散。

（二）身体状况

潜伏期和进入体内的病毒量呈负相关，进入体内的病毒量愈多，潜伏期愈短，反之则长。潜伏期平均 9 年，可短至数月，长达 15 年。

根据我国艾滋病的诊疗标准和指南，可分以下三期。

1. 急性期

通常发生在初次感染 HIV 后 2～4 周，临床表现有发热、头痛、乏力、咽痛、全身不适等症状，脑膜脑炎或急性多发性神经炎，颈、腋及枕部有肿大淋巴结，类似传染性单核细胞增多症表现，皮疹、肝脾肿大。持续 1～2 周后缓解。部分患者有白细胞和血小板减少。$CD4^+$ T 细胞计数一过性减少，同时 $CD4^+/CD8^+$ 倒置。

2. 无症状期　常无任何症状。亦可有全身淋巴结肿大，一般只是在性伴侣发现后检查而确诊。此期持续时间一般为 6～8 年，时间的长短与感染的数量、型别、感染途径、个体差异有关。此期由于 HIV 在感染者体内不断复制，免疫系统受损，$CD4^+$ T 细胞计数逐渐下降，此期具有传染性。

3. 艾滋病期　此期为感染最终阶段，$CD4^+$ T 细胞明显下降，多于 $200/mm^3$，HIV 血浆病毒载量显著增高。主要临床表现为 HIV 相关症状、各种机会性感染及肿瘤。

（1）HIV 相关症状　表现为持续 1 个月以上的发热、盗汗、腹泻；体重下降 10%以上；可有精神神经症状，如记忆力下降、性格改变、头痛等。另外还可出现持续性无痛性全身淋巴结肿大，其特点为：①持续 3 个月以上；②淋巴结直径达到 1 cm，无压痛，无粘连；③除腹股沟以外有两个或两个以上部位的淋巴结肿大。

（2）各种机会性感染及肿瘤　艾滋病期的临床表现无特征，呈多样化，主要有各种并发症，如口腔、食管或支气管白色念珠菌感染、卡氏肺孢子虫病、巨细胞病毒（CMV）感染、弓形虫脑病、隐球菌脑膜炎、青霉菌感染、败血症、反复发生的细菌和真菌性肺炎、皮肤带状疱疹、皮肤黏膜或内脏的卡波西肉瘤、尖锐湿疣、淋巴瘤、活动性结核病或非结核分枝杆菌病、反复发作的疱疹病毒感染、CMV 视网膜炎等。中青年患者可出现痴呆症。

（三）辅助检查

1. 一般检查　白细胞、血红蛋白、红细胞及血小板均可有不同程度减少。尿蛋白常阳性。

2. 免疫学检查

（1）$CD4^+$ T 细胞检测　HIV 特异性侵犯 $CD4^+$ T 细胞，$CD4^+$ T 细胞进行性减少，$CD4^+/CD8^+$ 倒置。采用流式细胞术检测 $CD4^+$ T 细胞绝对数量，可以了解 HIV 感染者机体免疫状况和病情进展，确定疾病分期和治疗时机，判断治疗效果和临床合并症。

（2）其他　链激酶、植物血凝素等皮试常阴性。免疫球蛋白、β_2 微球蛋白可升高。

3. 血生化检查　血生化检查可有血清转氨酶升高及肾功能异常等。

4. 病毒及特异性抗原和（或）抗体检测

（1）分离病毒　患者血浆、单核细胞和脑脊液可分离出 HIV。因操作复杂，主要用于科研。

（2）抗体检测　HIV-1、HIV-2 抗体检测是 HIV 感染诊断的金标准。经筛查试验

Note

(初筛和复检)确证试验两步采用 ELISA,化学发光法或免疫荧光法初筛或复检血清 gp24 及 gp120 抗体,灵敏度达 99%。抗体初筛检测结果通常要经蛋白免疫印迹(western blot,WB)检测确认。

(3) 抗原检测　抗 HIV24 抗原单克隆抗体制备试剂,用 ELISA 法测血清 HIVp24 抗原有助于抗体产生窗口期和新生儿早期感染的诊断。

(4) 病毒载量测定　病毒载量的测定可了解疾病进展,提供抗病毒治疗依据,评估治疗效果,指导治疗方案调整,为早期诊断提供参考。常用的方法有反转录 PCR、核酸序列依赖性扩增、分枝 DNA 信号放大系统和实时荧光定量 PCR 扩增。

(5) 耐药检测　通过测定 HIV 基因型和表型的变异了解药物变异情况。目前国内外主要采用基因型检测。一般在抗病毒治疗病毒载量下降不理想或抗病毒治疗失败需要改变治疗方案时进行耐药检测。如条件允许也可以在抗病毒治疗开始前进行耐药检测,有助于选用合适的抗病毒药物。

(6) 蛋白质芯片　近年蛋白质芯片技术发展较快,能同时检测 HIV、HBV、HCV 联合感染者血中 HIV、HBV、HCV 核酸和相应的抗体,有较好的应用前景。

5. 其他检查　X 线检查有助于了解肺并发肺孢子菌、真菌、结核杆菌感染及卡波西肉瘤等情况。痰、支气管分泌物或肺活检可找到肺孢子菌包囊、滋养体或真菌孢子。粪涂片可查到隐孢子虫。隐球菌脑膜炎者脑脊液可查到隐球菌。弓形虫、肝炎病毒及 CMV 感染可用 ELISA 法测定相应的抗原或抗体。血或分泌物培养可确诊继发细菌感染。组织活检可确诊卡波西肉瘤或淋巴瘤等。

(四) 心理与社会状况

部分患有艾滋病的人群在患病前就对生活或家庭丧失信心,误入歧途,采取萎靡不振的生活方式。由于疾病预后不良,社会一部分人对艾滋病不了解,歧视艾滋病患者,更使患者感到恐惧、悲观无望,甚至迁怒于社会或自杀。护士除了解患者的心理状态外,还要了解家属、朋友以及社交人群对患者的支持程度,患者的经济状况、以往和患病后的生活行为方式等。

(五) 治疗原则及主要措施

1. 抗病毒治疗　目前主张联合用药,因单用一种药物容易产生耐药性。对急性期 HIV 感染者和无症状期 HIV 感染者,不建议用抗病毒治疗,应定期随访及观察,但应积极处理治疗各种并发症。开始抗病毒治疗的指征是:①$CD4^+$ 细胞计数 $<0.2\times10^9/L$;②$CD4^+$ 细胞计数为 $(0.2\sim0.35)\times10^9/L$,但快速减少者;③不管 $CD4^+$ 细胞计数的多少,只要血浆 HIV RNA 载量 >55000 拷贝/mL;④艾滋病患者。

核苷类逆转录酶抑制剂可以有选择性地抑制 HIV 反转录酶的作用,参与正在延长的 DNA 链中,抑制 HIV 复制,常用的有齐多夫定、拉米夫定、阿巴卡韦等;非核苷类逆转录酶抑制剂主要作用于有抑制 HIV 反转录酶某位点使其失去活性,常用的有奈韦拉平、地拉韦定;蛋白酶抑制剂抑制蛋白酶即阻断 HIV 复制和成熟中必需的蛋白质合成,常用的有沙奎那韦、利托那韦、地瑞那韦等。

2. 并发症治疗　如病情严重应先治疗并发症,稳定后再开始抗 HIV 治疗。

(1) 口腔念珠菌感染　局部涂抹制霉菌素糊(用 2 片制霉菌素研碎加蜂蜜调成糊),每日 2 次。

(2) 卡氏肺孢子虫病　口服复方新诺明 2 片,每日 3～4 次,病情稳定后可用维持量 2 片,每日 2 次。严重者可用烷脒或卡泊芬净静脉滴注。

Note

(3) 结核病　三联或四联抗结核药,最好加上喹诺酮类。疗程 6 个月～1 年。

(4) 隐球菌脑膜炎　用两性霉素 B 加氟康唑和氟胞嘧啶。

(5) CMV 视网膜脉络膜炎　更昔洛韦静脉滴注 5 mg/kg,每日 2 次,病情稳定后改为口服。

知识链接
3-8-1

二、常用护理诊断/问题

(1) 有感染的危险　与免疫功能受损有关。

(2) 营养失调:低于机体需要量　与纳差、慢性腹泻及艾滋病期并发各种机会性感染和肿瘤消耗有关。

(3) 恐惧　与艾滋病预后不良、疾病折磨、担心受到歧视有关。

(4) 活动无耐力　与 HIV 感染、并发各种机会性感染和肿瘤有关。

(5) 腹泻　与并发胃肠道机会性感染和肿瘤有关。

三、护理目标

(1) 未发生感染或感染能被及时发现和处理。

(2) 患者能遵循饮食计划,保证营养物质的摄入,营养状况有所改善。

(3) 患者能保持良好的心态,依从性提高。

(4) 患者活动耐力增加,进行日常活动时不感到疲乏。

(5) 患者未发生水、电解质紊乱,能够保持局部皮肤完整,无破损。

四、护理措施

(一) 一般护理

1. 休息与活动　在急性感染期和艾滋病期应卧床休息,以减轻症状;无症状感染期可以正常工作,但应避免劳累。

2. 饮食与营养　评估患者的营养状况,包括皮下脂肪、皮肤弹性、体重以及血红蛋白等;评估患者的食欲,了解饮食习惯、进食能力等。根据患者身体情况给予高热量、高蛋白质、高维生素、易消化饮食以保证营养供给,增强机体抗病能力。同时根据患者的饮食习惯,注意食物的色香味,少量多餐,设法促进患者食欲。若有呕吐,在饭前 30 分钟给予止吐药。若有腹泻,能进食者应给予少渣、少纤维素、高蛋白质、高热量、易消化的流质或半流质饮食;鼓励患者多饮水或给肉汁、果汁等;忌食生冷及刺激性食物。不能进食、吞咽困难者给予鼻饲。必要时静脉补充所需营养和水分。

3. 加强个人卫生　加强口腔护理和皮肤清洁,防止继发感染,减轻口腔、外阴真菌、病毒等感染引起的不适。长期腹泻的患者要注意肛周皮肤的护理。每次排便后用温水清洗局部,再用吸水性良好的软布或纸巾吸干,可涂抹润肤油保护皮肤。

(二) 病情观察

密切观察有无肺部、胃肠道、中枢神经系统、皮肤黏膜等机会性感染的发生,如有无发热、咳嗽、呼吸困难、呕吐、腹泻等症状,以便及早发现、及时治疗,并对症护理。

(三) 用药护理

早期抗病毒治疗可减少机会性感染。使用齐多夫定治疗者,注意其严重的骨髓抑制作用,早期可表现为巨幼细胞性贫血,晚期可有中性粒细胞和血小板减少,亦可出现恶心、头痛和肌炎等症状。应查血型、做好输血准备,并定期检查血象。当 Hb≤80 g/L 或骨髓抑制时可输血,并遵医嘱减少齐多夫定用量。中性粒细胞<0.5×10^9/L 时,应报告医生停药。

(四)预防传染

艾滋病是通过性接触或接触患者的血液、体液传播的,一般的接触不会感染艾滋病,因此对 HIV 感染者和艾滋病患者均无须隔离。如患者出现明显的腹泻,有可能污染环境时应予以接触隔离措施。医务工作者预防艾滋病病毒感染的防护措施应当遵照标准预防原则,尤其要预防污染的针头及其他锐器刺破皮肤。艾滋病期患者由于免疫缺陷,应实施保护性隔离。

(五)心理护理

多与患者沟通,运用倾听技巧,了解患者的心理状态。由于艾滋病缺乏特效治疗,预后不良,加之疾病的折磨,患者易有焦虑、抑郁、恐惧等心理障碍,部分患者可出现报复、自杀等行为。护士要真正关心体谅患者,并注意保护患者的隐私。了解患者的社会支持资源状况及患者对资源的利用度,鼓励亲属、朋友给患者提供生活上和精神上的帮助,解除患者孤独恐惧感。鼓励患者珍爱生命,充分利用社会资源及信息,积极地融入社会。

(六)健康指导

1. 疾病预防指导 广泛开展宣传教育和综合治理,应通过传媒、社区教育等多种途径使群众了解艾滋病的病因和感染途径,采取自我防护措施进行预防,尤其应加强性道德的教育。保障安全的血液供应,提倡义务献血,禁止商业性采血;严格血液及血制品的管理,严格检测献血者精液及组织、器官供者的 HIV 抗体。注射、手术、拔牙等应严格无菌操作,推广使用一次性注射用品,不共用针头、注射器。加强静脉药瘾者注射用具的管理。对医疗器械如胃镜、肠镜、血液透析器械应严格消毒,防止医源性感染。加强对高危人群的艾滋病疫情监测,严格取缔卖淫和嫖娼活动。加强国境检疫,对艾滋病抗体阳性者禁止入境。

2. 疾病知识指导 教育患者,使之充分认识本病的基本知识、传播方式、预防措施及保护他人和自我健康监控的方法。对 HIV 感染者实施管理,包括以下几点。①进行定期或不定期的访视及医学观察。②患者的血、排泄物和分泌物应用 0.2%次氯酸钠或漂白粉等消毒液进行消毒。③严禁献血、捐献器官、精液;性生活应使用避孕套。④出现症状、并发感染或恶性肿瘤者,应住院治疗。⑤已感染 HIV 的育龄妇女应避免妊娠、生育,以防止母婴传播。HIV 感染的哺乳期妇女应人工喂养婴儿。

五、护理评价

经过治疗和护理,评价患者是否达到:①无感染发生或感染能被及时发现和处理;②能遵循饮食计划,保证营养物质的摄入;③患者保持良好的心态,依从性强;④患者活动耐力增加,进行日常活动时不感到疲乏;⑤患者未发生水、电解质紊乱,能够保持局部皮肤完整性,无破损。

(左红群)

在线答题

3-8

案例解析

男性,32 岁。发热伴咳嗽、进行性胸闷、气促 3 周。

患者 3 周前无明显诱因出现发热,体温最高 38 ℃,无明显畏寒、发热、寒战,伴干咳,逐渐出现胸闷气促，进行性加重，无头痛、恶心、呕吐、胸痛等其他不适。1 周前到当地医院就诊，胸部 CT 提示两肺间质弥漫性病变，呈磨玻璃样，给予头孢呋辛和左氧氟沙星抗感染治疗症状无好转，为进一步治疗来院。发病以来精神欠佳，食欲可，睡眠稍差，小便正常，时有腹泻，大便每日 3～5 次，稀便，无黏液和脓血，体重下降 3 kg 左右。既往体健，否认心肝肾疾病、慢性呼吸道疾病及肿瘤等病史。无免疫抑制类药物应用史。无烟酒嗜好，有同性性行为史。否认家族遗传史。T 39.2 ℃，P 115 次/分，R 30 次/分，BP 125/75 mmHg。实验室检查：HIV 抗体初筛试验阳性。淋巴细胞分类计数：CD_4^+ 细胞计数 66/μL，$CD4^+/CD8^+$ 0.14。血气分析 PaO_2 58 mmHg，$PaCO_2$ 36 mmHg。

请思考：

(1) 该患者可能的临床诊断是什么？

(2) 该患者存在哪些护理诊断/问题，应如何进行护理？

(3) 简述对该患者健康指导的主要内容。

案例解析答案

3-8

第九节 狂犬病患者的护理

PPT

3-9

案例引导

患者，王某，男，36 岁，约 2 个月前被一小豺犬咬伤手指，未接种狂犬病疫苗。昨日自觉伤口处有异样感、麻木。今日上午来院就诊，下午 3 时患者开始出现恐水、恐风，并伴流涎、吞咽困难、失眠等症状。

请问：

1. 该患者最可能的医疗诊断是什么？
2. 目前存在哪些主要护理问题？
3. 针对该患者护士应采取哪些护理措施？

狂犬病(rabies)又名恐水症(hydrophobia)，是由狂犬病毒所致的侵犯中枢神经系统为主的急性人兽共患传染病。人狂犬病通常由病兽以咬伤方式传给人。临床表现为特有的恐水、怕风、恐惧不安、咽喉肌痉挛、进行性瘫痪等。病死率几乎达 100%。预防措施主要包括犬的管理、人被咬伤后伤口的正确处理和及时预防注射。

一、护理评估

(一) 致病因素

1. 病原学 狂犬病毒属于弹状病毒科狂犬病毒属的一种嗜神经病毒。子弹形，大小为 75 nm×180 nm，主要由核衣壳和包膜组成。基因组为单股负链 RNA 病毒。包膜上的糖蛋白具有免疫原性，能诱生中和抗体，具有血凝集性。从自然条件下感染的人或动物体内分离的病毒称为野毒株，致病力强，脑外途径接种后，易进入脑组织和唾液腺内繁殖，潜伏期较长。野毒株连续在家兔脑内多次传代获得的病毒株称为固定毒株，其毒力

Note

减弱,潜伏期短,对人和犬失去致病力,但仍保持其免疫原性,可供制备疫苗。狂犬病毒对理化因素的抵抗力低,易被紫外线、碘液、高锰酸钾及乙醇等灭活,但可耐受低温。

2. 发病机制 狂犬病毒自皮肤或黏膜破损处侵入人体后,对神经组织有强大的亲和力,可分为三个阶段。①病毒侵入外周神经:病毒先在感染部位小量繁殖后侵入近处的外周神经。②侵入中枢神经:沿周围神经的轴索向中枢神经向心性扩展,至脊髓的背根神经节再大量繁殖,入侵脊髓并很快到达脑部。主要侵犯脑干、小脑等处的神经细胞,一般不进入血液形成病毒血症。③向各器官扩散:病毒从中枢神经向周围神经及其所支配的组织扩散,导致非神经组织感染。由于迷走、舌咽及舌下脑神经核受损,导致吞咽肌及呼吸肌痉挛,出现恐水、吞咽和呼吸困难等症状。交感神经受累时可出现唾液分泌和出汗增多。迷走神经节、交感神经节和心脏神经节受损时引起心血管功能紊乱,可致猝死。狂犬病症状出现之前,唾液腺已受感染,病毒在唾液中大量增殖并随之排出体外。

3. 流行病学

(1) 传染源 本病的主要传染源是携带狂犬病毒的病犬,占 80%～90%。其次是猫、猪、牛及马等家畜和兽类。许多食肉野生动物如狐獾、浣熊等亦可引起人狂犬病的发生。理论上,病毒可从感染者的分泌物如唾液中进入带伤口的皮肤黏膜,故有人传人的可能性,但狂犬病患者一般不是传染源。

(2) 传播途径 主要通过咬伤、抓伤、舔触的皮肤、黏膜侵入。实验室或蝙蝠群居洞穴中的含毒气溶胶可经呼吸道传播。少数可通过对病犬宰杀、剥皮而受感染。病毒通过咬伤传播是非咬伤传播的 50 倍以上。

(3) 人群易感性 普遍易感。动物饲养者、兽医、动物实验员和勘探者是本病的高危人群。人被病犬咬伤后的发病率为 15%～30%。下列因素可使发病率增加:①咬伤部位的神经血管分布丰富,如头面部、颈部及手部;②咬伤程度严重,伤口深大者发病率高;③伤口未及时清创;④咬伤后未及时全程注射狂犬病疫苗;⑤被咬者的免疫功能低下。

(二) 身体状况

潜伏期长短不一,5 日至 10 年或更长,一般 1～3 个月。1 年内发病者占全部病例的 99%。临床可分为狂躁型(脑炎型)及麻痹型。我国常见为狂躁型,典型临床经过分为 3 期。

1. 前驱期 常有低热、倦怠、头痛、恶心、全身不适,继而出现恐惧不安、烦躁、失眠,对声、光、风等刺激敏感而有喉头紧缩感。在愈合的伤口及其神经支配区有痒、痛、麻及蚁走感等异样感觉,是最有意义的早期症状。本期持续 2～4 日。

2. 兴奋期 表现为高度兴奋,主要表现为极度恐怖表情、恐水、怕风、发作性咽喉肌痉挛。体温常升高(38～40 ℃)。恐水、怕风为本病的临床特征,典型表现为虽渴极而不敢饮水,见水、闻流水声、饮水或仅提及饮水时,均可引起咽喉肌严重痉挛。外界多种刺激如风、光、声也可引起咽喉肌痉挛。常因声带痉挛伴声嘶、说话吐词不清,严重发作时可出现全身肌肉阵发性抽搐,因咽喉肌和呼吸肌痉挛致呼吸困难和发绀。还可表现为大量流涎、乱吐唾液、大汗淋漓,心率加快,血压上升。患者神志多清晰,可出现精神失常、幻视、幻听等。本期 1～3 日。

3. 麻痹期 肌肉痉挛停止,进入全身弛缓性瘫痪,患者由安静进入昏迷状态。最后因呼吸、循环衰竭而死亡。该期持续时间较短,一般仅为 6～18 小时。本病全病程一般不超过 6 日。

除狂躁型外,尚有以脊髓或延髓受损为主的麻痹型。该型患者无兴奋期和典型的恐

Note

水表现，常见高热、头痛、呕吐、腱反射消失、肢体软弱无力、共济失调和大小便失禁，呈横断性脊髓炎或上行性麻痹等症状，最终因肌肉瘫痪而死亡。

（三）辅助检查

1. 血常规及脑脊液检查　外周血白细胞总数轻至中度增多，中性粒细胞占80%以上。脑脊液压力正常或偏高，细胞数及蛋白质可稍增多，糖及氯化物正常。

2. 病原学检查

(1) 抗原检查　可取角膜印片、咬伤部位皮肤组织或脑组织通过免疫荧光法检测抗原，阳性率可达98%。

(2) 病毒分离　取患者的唾液、脑脊液、泪液接种鼠脑分离病毒。至少需1周才有结果。

3. 内基小体检查　取动物或死者的脑组织作切片染色，镜检找内基小体，阳性时可确诊。

4. 病毒核酸检测　可取脑组织应用逆转录-聚合酶链反应(RT-PCR)检测狂犬病毒核酸，阳性时可确诊。

（四）心理与社会状况

患者因极度恐水、怕风、呼吸肌及咽喉肌痉挛等严重病症带来的极大痛苦以及家属的误解而产生恐惧、绝望心理。家属因患者病情重，预后差而产生焦虑、悲观情绪。

（五）治疗原则及主要措施

本病发病后无特效治疗，而且病死率极高，故重点在于预防发病。

1. 狂犬病的治疗　以对症和支持治疗为主。

(1) 单室严格隔离患者，防止唾液污染，尽量保持患者安静，减少光、风、声等刺激。

(2) 狂躁时用镇静剂，如安定、鲁米那等。

(3) 加强监护治疗，给氧，必要时气管切开；纠正酸中毒，维持水、电解质平衡。有心动过速、心律失常、高血压等，可用β受体阻滞剂或强心剂。有脑水肿时给予脱水剂。

2. 伤口处理　尽快用20%肥皂水或0.1%新洁尔灭反复冲洗至少半小时，力求去除带有狂犬病毒的狗涎，挤出污血。彻底冲洗后用75%乙醇或2%碘酒涂拭伤口，伤口一般不予缝合或包扎，以便排血引流。如有抗狂犬病免疫球蛋白或免疫血清，则应在伤口底部和周围行局部浸润注射。此外，尚需注意预防破伤风及细菌感染。

3. 预防接种

(1) 疫苗接种　可用于暴露后预防，也可用于暴露前预防。国内主要采用狂犬病毒的地鼠肾细胞疫苗。暴露后预防：疫苗共接种5次，每次2 mL，于0、3、7、14和30天完成。如严重咬伤，可全程注射10针，于当日至第6天每日1针，随后于10、14、30、90天各注射1针。暴露前预防：主要用于高危人群如兽医、山洞探险者、从事狂犬病毒研究的相关人员等，疫苗共接种3次，每次2 mL，于0、7和21天进行，2～3年加强1次。

(2) 免疫球蛋白注射　有马或人源性抗狂犬病毒免疫球蛋白和免疫血清，以人抗狂犬病毒免疫球蛋白最佳。为避免马血清的过敏反应，注射前应做皮肤过敏试验，过敏者可用脱敏注射。

二、常用护理诊断/问题

(1) 皮肤完整性受损　与病犬、病猫等动物咬伤或抓伤有关。

(2) 有受伤的危险　与患者兴奋、狂躁、出现幻觉等精神异常有关。

Note

(3) 有窒息的危险　与病毒损害中枢神经系统导致呼吸肌痉挛有关。

(4) 营养失调:低于机体需要量　与吞咽困难、不能进食和饮水有关。

(5) 恐惧　与疾病引起死亡的威胁有关。

三、护理目标

(1) 患者能保持皮肤完整性,无破损。

(2) 患者无损伤发生。

(3) 患者能保持呼吸道通畅,呼吸功能不受影响。

(4) 患者能遵循饮食计划,保证营养物质的摄入,营养状况有所改善。

(5) 患者主诉恐惧感减轻或消失。

四、护理措施

(一) 一般护理

1. 休息与活动

(1) 将患者安置于安静、避光的单人房间,患者应卧床休息并在标准预防的基础上实施接触隔离,防止唾液污染。狂躁恐怖、激动或幻视、幻听患者,加床栏保护或适当约束,防止坠床或外伤。

(2) 有计划地安排并简化医疗、护理操作,集中在使用镇静剂后进行,动作要轻快。避免一切不必要的刺激,如水、光、声、风、触动等,尤其与水有关的刺激。避免让患者闻及水声,病房内避免放置盛水容器,避免提及“水”字,适当遮蔽输液装置等。并向家属解释兴奋、狂躁的原因,嘱其避免刺激患者。

2. 饮食与营养　发作期患者因多汗、流涎和不能饮水,常呈缺水状态,需静脉输液,补充能量,维持水、电解质及酸碱平衡。可采用鼻饲饮食,在痉挛发作期间或使用了镇静剂后缓慢注入。

(二) 病情观察

严密观察呼吸、脉搏、心率、心律、体温、意识及瞳孔变化,尤其是呼吸频率、节律的改变,注意有无呼吸困难、发绀,记录抽搐部位、发作次数和持续时间。注意有无水、电解质及酸碱平衡紊乱,及时遵医嘱留取标本,记录液体出入量。

(三) 用药护理

咬伤后迅速彻底清洗伤口能降低狂犬病的发病率。尽快用20%肥皂水或0.1%苯扎溴铵(季胺类消毒液)反复冲洗至少30分钟,尽量除去狗涎和污血,季胺类与肥皂水不可合用。冲洗后,局部用70%乙醇和2%碘酊消毒。伤口较深者,清创后应在伤口底部和周围行抗狂犬病免疫球蛋白或抗狂犬病毒免疫血清局部浸润注射。狂犬病毒免疫血清可中和血中游离狂犬病毒,防止发病或减轻临床症状,使用前应进行皮肤过敏试验,皮试阳性者要进行脱敏疗法。伤口一般不宜缝合或包扎,以便排血引流。此外,尚需注意预防破伤风和细菌感染。

(四) 预防传染

(1) 凡被猫、犬抓伤或咬伤或皮肤破损处被狂犬或狂犬病患者的唾液沾染的,均应在2天内进行疫苗接种。国内多采用地鼠肾疫苗5针免疫方案,即咬伤后0、3、7、14和30天各肌注1次,每次2 mL。成人必须注射于上臂三角肌,切勿注射臀部,因其抗原性作用

Note

差。小儿注射于大腿肌肉前外侧区。严重咬伤者，疫苗可加至全程 10 针。

(2) 观察患者愈合的伤口及其相应的神经支配区有无痒、痛、麻及蚁走等异样感觉。若有，应及时入院诊治。

(3) 保持呼吸道通畅及吸氧　及时清除唾液及口鼻分泌物，保持呼吸道通畅。咽喉肌或呼吸肌频发痉挛时，给予氧气吸入和镇静止痉剂。

(4) 急救配合　备好各种急救药品及器械，如镇静剂、呼吸兴奋剂、气管插管及气管切开包、人工呼吸机等，若有严重呼吸衰竭、不能自主呼吸者，应配合医生行气管插管、气管切开或使用人工呼吸机辅助呼吸。

(五) 心理护理

多数患者神志清醒，可因恐水、怕风、担心病情而异常痛苦、恐惧不安，应关心患者，尽量使患者有安全感。

(六) 健康指导

1. 疾病预防指导　严格犬的管理，捕杀野犬、狂犬、狂猫及其他狂兽，并应立即焚毁或深埋。对家犬应进行登记与预防接种。进口动物必须检疫。

2. 保护易感人群　高危人群如接触狂犬病的工作人员、兽医、山洞探险者、动物管理人员，应进行暴露前的疫苗接种。若被犬、猫（尤其野犬、野猫）等动物咬伤或抓伤，应进行全程预防接种。接种期间应戒酒，多休息。

五、护理评价

经过治疗和护理，评价患者是否达到：①患者皮肤完整无破损；②患者无损伤发生；③患者呼吸道通畅，呼吸功能良好；④患者营养物质的摄入正常，营养状况良好；⑤患者恐惧感消失或减轻。

（左红群）

案例解析

患者肖某，女，23 岁，被狂犬咬伤左腓肠肌，共伤 3 处，每处约 1.5 cm×2.5 cm，此犬当天上午还咬了本村两个小孩（因隔衣服，没咬伤皮肤）及一条水牛，证明确系狂犬。患者当时用盐姜五片捣烂敷伤口，无痛感，患者被狂犬咬伤后 1 个月内无不适感，第 31 日上午 8 时感到烦躁不安，两耳刺痛，汗出如珠，有怕风、怕声、怕水等症状出现。中午时，出现咽喉痉挛，极度烦躁，乱叫，神志欠清楚，其母接近时，被打了两个耳光，舌尖被自己咬伤。上述症状持续 12 小时左右。患者从小在家务农，身体健康，无其他传染病病史。

请思考：

(1) 该患者可能的临床诊断是什么？

(2) 该患者存在哪些护理诊断/问题，应如何进行护理？

(3) 简述对该患者健康指导的主要内容。

在线答题
3-9

案例解析答案
3-9

PPT
3-10

第十节　手足口病患者的护理

案例引导

某患儿，男性，3岁，发热两天，最高体温达39 ℃左右，使用退热药后，间隔3～4小时体温会再次升高，近1天口腔出现米粒大小的疱疹，疱疹周围有红晕，患儿伴有流涎、拒食、哭闹，今晨起发现患儿脚掌出现绿豆大小的疱疹。

请问：

1. 该患儿的护理诊断是什么？
2. 如何做好该患儿的隔离？
3. 对该患儿应采取哪些护理措施？

手足口病(hand-foot-mouth disease，HFMD)是由一组肠道病毒引起的一种儿童常见传染病，其中以柯萨奇病毒A组16型(Coxsackie virus A16，Cox A16)和肠道病毒71型(Enterovirus 71，EV 71)感染最常见，是我国法定的丙类传染病。多发生于学龄前儿童，尤以3岁以下儿童发病率最高。大多数患儿症状轻微，以发热和手、足、口腔等部位的丘疹或疱疹为主要症状，少数患儿可引起心肌炎、肺水肿、无菌性脑膜脑炎等并发症。个别重症患儿病情发展快，可导致死亡。

一、护理评估

(一) 致病因素

1. 病原学　手足口病病原体多样，均为单股正链RNA病毒，小RNA病毒科，肠病毒属。包括柯萨奇病毒A(CoxA)的2、4、5、7、9、10、16型等，B组(CVB)的1、2、3、4、5型等，肠道病毒71型(EV71)，埃可病毒11型(ECHO11)等。

肠道病毒适合在湿热的环境下生存与传播，病毒在4 ℃可存活1年，－20 ℃可长期保存，在外环境中可长期存活。75%乙醇和5%来苏尔不能将其灭活，对乙醚、脱氧胆酸盐、去污剂、弱酸等不敏感，对紫外线和干燥敏感。各种氧化剂(高锰酸钾、漂白粉等)、甲醛、碘酒以及56 ℃加热30分钟都可以使病毒灭活。

2. 发病机制与病理改变

1) 发病机制　通过呼吸道或消化道进入体内，侵入局部黏膜上皮细胞及周围淋巴细胞中停留和增殖。当增殖到一定程度，病毒侵入局部淋巴结，进入血液循环形成第一次病毒血症时，患者虽无明显临床症状，但可从各种体液中分离到病毒，具有传染性。病毒经血液循环侵入网状内皮组织、淋巴结、肝、脾、骨髓等处大量繁殖，并再次进入血液循环导致第二次病毒血症，此时机体可出现典型的临床症状和体征。EV71具有嗜神经性，侵犯外周神经末梢后沿轴突逆行至中枢神经系统，通过直接感染引起细胞病变以及间接免疫损伤机制而致病。

Note

一般情况下柯萨奇病毒 A 组不引起细胞病变，故症状多较轻，而柯萨奇病毒 B 组、肠道病毒 71 型、埃可病毒能引起细胞病变，可表现为严重病例。

2）病理改变　皮疹或疱疹是手足口病特征性组织学病变。光镜下表现为表皮内水疱，水疱内有中性粒细胞和嗜酸性粒细胞碎片；水疱周围上皮有细胞间和细胞内水肿；水疱下真皮有多种白细胞的混合型浸润。电镜下可见上皮细胞内有嗜酸性包涵体。

脑膜脑炎、心肌炎和肺炎是手足口病的三个严重并发症。

（1）脑膜脑炎　表现为淋巴细胞性软脑膜炎，脑灰质和白质血管周围淋巴细胞和浆细胞浸润、局灶性出血和局灶性神经细胞坏死以及胶质反应性增生。

（2）心肌炎　表现为局灶性心肌细胞坏死，偶见间质淋巴细胞和浆细胞浸润。

（3）肺炎　表现为弥漫性间质淋巴细胞浸润、肺泡损伤、肺泡内出血和透明膜形成，可见肺细胞脱落和增生，有片状肺不张。

3. 流行病学

（1）传染源　人是肠道病毒的唯一宿主，患者和隐性感染者均为本病的传染源。流行期间，患者为主要传染源，以发病后 1 周内传染性最强；散发期间，隐性感染者为主要传染源。

（2）传播途径　肠道病毒主要经消化道（粪-口途径）传播，其次是经呼吸道（飞沫、咳嗽、打喷嚏等）传播。亦可因接触患者口鼻分泌物、皮肤或黏膜疱疹液及被污染的手及物品等造成传播，污染的手是传播中的关键媒介。在流行地区，苍蝇、蟑螂可机械携带病毒，在传播中起一定作用。

（3）人群易感性　人群对引起手足口病的肠道病毒普遍易感，隐性感染和显性感染之比为 100∶1。不同年龄组均可发病，常见于学龄前儿童，尤以 3 岁及以下儿童发病率最高。显性感染和隐性感染后均可获得特异性免疫力，产生的抗体可在体内存留较长时间。对同血清型病毒产生比较牢固的免疫力，但不同血清型间极少有交叉免疫，因此机体可先后或同时感染多种不同的血清型或亚组病毒。

（4）流行特征　该病流行形式多样，无明显的地区性。全年均可发生，一般 5—7 月为发病高峰。引起本病的肠道病毒型别众多，传染性强，隐性感染比例大，传播途径复杂，传播速度快，控制难度大，故在流行期间托幼机构等易感人群集中单位可发生聚集性发病，有时可在较短时间内造成较大范围的流行。

（二）身体状况

手足口病潜伏期为 2～10 天，平均 3～7 天，病程一般为 7～10 天。多数突然起病，约半数患者于发病前 1～2 天或发病的同时发热，伴乏力、喷嚏、咳嗽、流涕等感冒样症状，也可出现食欲减退、恶心、呕吐、腹泻、腹痛等胃肠道症状。

【课堂互动】

手足口病和水痘均会出现疱疹，两者有何区别？

1. 轻型病例　发病期主要以手、足、臀皮疹和口咽痛为特征。由于口咽痛影响进食，婴儿可表现为流涎、拒食。口腔黏膜疱疹出现较早，初为粟粒样斑丘疹或水疱，周围有红晕，主要位于舌、两面颊部或唇部。手心、足心和臀部、躯干、四肢成簇出现或平或凸起的斑丘疹或疱疹，疱内有浑浊液体，无疼痛无瘙痒。皮疹一般具有“四不”特征：不痛、不痒、不结痂、不留疤。本病一般预后良好，病程自限，水疱和皮疹一般在 1 周内消退。

Note

2. 重型病例 少数病例(尤其是7～12个月患儿)在发病1～5天出现脑膜炎、脑炎、肺水肿、循环衰竭等,病情凶险,极少数病例病情危重,可致死亡或留有后遗症。

(1) 神经系统表现 可出现精神差、头痛、呕吐、肢体肌阵挛、无力、惊厥等症状。查体可见脑膜刺激征,腱反射减弱或消失。危重病例可表现为昏迷、脑水肿、脑疝。

(2) 呼吸系统表现 呼吸困难,口唇发绀,咳白色、粉红色或血性泡沫样痰;肺部可闻及湿啰音或哮鸣音。

(3) 循环系统表现 出现面色苍灰、四肢发凉、出冷汗、皮肤花纹、心率增快或减慢、脉搏细数或减弱甚至消失、血压下降等休克表现。

(三) 辅助检查

1. 实验室检查

(1) 血常规 普通病例白细胞计数正常或轻度升高,重症病例白细胞计数可明显升高或显著降低。

(2) 血生化检查 部分病例可有轻度ALT、AST、肌酸激酶同工酶(CK-MB)升高,升高程度与疾病严重程度和预后密切相关,重症病例可有心肌肌钙蛋白I(cTnI)、血糖升高,C反应蛋白(CRP)一般不升高。

(3) 脑脊液检查 神经系统受累时可出现脑脊液外观清亮,压力增高,白细胞增多,蛋白正常或轻度增多,糖和氯化物正常。

(4) 病原学检查 肠道病毒(CoxA16、EV71等)特异性核酸阳性是确认手足口病的主要依据,用组织培养分离肠道病毒是目前诊断的金标准。咽、气道分泌物,疱疹液、粪便阳性率较高。

(5) 血清学检查 测定血清中肠道病毒中和抗体的滴度,通常用急性期血清与恢复期血清滴度进行比较,EV71、CoxA16或其他肠道病毒。滴度有4倍或4倍以上的升高可证明病毒感染。

2. 其他检查

(1) X线胸片 可表现为双肺纹理增多,网格状、斑片状阴影,重症病例可出现肺水肿、肺出血征象,部分病例以单侧为著。

(2) 磁共振 神经系统受累者可有异常改变,以脑干、脊髓灰质损害为主。

(3) 脑电图 部分病例可表现为弥漫性慢波,少数可出现棘(尖)慢波。

(4) 超声心动图 心肌受损者可出现左室射血分数下降,左室收缩运动减弱,二尖瓣或者三尖瓣反流。

(5) 心电图 心肌受损者可见窦性心动过速或过缓,Q-T间期延长,ST-T改变。

(四) 治疗原则及主要措施

手足口病目前尚无特异性抗病毒药物,治疗原则为对症治疗,加强护理,预防并发症的发生。

1. 轻症病例的治疗 在门诊或居家隔离治疗,避免交叉感染。适当休息,清淡饮食,做好口腔和皮肤护理。发热、疱疹等症状可采用中西医结合治疗。

2. 重症病例的治疗

(1) 神经系统受累时治疗 ①控制颅内高压,限制摄入水量,给予甘露醇等脱水治疗;②静脉注射免疫球蛋白,酌情应用糖皮质激素;③降温、镇静、止惊。

(2) 呼吸、循环衰竭治疗 呼吸功能衰竭时应及时进行气管插管,使用正压机械通气,吸氧,监测呼吸、心率、血压和血氧饱和度。心力衰竭时在维持血压稳定的情况下,限

Note

制液体入量(有条件者根据中心静脉压调整入液量)。根据血压情况选用多巴胺、多巴酚丁胺等药物,酌情应用利尿剂。

3. 中医药治疗 根据不同病情辨证论治。普通型患儿宜选用清热解毒、化湿透邪的方药,如甘草泻心汤加减;重型患者根据病情给予清热祛风、回阳救逆的方药,如风引汤加减;对于口咽部疱疹可选用西瓜霜、双料喉风散、冰硼散等外敷,每天2～3次。

二、常用护理诊断/问题

(1) 皮肤完整性受损 与病毒感染所致皮疹有关。

(2) 营养失调:低于机体需要量 与口腔内疱疹或溃疡引起疼痛影响进食有关。

(3) 有感染的危险 与手足口部形成的疱疹或疱疹破溃有关。

(4) 潜在并发症 心肌炎、肺炎、脑膜脑炎。

三、护理目标

(1) 患儿能保持皮肤完整性,无破损,疱疹结痂或消退。

(2) 患儿能逐渐增加饮食量,保证营养物质的摄入,满足机体需求。

(3) 未发生感染或感染能被及时发现和处理。

(4) 未发生心肌炎、肺炎、脑膜脑炎等并发症或能被及时发现和处理。

四、护理措施

(一) 一般护理

1. 环境与休息 卧床休息1周。房间定期开窗通风,保持空气新鲜、流通,温度、湿度适宜。有条件的家庭每天可用乳酸熏蒸进行空气消毒。减少人员进出患儿房间,禁止吸烟,避免继发感染。患儿用过的物品要彻底消毒,可用含氯的消毒液浸泡或煮沸,不宜浸泡或蒸煮的物品可放在日光下暴晒。

2. 饮食 患儿因发热、口腔疱疹,胃口较差,不愿进食,应给予患儿清淡、可口、易消化流质或半流质饮食,禁食生冷、辛辣等刺激性食物。饮食温度不宜过高,食用过热的食物容易刺激破溃处引起疼痛,不利于口腔溃疡的愈合。

(二) 病情观察

密切观察生命体征的变化,监测体温,观察发热的程度、持续时间。有无呼吸困难、面色苍白、出冷汗、心率增快或减慢,血压下降等呼吸、循环衰竭表现。注意意识状态,有无嗜睡、烦躁不安、抽搐等症状。观察口腔内疱疹,手、足、臀部的皮疹颜色、形态等。

(三) 对症护理

1. 皮疹 保持皮肤清洁,防止感染。患儿衣服、被褥清洁,衣着舒适、柔软,经常更换。剪短患儿指甲,必要时包裹患儿双手,防止抓破皮疹。臀部有皮疹的患儿,应及时清理大小便,保持臀部清洁干燥。手足部皮疹初期可涂炉甘石洗剂,有疱疹形成或疱疹破溃时可涂0.5%碘伏或抗生素软膏。

2. 口腔疱疹 患儿因口腔疼痛而出现拒食、流涎、哭闹时,保持患儿口腔清洁,进食前后用生理盐水或温开水漱口,对不会漱口的患儿,可以用棉棒蘸生理盐水轻轻地清洁口腔,口腔有糜烂时可涂金霉素、鱼肝油。

3. 发热 患儿体温一般为低热或中度发热,无需特殊处理,可让患儿多饮水,有助于散热。

Note

（四）预防感染

1. 管理传染源 手足口病患者应及早行消化道、呼吸道接触隔离。患儿增多时，要及时向卫生和教育部门报告。

2. 切断传播途径 手足口病传播途径多，婴幼儿和儿童普遍易感。做好儿童个人、家庭和托幼机构的卫生及消毒隔离是预防本病传播的关键。

(1) 个人及家庭卫生 饭前、便后、外出后要用肥皂或洗手液等给儿童洗手，不要让儿童喝生水、吃生冷食物，避免接触患病儿童；看护人接触儿童前、给幼童更换尿布、处理粪便后均要洗手，并妥善处理污物；婴幼儿的奶瓶使用前后应充分清洗；本病流行期间不宜带儿童到人群聚集、空气流通差的公共场所，注意保持家庭环境卫生，居室要经常通风，勤晒衣被。

(2) 托幼机构及小学等集体单位的卫生、消毒措施 本病流行季节，教室和宿舍等场所要保持良好通风，每天做好消毒工作，对玩具、个人卫生用具、餐具、门把手、楼梯扶手、桌面等物体表面进行清洗消毒。进行清扫或消毒工作(尤其是清扫厕所)时，工作人员应戴手套，清洗工作结束后立即洗手。教育指导儿童养成正确洗手的习惯。每天进行晨检，发现可疑患儿时，要对患儿采取及时送诊、居家休息的措施，对患儿所用的物品要立即进行消毒处理。

(3) 医疗机构的卫生、消毒措施 医务人员在诊疗、护理每一位患者后，均应认真洗手或消毒双手；诊疗、护理患者过程中所使用的非一次性的仪器、物品，采取擦拭、浸泡等方法进行消毒；对住院患儿使用过的病床及桌椅等设施和物品必须消毒后才能继续使用；患儿的呼吸道分泌物和粪便要进行消毒处理，采用含氯的消毒剂消毒 2 小时后倾倒。

3. 保护易感人群 目前还没有可供预防的疫苗。对于手足口病有严重并发症的流行地区，密切接触患者的患儿可肌注丙种球蛋白，提高机体的抗病能力。

【技能要点】

幼儿六步洗手法

1. 湿 在水龙头下把手淋湿，擦上肥皂或洗手液。
2. 搓 按六步洗手法揉搓 20 秒。
3. 冲 清水把手冲洗干净。
4. 捧 用手捧清水将水龙头冲洗干净，再关闭水龙头。
5. 甩 双手五指自然下垂，在水池里甩三下，防止手上的水滴在地上。
6. 擦 用干净的毛巾(纸巾)擦干或用烘干机烘干。

（五）健康指导

(1) 加强对手足口病的知识宣教 此病病程初期临床表现类似感冒症状，如发热、咽痛等。口腔溃疡往往会误诊为单纯性的口腔炎。因此，家长在手足口病流行期间如果发现患儿发热、皮疹或口腔溃疡的症状，应及时到医院就诊，早期诊治，以免延误病情。

(2) 就地隔离避免接触 发现手足口病征象的患儿，不能再送托幼机构或学校，在家隔离治疗也要同其他孩子分开食宿，直到病愈后才可回校，以免传染其他儿童。

(3) 防止粪便、口鼻分泌物污染水和食物 彻底处理好孩子的粪、尿排泄物，尿布要洗净消毒再用。孩子的奶瓶、食具也要经常消毒，不让孩子吃不可靠的食品饮料。

(4) 养成卫生习惯 教育患儿自幼养成良好的卫生习惯，改掉吸吮手指的不良习惯，

Note

远离垃圾及不清洁环境；养成饭前、便后、玩耍或游戏后彻底洗手的习惯。

(5) 改善环境卫生　对幼托机构的环境及玩具、公共游泳池等必须严格消毒，最好通过卫生防疫部门来指导处理。注意粪便无害化处理，避免污染水源。

五、护理评价

经过治疗和护理，评价患儿是否达到以下几点：①能保持皮肤完整性，无破损，疱疹结痂或消退；②能恢复正常饮食，保证营养物质的摄入；③未发生感染或感染能被及时发现和处理；④无并发症的出现或能够被及时发现和处理；⑤能养成良好的卫生习惯，避免病从口入。

(李文卿)

案例解析

患儿，女，4.5 岁，上幼儿园，同班多个小朋友因感冒发热在家休息，发热 3 天，最高体温达 39.3 ℃左右，体温忽高忽低，拒食、哭闹，夜间睡眠易惊，偶有肢体抖动现象；今晨起发现患儿手掌心出现绿豆大小的疱疹，疱疹周围有红晕，到医院就诊，查血常规示：白细胞 3.54×10^9/L，中性粒细胞 70.2 %，淋巴细胞 62.3%。

请思考：

(1) 该患儿的初步诊断是什么？

(2) 应重点做好哪些方面的病情观察？

在线答题
3-10

案例解析答案
3-10

PPT
3-11

第十一节　发热伴血小板减少综合征患者的护理

案例引导

患者，男，65 岁，1 周前无明显诱因出现全身酸痛、乏力、发热，最高体温 39 ℃，无明显畏寒、寒战，无胸闷、憋气，无咳嗽、咳痰，无恶心、呕吐，无腹痛、腹泻，3 天前全身极度乏力，伴有精神萎靡，精神症状逐渐加重。实验室检查：白细胞 1.54×10^9/L，中性粒细胞 70.2 %，红细胞 4.90×10^{12}/L，血红蛋白 152 g/L，血小板 37×10^9/L。尿液分析：隐血(++)，酮体(++)，尿葡萄糖(-)，尿蛋白(++)。

请问：

1. 该患者最可能的医疗诊断是什么？诊断的依据是什么？
2. 目前存在哪些主要护理问题？
3. 针对该患者护士应采取哪些护理措施？

自 2006 年以来，我国河南、湖北、山东、安徽等省相继发现并报告以“严重发热伴血小板减少(severe fever with thrombocytopenia syndrome，SFTS)”为主要表现的病例，其

Note

中的重症患者可因多脏器损害,救治无效死亡。经研究认定该病是由一种新型布尼亚病毒感染所致。由于该病毒的命名和进一步确认工作还在进行之中,暂以"发热伴血小板减少综合征"命名此新型布尼亚病毒感染所致疾病。我国于 2010 年制定了相应的防治方案。

一、护理评估

(一) 致病因素

1. 病原学 布尼亚病毒科(Bunyaviridae)是 1975 年命名的一组有包膜的负链 RNA 病毒,因首先从乌干达西部的布尼亚韦拉分离到而得名。布尼亚病毒科是虫媒病毒中最大的一科,其成员约有 350 个,并不断有新成员发现。该科的大多数病毒在自然界的节肢动物、脊椎动物间循环,可以使人和(或)动物致病的有 60 余种。由该科病毒引起的人类自然疫源性疾病中,重要的有肾病综合征出血热(HFRS)、汉坦病毒肺综合征(HPS)、裂谷热(RVF)、克里米亚-刚果出血热(CCHF,即新疆出血热,XHF)和白蛉热(SF,又名"三日热")等。

新发现的病毒属于布尼亚病毒科白蛉病毒属,病毒颗粒呈球形,直径 80～100 nm,外有脂质包膜,表面有棘突。基因组包含三个单股负链 RNA 片段(L、M 和 S),L 片段全长为 6368 个核苷酸,包含单一读码框架编码 RNA 依赖的 RNA 聚合酶;M 片段全长为 3378 个核苷酸,含有单一的读码框架,编码 1073 个氨基酸的糖蛋白前体;S 片段是一个双义 RNA,基因组以双向的方式编码病毒核蛋白和非结构蛋白。病毒基因组末端序列高度保守,与白岭病毒属其他病毒成员相同,可形成锅柄状结构。

该病毒与布尼亚病毒科白蛉病毒属的裂谷热病毒(Rift Valley fever virus)的氨基酸同源性约为 30%。

布尼亚病毒科病毒抵抗力弱,不耐酸,易被热、乙醚、去氧胆酸钠和常用消毒剂及紫外线照射灭活。

2. 发病机制与病理解剖 该病发病机制尚不清楚。新近对 49 例患者(其中 8 例死亡病例)的研究发现,患者血清中白细胞介素-6(IL-6)、白细胞介素-10(IL-10),γ 干扰素(IFN-γ)、粒细胞-吞噬细胞集落刺激因子(GM-CSF)、纤维蛋白原、铁调素和磷脂酶 A2 的含量明显高于健康人,且死亡病例数明显高于生存者。生存者血清白细胞介素-8(IL-8)、单核细胞趋化蛋白-1(MCP-1)和吞噬细胞炎症蛋白 1β(MIP-1β)和健康人比较降低或无明显差别,但在死亡者中明显升高。死亡病例病毒载量、血清转氨酶水平明显高于存活者。

病毒感染成年 C57/BL6 小鼠模型的研究发现,脾、肝、肾器官出现显著病理改变。早期的病变主要出现在脾组织,表现为脾红髓区域淋巴细胞数量的显著减少。随后的病变出现在肝和肾组织,肝脏散发肝细胞气球样变性和坏死,肾脏中出现肾小球细胞增生、肾小球系膜细胞增生及肾小囊充血。分析恒河猴感染模型中的组织病毒载量,发现病毒不仅在脾、肝、肾组织中检出,同时可以在淋巴结和小肠组织中检出,这与临床上报道的部分患者出现浅表淋巴结肿大和胃肠道症状相一致。

目前尚无患者病理解剖研究报道。

3. 流行病学

(1) 传染源 尚不清楚。患者可做传染源。研究发现,患者的血液和血性分泌物具有传染性,有出血表现的患者可以作为传染源造成感染。

Note

(2) 传播途径　传播途径尚不确定。目前，已从病例发现地区的蜱中分离到该病毒。部分病例发病前有明确的蜱叮咬史。尚未发现人传人的证据。已有报告接触患者血液和血分泌物可导致传播。

(3) 人群易感性　人群普遍易感，在丘陵、山地、森林等地区生活、生产的居民和劳动者以及赴该类地区户外活动的旅游者感染风险较高。

(4) 流行特征　目前病例报告分布在我国河南、湖北、山东、安徽、辽宁、江苏、浙江、云南等省的山区和丘陵地带的农村，呈高度散发。发病季节多为春、夏季，不同地区可能略有差异。

(二) 身体状况

1. 潜伏期　潜伏期尚不十分明确，可能为1～2周。

2. 临床表现　急性起病，主要临床表现为发热，体温多在38 ℃以上，重者持续高热，可达40 ℃以上，部分病例热程可长达10天以上，伴乏力、明显食欲缺乏、恶心、呕吐等。部分病例有头痛、肌肉酸痛、腹泻等。体格检查常有颈部及腹股沟等浅表淋巴结肿大伴压痛、上腹部压痛及相对缓脉。少数患者伴有肝脾肿大。

少数病例病情危重，出现意识障碍、皮肤淤斑、消化道出血、肺出血等，可因休克、呼吸衰竭、弥散性血管内凝血(DIC)等多脏器功能衰竭死亡。

绝大多数患者预后良好，但既往有基础疾病、高龄、出现精神神经症状、出血倾向明显、低钠血症等患者趋于重症化，预后较差。新近研究发现，病毒载量高且病毒血症持续时间长者常预示重症化。

(三) 辅助检查

1. 血常规　80%以上的患者外周血白细胞计数减少，多为$(1.0\sim3.0)\times10^9/L$，重症可降至$1.0\times10^9/L$以下，中性粒细胞比例、淋巴细胞比例多正常；90%以上的患者血小板降低，多为$(30\sim60)\times10^9/L$，重症者可低于$30\times10^9/L$。

2. 尿常规　半数以上病例出现蛋白尿(＋～＋＋)，少数病例出现尿潜血或血尿、肌酐和尿素氮增高等。

3. 生化检查　可出现不同程度的LDH、CK及AST、ALT等升高，尤以AST、CK-MB升高为主，常有低钠血症，个别病例BUN升高。

4. 病原学检查

(1) 核酸检测　采用RT-PCR和Real-time PCR病毒核酸诊断方法进行检测和诊断，患者血清中特异性核酸检测阳性，可确诊新型布尼亚病毒感染。

(2) 病毒分离　患者急性期血清标本经处理后，可采用Vero、Vero E6等细胞或其他敏感细胞，分离到病毒可确诊。

5. 血清学检查　检测新型布尼亚病毒抗体，包括以下几种。①血清特异性IgM抗体。②血清特异性IgG抗体：采用ELISA、免疫荧光、中和试验等方法检测，新型布尼亚病毒IgG抗体阳转或恢复期滴度较急性期增高4倍以上者，可确认为新近感染。③血清特异性总抗体：可采用双抗原夹心ELISA法检测，总抗体阳性表明曾受到病毒感染。

(四) 心理与社会状况

发热伴血小板减少综合征多为急性起病，起初大多病因不详，且有传染性，担心传染给家人而心情焦虑，又因持续高热、食欲不佳、乏力以及部分患者伴有意识障碍、皮肤淤斑、消化道出血、肺出血等，导致患者精神紧张、焦虑。重症患者，因病情重、并发症多、痛

Note

苦大,常导致焦虑恐惧、悲观消极,甚至表现为濒死状态,不配合治疗。患有此病的患者多为农村患者,对所患疾病的认知判断偏差,恐惧心理明显,影响战胜疾病的自信心。

(五) 治疗原则及主要措施

本病尚无特异性治疗手段,主要为对症支持治疗。

患者应当卧床休息,宜流食或半流食,多饮水。密切监测生命体征及尿量等。

不能进食或病情较重的患者,应当及时补充热量,保证水、电解质和酸碱平衡,尤其注意对低钠血症患者的补充。高热者物理降温,必要时使用药物退热。有明显出血或血小板明显降低(如低于 $30\times10^9/L$)者,可输血浆、血小板。中性粒细胞严重低下患者(低于 $1\times10^9/L$),建议使用粒细胞集落刺激因子。

体外实验结果提示利巴韦林对该病毒有抑制作用,临床上可以试用。继发细菌、真菌感染者,应选敏感抗生素治疗。同时注意基础疾病的治疗。目前尚无证据证明糖皮质激素的治疗效果,应当慎重使用。

二、护理诊断/问题

(1) 营养失调:低于机体需要量　与食欲缺乏、恶心呕吐有关。

(2) 焦虑　与担心疾病的预后有关。

(3) 皮肤完整性受损　与血小板低,皮下出血有关。

(4) 意识障碍　与神经受损有关。

(5) 体温过高　与病毒感染有关。

(6) 潜在并发症　感染性休克、心力衰竭、急性肾炎、脑膜炎、呼吸衰竭。

三、护理目标

(1) 患者能遵循饮食计划,保证营养物质的摄入,营养状况有所改善。

(2) 患者焦虑得到缓解。

(3) 患者能保持皮肤完整性,无破损,破损处结痂或消失。

(4) 患者意识逐渐恢复。

(5) 患者体温恢复正常。

(6) 未发生感染性休克、心力衰竭、脑膜炎、呼吸衰竭等并发症或能被及时发现和处理。

四、护理措施

(一) 一般护理

(1) 患者严格卧床休息,床上大小便,待病情好转后由床边过渡到如厕。

(2) 加强皮肤护理,避免压疮的发生。大汗时及时更换衣裤,腹泻时保持肛周皮肤清洁。

(3) 做好口腔护理,防止口腔感染。

(4) 创造良好的治疗环境。

(二) 病情观察

(1) 严密观察患者病情,监测生命体征、尿量、大便情况,发现异常,及时报告医师处理。

Note

（2）患者入院后询问有无叮咬史，及时查看伤口有无蜱虫附着。

（3）对危重患者，应加床栏及约束带，以防坠床。对于危重及出现神经精神症状的患者，应加床栏及约束带，以防坠床并告知家属，床头应有标识。昏迷患者保证呼吸道通畅，必要时给予吸痰。

（4）密切观察用药后的反应，症状有无改善，若出现腹泻、呕吐，立即通知医生并记录呕吐、腹泻的次数，呕吐物或大便的颜色、性质、量。

（三）发热的护理

每 4 小时测量体温一次，鼓励患者多饮水，同时调整室温和避免噪音。遵医嘱给予物理降温或药物降温。加强口腔和皮肤护理。

（四）饮食护理

给予营养丰富易消化的流质或半流质饮食，少食多餐；补充能量并摄入适量的维生素和水分，保证水、电解质和酸碱平衡，注意纠正低钠血症。对不能进食者，遵医嘱以静脉补充体液、营养物质和电解质。

（五）并发症护理

1. 注意对肝、肾、心脏等重要器官的保护，避免使用对肝、肾等重要器官有损害的药物，防止多脏器衰竭的发生。

2. 心功能衰竭者应绝对卧床休息，可用强心药、利尿剂控制心力衰竭。

（六）预防传染

一般患者不需隔离，但有出血表现者尽量安排单间隔离。由于患者血液或血性分泌物具有传染性，医务人员及陪护人员在接触患者血液、体液、分泌物、排泄物等时应戴乳胶手套，从事气管插管或其他可能接触患者血液或血性分泌物的操作时，应穿隔离衣并戴护目镜（或防护面罩）和外科口罩。对患者的血液、分泌物、排泄物及被其污染的环境和物品，采取高温、高压、含氯消毒剂等方式进行消毒处理。患者出院后被服需双层包装，贴有特殊感染标志，由洗衣房回收。被患者血液、体液、分泌物污染的被服，不能回收，应报废处理。患者死亡后，尸体需按甲类传染病处理方法，就地处理火化，不可将尸体转移。户外活动时注意个人防护，防止蜱虫叮咬。

（七）心理护理

由于本病起病急骤，患者在被蜱虫叮咬前身体都很健康，所以一旦发病，都容易产生焦虑、恐惧心理。因此，在患者入院时，护士应多与患者及家属进行沟通，住院时态度和蔼，热情接待，做好入院介绍。请已痊愈的患者现身说法，告诉患者，此病可防可治，消除其焦虑和恐惧心理，鼓励其积极配合治疗，树立战胜疾病的信心。

（八）健康指导

（1）做好个人防护、避免蜱叮咬是降低感染风险的主要措施，有蜱叮咬史、野外活动史或从疫区旅行回来的人员，应随时观察身体状况，一旦出现疑似症状或体征，应及早就医，并告知医生相关暴露史。

（2）患者住院后尽量减少陪护人数，避免探视。

（3）向患者家属详细交代消毒隔离事项，处理患者大小便时戴手套。如患者出汗较多，接触患者时需戴手套。家属与患者餐具分开使用。避免有伤口的部位直接与患者接触。

Note

五、护理评价

经过治疗和护理，评价患者是否达到：①能遵循饮食计划，保证营养物质的摄入，营养状况有所改善；②患者能保持皮肤完整性，无破损，破损处结痂或消失；③无并发症的出现或能够被及时发现和处理。

（李文卿）

在线答题
3-11

案例解析

患者，女，59岁，于12天前无明显诱因出现发热，未测体温，伴全身关节肌肉酸痛，热后大汗，偶有咳嗽、咳少量白痰，无畏寒、寒战，无胸闷、憋气，食欲差，无恶心、呕吐，无腹痛，伴有腹泻。疑为“感冒”，当地诊所给予“感冒药”等治疗（具体剂量不详），上述症状逐渐加重，6天前为求诊治到医院就诊。实验室检查：白细胞 3.49×10^9/L，血红蛋白 117 g/L，血小板 77×10^9/ L。

请思考：

(1) 该病的护理诊断有哪些？

(2) 如何做好消毒隔离预防感染？

案例解析答案
3-11

PPT
3-12

第十二节　登革热患者的护理

案例引导

王先生，男，24岁，海南果农。因突然发热伴头痛，全身肌肉关节疼痛5天入院。体检：体温39.6 ℃，脉搏120次/分，呼吸30次/分，血压90/60 mmHg，颜面潮红，皮下出血，多为斑丘疹或麻疹样皮疹，结膜充血及浅表淋巴结肿大，心、肺无异常发现，腹部平软。实验室检查：白细胞减少。血清补体结合试验滴度大于1∶32，红细胞凝集抑制试验滴度大于1∶1280。

请问：

1. 该患者最可能的医疗诊断是什么？诊断的依据是什么？
2. 目前存在哪些主要护理问题？
3. 针对该患者护士应采取哪些护理措施？

登革热(dengue fever)是由登革病毒引起的由伊蚊传播的一种急性传染病。临床上以突然高热，剧烈头痛，全身肌肉、骨骼、关节酸痛，皮疹，淋巴结肿大及白细胞减少为特征。病程常有自限性。严重者可发生大出血和休克，称“登革出血热”“登革休克综合征”，病死率较高。主要的预防措施是灭蚊和防蚊，暂无可供现场应用的疫苗。

一、护理评估

（一）致病因素

1. 病原学　登革病毒属于黄病毒科中的黄病毒属。根据抗原性的差异，登革病毒可分为4个血清型，各型之间及与乙型脑炎病毒之间有部分交叉免疫反应。

2. 发病机制　病毒抗原与抗体形成抗原抗体复合物，激活补体系统，导致血管通透性增加和骨髓抑制，出现出血倾向和白细胞、血小板减少。登革热的发病机制尚未完全阐明。

3. 流行病学

（1）传染源　患者和感染者是主要传染源。患者在潜伏期末及发热期内有传染性，主要局限于发病前6～18小时至发病后的3天。

（2）传播途径　埃及伊蚊和白纹伊蚊是本病的主要传播媒介。在东南亚和我国海南省以埃及伊蚊为主；在太平洋岛屿和我国广东、广西则以白纹伊蚊为主。

（3）人群易感性　在新流行区，人群普遍易感，但发病以成人为主。在地方性流行区，发病以儿童为主。

（4）流行特征　地理分布：热带和亚热带。季节性：全年均有病例发生，大多数地区的高峰期与雨季相一致，主要是夏秋季。周期性：在地方性流行区有隔年发病率升高的趋势。

（二）身体状况

1. 典型登革热潜伏期为3～14天，一般为4～8天。

（1）发热　常急骤起病，头痛、发热和眼球后痛，24小时内体温可达40 ℃，多呈弛张热型或稽留热型。常同时伴有背痛，全身骨、肌肉及关节痛，胃纳减退，恶心、呕吐等。颜面潮红，结合膜充血及浅表淋巴结肿大，发热持续2～7天。部分病例于病后第3～5天体温降至正常，1日后又再上升，呈双峰热型或马鞍热型。

（2）皮疹　于病程第3～6天出现，可为斑丘疹、麻疹样皮疹、猩红热样疹、红斑疹或皮下出血点等。同一患者可同时存在不同形态的皮疹，分布于四肢、躯干和头面部，常持续3～4天后逐渐消退。

（3）出血　约半数病例出现不同程度的出血，如牙龈出血、鼻出血、皮下出血、消化道出血、咯血、血尿、阴道出血、腹腔或胸腔出血等。出血多发生在病程的第5～8天。典型登革热的病程约为2周。

2. 非典型登革热　临床类型包括轻型登革热、重型登革热和登革出血热。登革出血热是登革热的一种严重临床类型，其特征为发热2～5天后突然加重，多个器官发生出血和休克，血液浓缩，血小板减少，病死率高。

（三）辅助检查

1. 血常规检查　外周血白细胞总数、血小板常显著减少。

2. 血清学检测　血清特异性IgM抗体阳性或双份血清中恢复期特异性G抗体阳性，滴度比急性期升高4倍或4倍以上者，可以确诊。

3. 分子生物学检测　用逆转录-聚合酶链反应(RT-PCR)检测登革病毒，检测登革病毒RNA，阳性者有助于诊断。

4. 登革病毒分离　于发病早期，将患者的血清接种于白纹伊蚊胸肌C6/36细胞株进行组织培养、分离登革病毒，阳性者可确诊。

Note

(四) 心理与社会状况

本病起病急,病情重,短期内变化迅速,常使患者或家属感到恐惧焦虑;多个器官发生出血和休克,评估时注意了解患者及家属对疾病的发生、发展、流行及预防等方面的认识情况。

(五) 治疗原则及主要措施

1. 一般治疗 做防蚊隔离,急性期应卧床休息,给予易消化及吸收的流质或半流质食物,加强护理,补充维生素,维持水、电解质及酸碱平衡。注意口腔及皮肤清洁,保持大便通畅。

2. 对症治疗 高热时应进行物理降温,慎用止痛退热药。严重毒血症者,可短期应用小剂量肾上腺皮质激素,如泼尼松 5 mg,每日口服 3 次。对有出血倾向的患者,可选用安络血、止血敏、维生素 K 等药物。当出现颅压增高征时,应及时应用 20%甘露醇注射液 250~500 mL 快速静脉滴注。同时应用呋塞米可提高脱水效果。静脉滴注地塞米松亦有助于减轻颅压增高。当发生大出血时,除用止血药外,应及时输入新鲜全血或血小板。当发生休克时,应快速输液以扩充血容量、纠正酸中毒,并应用血管活性药物,如用多巴胺、间羟胺等进行抗休克治疗。

3. 并发症治疗

(1) 急性血管内溶血的治疗 严重病例可发生急性肾衰竭,应用肾上腺皮质激素、碳酸氢钠,并进行血液透析治疗。

(2) 脑膜脑炎的治疗 及时降低颅压,应用 20%甘露醇脱水和肾上腺皮质激素治疗。

(3) 吉兰-巴雷综合征的治疗 加强对症治疗、应用肾上腺皮质激素,有呼吸衰竭者,还需应用人工呼吸机治疗。

二、常用护理诊断/问题

(1) 体温过高 与登革病毒感染导致毒血症有关。

(2) 有皮肤完整性受损的危险 与皮肤黏膜皮疹、淤点有关。

(3) 组织灌注量改变 与抗登革热抗体与病毒形成免疫复合物,沉积在血管壁,激活补体系统,导致血管壁损伤和通透性增加有关。

(4) 焦虑 与病情严重,短期内变化迅速有关。

(5) 疼痛 与血管壁损伤和通透性增加有关。

(6) 潜在并发症 急性血管内溶血。

(7) 知识缺乏 缺乏登革热疾病相关的知识。

三、护理目标

(1) 患者体温降至正常。

(2) 患者皮肤无破溃。

(3) 患者血压保持稳定,组织灌注量正常。

(4) 患者意识清楚,疼痛、出血、呕吐减轻或消失,无潜在并发症发生。

(5) 患者了解登革热的相关知识,心理健康,焦虑减轻。

Note

四、护理措施

（一）一般护理

1. 休息与活动　急性期卧床休息，恢复期的患者也不宜过早活动，体温正常，血小板计数恢复正常，无出血倾向方可适当活动。逐渐恢复日常活动及工作。注意不宜过度劳累。

2. 饮食与营养　急性期给予易消化的流质或半流质食物补充维生素，维持水、电解质及酸碱平衡。恢复期饮食逐渐增加，多用富于营养的饮食。

3. 皮肤护理　每日早晚用温水擦身1次，不搔抓皮肤，保持皮肤完整。

（二）病情观察

观察患者神志、生命体征，有无出血、休克等并发症的出现。

（三）用药护理

慎用止痛退热药，遵医嘱给予止血药物、血管活性药物等。

（四）预防传染

1. 管理感染源　地方性流行区或可能流行地区要做好登革热疫情监测预报工作，早发现，早诊断，及时隔离治疗。应尽快进行特异性实验室检查，识别轻型患者。对可疑患者应进行医学观察，患者应隔离在有纱窗纱门的病室内，隔离时间应不少于5日。加强国境卫生检疫。

2. 切断传播　防蚊、灭蚊是预防本病的根本措施。改善卫生环境，消灭伊蚊滋生地，清理积水。喷洒杀蚊剂消灭成蚊。

3. 保护易感人群　提高人群抗病力，注意饮食均衡营养，劳逸结合，适当锻炼，增强体质。在流行期间对易感人群涂布昆虫驱避剂，以防蚊虫叮咬。

（五）心理护理

指导患者保持豁达、乐观心情，增强战胜疾病的信心。做好咨询工作，回答患者及其亲属提出的有关登革热防治的问题，耐心讲解疾病的相关知识，解除患者的顾虑，消除误解，以积极的心态配合治疗和护理。鼓励家庭成员、同事朋友给予患者精神支持。

（六）健康指导

1. 疾病知识指导　告知患者充足的休息、合理的营养是治疗登革热主要方法，指导其制定合理的休息与活动计划及正确的饮食调配方案。

2. 疾病预防指导　告知患者和亲属登革热的传播途径，传播登革热的蚊子生长在家居环境的小型积水容器中，清除积水，即可控制蚊子生长与繁殖，预防登革热。

3. 生活指导　告知患者及家属登革热的家庭护理和自我保健知识，家庭预防最有效措施是做好防蚊灭蚊、清除家居积水，出现疑似症状后应及时就医。

4. 用药指导与病情监测　指导患者遵医嘱进行对症治疗，明确用药剂量、使用方法。

五、护理评价

经过治疗和护理，评价患者是否达到：①患者体温降至正常；②组织灌注量恢复正常；③皮肤完整无破溃；④患者了解疾病的相关知识，心理健康；⑤无并发症的出现或能够被及时发现和处理。

（周凡蓉）

Note

在线答题
3-12

案例解析答案
3-12

案例解析

李先生,男,38岁。因突然发热伴头痛,全身肌肉关节疼痛4天入院。体检:体温39.2 ℃,脉搏118次/分,呼吸32次/分,血压86/50 mmHg,颜面潮红,皮下出血,多为斑丘疹或麻疹样皮疹,结膜充血及浅表淋巴结肿大,心、肺无异常发现,腹部平软。实验室检查:白细胞减少。血清补体结合试验滴度大于1∶32,红细胞凝集抑制试验滴度大于1∶1280。

请思考:

(1) 该患者可能的临床诊断是什么?

(2) 该患者存在哪些护理诊断/问题,应如何进行护理?

(3) 简述对该患者进行健康指导的主要内容。

Note

第四章　细菌感染患者的护理

能力目标

1. 能说出流行性脑脊髓膜炎、细菌性食物中毒、细菌性痢疾、霍乱、猩红热、伤寒与副伤寒、布氏菌病的概念、流行病学、治疗及护理要点。

2. 能学会流行性脑脊髓膜炎、细菌性食物中毒、细菌性痢疾、霍乱、猩红热、伤寒与副伤寒、布氏菌病护理评估、健康教育的技能。

3. 能运用流行性脑脊髓膜炎、细菌性食物中毒、细菌性痢疾、霍乱、猩红热、伤寒与副伤寒、布氏菌病的疾病和护理知识，对患者进行护理评估、提出护理诊断、实施合理的护理措施并进行健康指导。

第一节　流行性脑脊髓膜炎患者的护理

PPT 4-1

案例引导

患儿，女，8岁。以发热、头痛4天，神志不清、呕吐1小时入院。入院查体：T 39.5 ℃，BP 90/60 mmHg，神志不清，呈昏睡状态，有皮肤出血点及淤斑，颈强直，克氏征(＋)。脑脊液检查：白细胞 $2000\times10^{6}/L$，多核细胞54％，单核细胞46％。外周血常规：白细胞 $15\times10^{9}/L$，中性粒细胞86％。细菌培养：脑膜炎双球菌(＋)。

请问：

1. 该患儿最可能的医疗诊断是什么？诊断的依据是什么？
2. 目前存在哪些主要护理问题？
3. 针对该患者护士应采取哪些护理措施？

流行性脑脊髓膜炎(epidemic cerebrospinal meningitis)，简称流脑，是由脑膜炎双球菌引起的化脓性脑膜炎。致病菌由鼻咽部侵入血液循环，形成败血症，最后局限于脑膜及脊髓膜，形成化脓性脑脊髓膜病变。主要临床表现有发热，剧烈头痛、频繁呕吐、皮肤淤点、淤斑及脑膜刺激征等。脑脊液呈化脓性改变。本病多见于冬春季，儿童发病率高。

Note

一、护理评估

(一) 致病因素

1. 病原学 脑膜炎双球菌属奈瑟菌属，根据荚膜多糖抗原的不同，本菌分为 A、B、C 等 13 个亚群。我国流行菌群以 A 群为主。

2. 发病机制 脑膜炎双球菌自鼻咽部侵入人体后，如果人体健康且免疫力正常，则可迅速将病菌消灭或成为带菌者；如果机体缺乏特异性杀菌抗体，侵入的细菌量多或毒力强，病菌则从鼻咽部侵入血流，再侵入脑脊髓膜形成化脓性脑脊髓膜炎。主要病变为血管内皮损害，血管壁炎症、坏死和血栓形成，同时有血管周围出血，皮肤、皮下组织、黏膜和浆膜等局灶性出血等。

3. 流行病学

(1) 传染源 带菌者和患者是本病的传染源。患者从潜伏期末开始至发病 10 天内具有传染性。病原菌存在于患者或带菌者的鼻咽分泌物中。流行期间人群带菌率高达 50%，感染后细菌寄生于正常人鼻咽部，不引起症状时不易被发现，因此带菌者是重要传染源。

(2) 传播途径 病原菌借咳嗽、喷嚏、说话等由飞沫直接从空气中传播。密切接触，如同睡、怀抱、喂乳、接吻等对 2 岁以下婴儿的发病有重要意义。

(3) 人群易感性 任何年龄均可发病，新生儿从 2～3 个月开始，6 个月至 2 岁发病率最高，以后随着年龄增长逐渐下降。

(4) 流行特征 发病从前 1 年 11 月份开始，次年 3、4 月份达高峰，5 月份开始下降。其他季节有少数散发病例发生。

(二) 身体状况

本病潜伏期为 1～7 天，一般为 2～3 天。其病情复杂多变，轻重不一，一般可表现为三个临床类型，即普通型、暴发型和慢性败血症型。

1. 普通型 约占 90%。病程可分为上呼吸道感染期、败血症期、脑膜炎期和恢复期。

(1) 前驱期(上呼吸道感染期) 大多数患者并不产生任何症状，部分患者可出现上呼吸道感染症状如低热、咽痛、咳嗽、鼻塞等。持续 1～2 天。

(2) 败血症期 起病急，突发寒战、高热、头痛、全身乏力、肌肉酸痛和神志淡漠等毒血症症状。幼儿则有哭啼吵闹、烦躁不安、皮肤感觉过敏及惊厥等。70%左右的患者可出现皮肤黏膜的淤点、淤斑，是本期特征性表现，病情严重者淤点、淤斑迅速扩大，且因血栓形成发生大片坏死。

(3) 脑膜炎期 大多数败血症期患者于 24 小时左右出现脑膜刺激征，此期持续高热，头痛剧烈，呕吐频繁，皮肤感觉过敏，怕光，狂躁及惊厥，昏迷。血压可增高而脉搏减慢。脑膜的炎症刺激，表现为颈后疼痛、颈项强直、角弓反张、克氏征及布氏征阳性。

(4) 恢复期 体温逐渐降至正常，皮肤淤点、淤斑消失，症状逐渐好转，神经系统检查正常，患者在 1～3 周内痊愈。

2. 暴发型 少数患者起病急骤，病情凶险，如不及时抢救，短时间内危及生命。临床分三种类型。

(1) 休克型(败血症型) 多见于儿童。突起高热、头痛、呕吐、精神极度萎靡，短期内全身出现广泛淤点、淤斑，且迅速融合成大片，皮下出血，或继以大片坏死。循环衰竭是

Note

本型的重要特征，表现为面色苍白，唇周及指端发绀，四肢厥冷，皮肤呈花纹，脉搏细速，血压下降，甚至测不出。大多数患者脑膜刺激征缺如。脑脊液大多清亮，细胞数正常或轻度增加，血培养常为阳性。本型易并发弥散性血管内凝血(DIC)。

(2) 脑膜脑炎型　亦多见于儿童。以脑实质损害的临床表现为主要表现。除具有严重的中毒症状外，患者可见剧烈头痛、频繁呕吐、反复惊厥，迅速陷入昏迷，锥体束征阳性及两侧反射不等、血压持续升高，部分患者出现脑疝，昏迷加深，瞳孔明显缩小或散大，或忽大忽小，瞳孔边缘也不整齐，对光反射迟钝。双侧肌张力增高或强直，上肢多内旋，下肢呈伸展性强直。呼吸不规则，或快慢、深浅不匀，或暂停，或为抽泣样，或点头样呼吸，或为潮式呼吸，进而出现呼吸衰竭。

(3) 混合型　是本病最严重的一型，病死率常高达80%，兼有两种暴发型的临床表现，常同时或先后出现。

3. 慢性败血症型　本型不多见，多发生于成人，病程迁延数周或数月。反复出现寒战、高热，皮肤淤点、淤斑。关节疼痛亦多见，发热时关节疼痛加重呈游走性。

(三) 辅助检查

1. 血常规　白细胞总数明显增加，一般在$(10\sim30)\times10^9/L$。中性粒细胞80%～90%。有DIC者，血小板可减少。

2. 脑脊液检查　病程初期脑脊液压力升高，外观仍清亮，稍后则浑浊似米汤样。白细胞数常达$1000\times10^6/L$，以中性粒细胞为主。蛋白质显著增高，糖含量常低于400 mg/L，有时甚至为零。

3. 细菌学检查

(1) 涂片检查　包括皮肤淤点和脑脊液沉淀涂片检查。皮肤淤点检查时，用针尖刺破淤点上的皮肤，挤出少量血液和组织液涂于载玻片上染色后镜检，阳性率可达80%左右。脑脊液沉淀涂片阳性率为60%～70%。

(2) 细菌培养　①血培养脑膜炎双球菌的阳性率较低，但对慢性脑膜炎双球菌败血症的诊断非常重要。②脑脊液培养：将脑脊液置于无菌试管离心后，取沉淀立即接种于巧克力琼脂培养基，同时注入葡萄糖肉汤，在5%～10% CO_2浓度下培养。

4. 血清学检查　如荚膜多糖抗原的免疫学试验、抗体的免疫学试验，是近年来开展的流脑快速诊断方法。

(四) 心理与社会状况

本病起病急，病情重，短期内变化迅速，常使患者或家属感到恐惧焦虑；败血症和休克使患者迅速出现精神萎靡。评估时注意了解患者及家属对疾病的发生、发展、流行及预防等方面的认识情况。

(五) 治疗原则及主要措施

1. 治疗要点

(1) 普通型的治疗　①一般治疗：卧床休息，保持病室安静、空气流通。给予流质饮食，昏迷者宜鼻饲。②对症治疗：高热时可用乙醇擦浴。头痛剧烈者可予镇痛或高渗葡萄糖；用脱水剂脱水；惊厥时可用10%水合氯醛灌肠，或用冬眠灵、安定等镇静剂。③病原菌治疗：尽早足量应用细菌敏感并能透过血脑屏障的抗菌药物，青霉素G为首选药，疗程5～7天；其他抗生素可选择第三代头孢菌素如头孢曲松或头孢噻肟；氯霉素对脑膜炎球菌有良好的抗菌效果，较易通过血脑屏障，但须注意其对骨髓造血功能的抑制。

(2) 暴发型中的休克型的治疗　①抗菌治疗：大剂量青霉素钠盐静脉滴注，以迅速控制败血症。②抗休克治疗：扩充血容量、纠正酸中毒。③抗凝治疗：本病的休克及出血与血栓形成有关，凡疑有 DIC，可用肝素治疗，用肝素后可输新鲜血液以补充被消耗的凝血因子。

(3) 暴发型中的脑膜脑炎型的治疗　抗生素的应用同暴发型中的休克型。此外，应以减轻脑水肿、防止脑疝和呼吸衰竭、改善高热和惊厥等对症治疗为重点。

(4) 慢性败血症型的治疗　抗生素的应用同普通型。

二、常用护理诊断/问题

(1) 体温过高　与脑膜炎双球菌感染有关。

(2) 有组织灌注量不足的危险　与内毒素导致微循环障碍有关。

(3) 有皮肤完整性受损的危险　与皮肤黏膜淤点、淤斑有关。

(4) 焦虑、恐惧　与隔离、遗留后遗症、病死率高有关。

(5) 潜在并发症　休克、脑疝、呼吸衰竭。

三、护理目标

(1) 患者体温降至正常，患者自诉舒适感增加。

(2) 患者保持生命重要器官的组织灌注量正常，血压、脉搏正常。

(3) 患者皮肤保持完整，无破损。

(4) 患者体重保持不变或稍有增加。

(5) 患者意识清楚，头痛、呕吐减轻或消失，无潜在并发症发生。

四、护理措施

(一) 一般护理

1. 消毒与隔离　按呼吸道隔离至体温正常，症状消失后 3 天或不少于发病后 7 天。患者接触过物品应严格消毒，痰液要吐在纸内并焚烧。

2. 休息与活动　病室安静、清洁，空气新鲜流通，定期紫外线消毒。嘱患者卧床休息，避免精神紧张，注意保暖，保持床单清洁、干燥。

3. 饮食与营养　给予营养丰富、清淡可口、易消化的食物，鼓励患者多喝水，昏迷者给予鼻饲。

(二) 病情观察

严密监测生命体征，及早发现循环、呼吸衰竭；观察有无皮肤、黏膜颜色及弹性变化、尿量减少等休克征象；密切观察意识状态，淤点、淤斑的部位、大小及消长情况；有无惊厥先兆等。

(三) 对症护理

1. 高热的护理　在严密观察下以物理降温为宜，如冷敷头部及大动脉，温水擦浴等；高热反复惊厥者遵医嘱给予亚冬眠疗法。

2. 淤点、淤斑的护理　①评估患者淤点、淤斑的部位、大小及消长情况。②加强皮肤护理，如保持床单清洁、平整，皮肤清洁、干燥；保护淤点、淤斑部位免受压迫、摩擦。③淤斑破溃后，以生理盐水洗净局部，并涂抗生素软膏，防止继发感染。

(四) 用药护理

遵医嘱补液及使用抗生素，注意观察疗效及副作用。如使用青霉素治疗，应注意给

Note

药次数、剂量、间隔时间及有无过敏史。如用磺胺类药，注意过敏，鼓励患者多喝水，遵医嘱使用碱性药物以碱化尿液，避免出现肾损害。若用氯霉素治疗，注意胃肠道反应、骨髓抑制现象。

（五）预防传染

1. 管理传染源　早期发现患者就地进行呼吸道隔离和治疗，隔离至症状消失后 3 天，但不少于发病后 7 天；接触者医学观察 7 天。

2. 切断传播途径　流行期间做好个人卫生及环境卫生，减少大型集体活动，保持居室通风，外出戴口罩等，均有利于降低发病率。

3. 保护易感人群　①菌苗预防：我国普遍采用 A 群荚膜多糖菌苗预防接种，保护率达 90%以上。②药物预防：我国仍采取磺胺类药预防。与患者密切接触者，成人每天 2 g，儿童 75～100 mg/(kg·d)，分 2 次与等量碳酸氢钠同服。

（六）心理护理

关心体贴患者，让其说出自己的感受，及时沟通，向患者讲解疾病的有关知识，使其和医护人员主动配合，解除焦虑紧张情绪。指导患者和家属了解本病的基本知识、治疗和预后，进行心理调整，树立战胜疾病的信心。

（七）健康指导

1. 疾病知识指导　流脑流行期间，提醒社区群众在冬、春季节发现小儿感冒症状，尤其是高热、头痛、呕吐、颈项强直、皮肤淤点等，及时就诊。密切接触者可服用磺胺嘧啶进行预防。少数患者可留有神经系统后遗症，如耳聋、失明或肢体瘫痪等，应指导家属帮助患者进行功能锻炼和按摩等，以促进早日康复。

2. 疾病预防指导　告知患者和亲属流脑的传播途径、介绍隔离的目的及隔离的方法。可采用 A 群荚膜多糖菌苗预防接种和磺胺类药预防。

3. 生活指导　告知患者及家属流脑的家庭护理和自我保健知识，做好个人卫生及环境卫生，减少大型集体活动。

4. 用药指导与病情监测　指导患者遵医嘱使用抗生素，明确用药剂量、使用方法、注意事项。出院后注意加强营养、合理休息，有后遗症者可进行肢体功能锻炼。

五、护理评价

经过治疗和护理，评价患者是否达到：①患者体温降至正常，患者自诉舒适感增加；②患者保持生命重要器官的组织灌注量正常，血压、脉搏正常；③皮肤完整，无破损；④无并发症的出现或能够被及时发现和处理。

（周凡蓉）

在线答题
4-1

案例解析

王某，男，12 岁，学生，因高热、头痛伴呕吐 3 天入院。3 天前无明显诱因突然高热达 39 ℃以上，伴畏冷和寒战，同时出现剧烈全头痛，多次喷射性呕吐，吐出食物和胆汁，其中不带血，无上腹部不适，进食少，二便正常。既往无胃病和结核病病史，无药物过敏史。所在学校有类似患者发生。查体：T 39.5 ℃，P 112 次/分，R 23 次/分，BP 120/80 mmHg。急性热病容，神志清楚，皮肤散在出血点，浅表淋巴结未触及，巩膜无黄染，咽充血(＋)，扁桃体(－)。颈项强直，有抵抗，心肺(－)，腹平软，肝脾肋下未触及。下肢不

Note

肿,Kerning 征(+),Brudzinski 征(+),Babinski 征(-)。实验室检查:Hb 130 g/L,WBC 15.4×10^9/L,N 90%,L 10%,PLT 160×10^9/L,尿常规(-),大便常规(-)。

请思考:

(1) 该患者可能的临床诊断是什么?

(2) 该患者存在哪些护理诊断/问题,应如何进行护理?

(3) 简述对该患者进行健康指导的主要内容。

案例解析答案

4-1

PPT

4-2

第二节　细菌性食物中毒患者的护理

案例引导

2003 年全国共收到重大食物中毒事件报告 379 起,12876 人中毒,323 人死亡。与 2002 年比较,重大食物中毒的报告起数、中毒人数、死亡人数分别增加了 196.1%、80.7%、134.1%。

2004 年 1 月,我国共收到重大食物中毒 24 起,376 人中毒,28 人死亡。其中,集体食堂食物中毒 6 起,301 人中毒,1 人死亡;餐饮单位食物中毒 1 起,9 人中毒,1 人死亡;学校发生的食物中毒 4 起,104 人中毒,无死亡。

2004 年 2 月,我国共收到重大食物中毒 21 起,448 人中毒,14 人死亡。其中,集体食堂食物中毒 10 起,403 人中毒,3 人死亡;学校发生的食物中毒 9 起,399 人中毒,1 人死亡。

细菌性食物中毒(bacterial food poisoning)是指由于食用被细菌或细菌毒素污染的食物而引起的急性感染中毒性疾病,按临床表现可分为胃肠型与神经型两类。胃肠型食物中毒在临床上最为多见,本节主要阐述此型。

一、护理评估

(一) 致病因素

1. 病原学

(1) 副溶血性弧菌(Vibrio parahaemolyticus)　为革兰阴性杆菌,无盐条件下不能生长,在高盐(3%~3.5%氯化钠)培养基上生长良好,故又称嗜盐杆菌。此菌广泛存在于海鱼、海虾、墨鱼等海产品以及含盐较高的咸菜、咸肉、咸蛋等腌制品中。本菌抵抗力较强,在抹布和砧板上能生存 1 个月以上,但对热和酸极为敏感,56 ℃加热 5~10 分钟可灭活,在食醋中 3~5 分钟即死亡。

(2) 沙门菌(Salmonella)　为革兰阴性杆菌,在自然环境中抵抗力较强,在水、牛奶、蛋及肉类食品中可存活数月,在适宜的温度(22~30 ℃)下能在食物中大量繁殖。不耐热,60 ℃加热 25~30 分钟可将其灭活,煮沸立即死亡。广泛存在于猪、牛、鸡、鸭等家畜、家禽的肠道中,动物内脏、肌肉、乳、蛋等极易受到污染,是引起胃肠型食物中毒最常见的病原菌之一，其中以猪霍乱沙门菌、鼠伤寒沙门菌、肠炎沙门菌、鸭沙门菌等较为常见。

(3) 变形杆菌(Bacillus proteus)　为革兰阴性小杆菌，依据生化反应的不同，可分为普通变形杆菌、奇异变形杆菌、产黏变形杆菌和潘氏变形杆菌 4 种。引起胃肠型食物中毒的主要是前 3 种。本菌广泛存在于自然界的腐败有机体及污水中，也常存在于人及动物的肠道中。变形杆菌在外界环境中极易生长繁殖，夏季的凉拌菜或存放稍久的饭、菜均易被此菌污染。变形杆菌的致病力主要是肠毒素，摩根变形杆菌还可产生组胺脱羧酶，使肉类中的组氨酸脱羧基成为组胺，可引起类似组胺中毒的过敏反应。

(4) 大肠埃希菌(E. coli)　肠道正常存在的菌群，一般不致病。对外界抵抗力较强，在水和土壤中能存活数月。引起食物中毒的大肠埃希菌有下列几种类型：①产肠毒素大肠埃希菌，是导致发展中国家的婴幼儿和旅游者腹泻的重要原因；②致病性大肠埃希菌，是引起婴儿腹泻和大规模食物中毒的重要致病菌；③侵袭性大肠埃希菌，可累及成人和较大儿童，引起类似细菌性痢疾的症状；④肠出血性大肠埃希菌，表现为出血性肠炎。

(5) 蜡状芽胞杆菌(Bacillus cereus)　一种需氧、有芽胞、革兰阳性粗大杆菌。其繁殖型不耐热，80 ℃加热 20 分钟即可被杀死，但是芽胞至少需要 100 ℃加热 20 分钟以上才能被灭活。此菌广泛存在于自然界，土壤、尘埃、水、草和腐物均可检出，也可存在于人、畜肠道中，随着粪便排出污染食物、炊具等，从而可引起胃肠型食物中毒。

(6) 金黄色葡萄球菌(Staphylococcus aureus)　简称金葡菌，革兰阳性球菌。引起食物中毒的金葡菌只限于能产生肠毒素的菌株，包括 A、B、C1、C2、C3、D、E、G 和 H 共 9 个血清型，以 A 型最常见。本菌广泛存在于外界环境、人体的皮肤、鼻咽部黏膜、指甲下及各种皮肤化脓性感染灶内，可污染牛奶、蛋类、淀粉类食物等，在适宜的温度下大量繁殖并产生肠毒素，是致病的主要原因。此菌污染食物后，在 37 ℃存放 6～12 小时可产生肠毒素，此毒素耐高温，煮沸 30 分钟仍保持毒性，能致病。

2. 发病机制　细菌性食物中毒根据发病机制可分为毒素型、感染型和混合型。细菌或毒素随受污染的食物进入人体，是否发病和病情轻重与食物受细菌和毒素污染的程度、进食量(即进食的活菌数和毒素量)及机体抵抗力等因素有关。肠毒素可激活肠上皮细胞膜上的腺苷酸环化酶，从而引起一系列酶反应，抑制肠上皮细胞对钠和水的吸收，促进肠液和氯离子的分泌，导致水样腹泻。细菌内毒素可引起发热等全身中毒症状和胃肠道黏膜炎症，并使消化道蠕动增快产生相应症状。部分细菌如侵袭性大肠埃希菌，还可侵袭肠黏膜上皮细胞，造成侵袭性破坏，主要病理变化为肠黏膜充血、水肿、上皮细胞变性、坏死、脱落并形成溃疡，导致黏液血便。重症病例可有胃肠道黏膜糜烂、出血，肺、肝、肾等器官中毒性病变。

3. 流行病学

(1) 传染源　主要是被致病菌感染的动物和人。副溶血性弧菌主要附着海洋生物体表生长繁殖，主要传染源为海产品。

(2) 传播途径　经消化道传播，通过进食被细菌或其毒素污染的食物而致病。

(3) 人群易感性　普遍易感，病后通常不产生持久免疫力，可重复感染。

(4) 流行特征　本病有明显的季节性，多发生于夏秋季。有共同的传染源，发病者往往食用被细菌或毒素污染的同一食物，未食者不发病。发病比较集中，多以暴发和集体发病的形式出现。

(二) 身体状况

潜伏期短，常于进食后数小时发病。

Note

各种细菌引起胃肠型食物中毒的临床表现大致相似,主要为腹痛、呕吐、腹泻等急性胃肠炎症状。一般起病急,腹部不适,上、中腹持续或阵发性绞痛,恶心、呕吐。呕吐物为进食之食物。剧烈呕吐时,呕吐物可呈胆汁样,有时可含血液或黏液。腹泻轻重不一,每日数次至数十次,多为黄色稀便、水样便或黏液便。也可呈脓血便,甚至引起肠出血。体征为上腹部轻度压痛,肠鸣音亢进。吐泻严重者可出现口干舌燥、皮肤弹性差、尿少等脱水表现,如不及时补液纠正,可导致酸中毒和休克。本病病程短,呈自限性,多在1～6日内恢复。

(三) 辅助检查

1. 血常规 大肠杆菌、沙门菌等感染者,外周血白细胞多在正常范围。副溶血弧菌及金黄色葡萄球菌感染者,多有外周血白细胞和中性粒细胞增高。

2. 粪便检查 镜检一般有少量红、白细胞,但亦有多数红、白细胞,易被误诊为细菌性痢疾。

3. 细菌学检查 如同时在可疑食物、患者呕吐物或粪便中查到病原菌,有助于确诊。但须注意以下几点。

(1) 外环境中广泛存在的细菌,如蜡样芽胞杆菌,应从可疑食物中分离到 10^5 CFU/g 以上,或从 2 个或 2 个以上患者粪便中分离到,而未食污染食物者粪便中则无,才有诊断意义。

(2) 对正常人也可携带的细菌,如副溶血弧菌从 2 个或 2 个以上患者粪便或呕吐物中分离到同样的副溶血弧菌或从可疑食物中证明有肠毒素的存在。

(3) 从患者粪便或可疑食物中分离到病原菌。还应注意,有时能分离出两种病原菌,有明确流行病学史和典型临床表现可作为临床诊断。如细菌学检查阳性,可以确诊。细菌性食物中毒只有少部分病例能确定病原菌,因此主要依靠临床诊断。

(四) 心理与社会状况

患者因心情焦虑,害怕影响工作和生活,有时表现烦躁易怒,不配合治疗。不同知识阶层的患者对患病有不同的判断偏差,影响战胜疾病的自信心,产生依赖心理。

(五) 治疗原则及主要措施

1. 一般治疗 卧床休息,给予易消化的流质或半流质饮食,补充足够的热量和维生素。沙门菌食物中毒应床旁隔离。

2. 对症治疗 脱水者应积极补充生理盐水、葡萄糖盐水或口服补盐液,以纠正脱水和酸中毒。注意补充电解质。恶心者可口服吗丁啉 10 mg/次,每日 3～4 次。呕吐、腹痛、腹泻可皮下注射阿托品 0.5 mg 或山莨菪碱 10 mg。

3. 病原治疗 由于本病的病原菌或肠毒素多于短期内随吐泻物排出体外,病程较短,一般不必用抗菌药物。病重者可给予复方新诺明、庆大霉素或氟喹诺酮类(诺氟沙星)等抗菌药物。

二、常用护理诊断/问题

(1) 有体液不足的危险 与细菌及其毒素作用于胃肠道黏膜,导致呕吐、腹泻引起大量体液丢失有关。

(2) 腹泻 与细菌和毒素导致消化道蠕动增加有关。

(3) 疼痛:腹痛 与胃肠道炎症及痉挛有关。

(4) 潜在并发症 酸中毒、电解质紊乱、休克。

三、护理目标

(1) 患者未发生水、电解质、酸碱失衡等不良反应。

(2) 患者能够保持局部皮肤完整性，无破损。

(3) 患者主诉疼痛消失或减轻。

四、护理措施

(一) 一般护理

1. 休息　急性期卧床休息，以减少体力消耗。

2. 饮食与营养　①因呕吐有助于清除胃肠道内残留的毒素，故呕吐者一般不予止吐处理。但应帮助患者清理呕吐物、清水漱口，保持口腔清洁和床单位整洁。呕吐严重者应暂时禁食，待呕吐停止后给予易消化、清淡流质或半流质饮食。②腹痛者应注意腹部保暖，禁食冷饮。剧烈吐泻、腹痛者遵医嘱口服颠茄合剂或皮下注射阿托品，以缓解疼痛。③腹泻有助于清除胃肠道内毒素，故早期不用止泻剂。④鼓励患者多饮水或饮淡盐水，以补充丢失的水分、电解质。呕吐明显者应少量多次饮水，有脱水者应及时口服补液盐(ORS)，或遵医嘱静脉滴注生理盐水和葡萄糖盐水。休克者迅速协助抗休克处理。

(二) 病情观察

严密观察呕吐和腹泻次数、质、量，及时协助将呕吐物和粪便送检。注意观察伴随症状，如畏寒、发热、腹痛的部位及性质。严重患者定时监测生命体征，尤其注意观察患者的血压、神志、面色、皮肤弹性。严格记录液体出入量和血液生化检查结果，及时发现脱水、酸中毒、周围循环衰竭等征象以配合处理。

(三) 用药护理

使用敏感抗生素者，要注意观察疗效和不良反应。

(四) 健康指导

注意饮食卫生，加强食品卫生管理是预防本病的关键措施。重点向群众宣传预防细菌性食物中毒的卫生知识。尤其在夏秋季节，应注意不要暴饮暴食，禁食不洁和腐败变质食物，不饮生水。开展爱国卫生运动，消灭蟑螂、苍蝇、老鼠等传播媒介，防止食品和水被污染。贯彻《食品卫生法》，对从事服务性行业的人员应定期做健康检查，及时发现和治疗带菌者。发现可疑病例要及时送诊，沙门菌感染所致者应严格执行接触隔离措施。

五、护理评价

经过治疗和护理，评价患者是否达到：①患者未发生水、电解质、酸碱失衡等不良反应；②患者能够保持局部皮肤完整性，无破损；③患者主诉疼痛消失或减轻。

(左红群)

在线答题
4-2

案例解析

某校学生约 450 人在课间餐饮用瓶装消毒甜牛奶，饮用后 1.5～4 小时内有 232 人发病。主要症状为剧烈呕吐，有的多达 20 余次，其次为腹痛、恶心。经治疗，患者全部康复。

Note

案例解析答案

4-2

PPT

4-3

请思考：

此次疫情的初步诊断及诊断依据分别是什么？

第三节 细菌性痢疾患者的护理

案例引导

患者，女，31岁，因恶心、呕吐、腹痛、腹泻伴发热两天入院。患者于入院前两天进食不洁食物后开始出现恶心、呕吐，呕吐物为胃内容物，无血及咖啡色物，非喷射性，量中等，伴腹痛、腹泻、里急后重、黏液便，腹痛为全腹绞痛，次数不清。T 38.5 ℃，P 115 次/分，R 22 次/分，BP 92/72 mmHg。精神差，无明显脱水貌，诊断为中毒性菌痢。

请问：

1. 目前患者存在哪些主要护理问题？
2. 针对该患者护士应采取哪些护理措施？

细菌性痢疾(bacillary dysentery)，简称菌痢，是由志贺菌属(又称痢疾杆菌)引起的肠道传染病，通过粪-口途径感染和传播。志贺菌属分A、B、C、D 4个群，细菌的侵袭力和毒素为主要致病因素。临床表现为全身中毒症状、腹痛、腹泻、里急后重和脓血便。机体可对细菌毒素产生异常强烈反应，致急性微循环障碍，表现为中毒型菌痢。部分患者可转为慢性菌痢。

一、护理评估

(一) 致病因素

1. 病原学 痢疾杆菌属肠杆菌科志贺菌属，为革兰阴性杆菌，无鞭毛及荚膜，有菌毛，在普通培养基上可生长。

痢疾杆菌的抗原有菌体(O)抗原、表面(K)抗原和菌毛抗原。按其抗原结构和生化反应的不同，目前本菌可分为4群(A群痢疾志贺菌、B群福氏志贺菌、C群鲍氏志贺菌、D群宋内志贺菌)47个血清型，其流行菌群随地域和时间的推移不断变迁。目前欧美国家主要以D群宋内志贺菌感染为主，我国则仍以B群福氏志贺菌感染为主，但近年来少数地区也有A群、D群流行。各种菌群及血清型之间无交叉免疫性。痢疾杆菌主要致病力是其侵袭力，各种血清型均可产生内毒素，是引起全身毒血症的主要因素。痢疾杆菌还可产生外毒素(志贺毒素)，具有神经毒、细胞毒和肠毒素样作用。

本菌在体外生存力较强，温度越低存活时间越长，如在阴暗处一般能存活11天，潮湿土壤中生存34天，在瓜果、蔬菜及污染物上可生存1～2周。但对理化因素的抵抗力较低，日光直接照射30分钟死亡、60 ℃加热10分钟死亡或煮沸2分钟即可被杀死，对各

Note

种化学消毒剂均敏感。

2. 发病机制 痢疾杆菌侵入机体后是否发病，取决于细菌数量、致病力和人体抵抗力。细菌致病力强或人体胃肠局部抵抗力弱，如致病力较强的志贺菌少量(10 个)即可引起发病。痢疾杆菌只有黏附并侵入结肠黏膜上皮细胞，在细胞内增殖才能引起发病。

痢疾杆菌进入消化道，大部分被胃酸杀死，少量未被杀死的细菌黏附并侵入乙状结肠与直肠黏膜上皮细胞和固有层中繁殖，引起肠黏膜的炎症反应和固有层小血管循环障碍，从而引起上皮细胞的变性、坏死，坏死的上皮细胞脱落形成浅表溃疡，分泌黏液和脓性分泌物。由于病变部位有大量吞噬细胞，而痢疾杆菌易被吞噬细胞所吞噬，因而细菌很少侵入黏膜下层，本菌一般不侵入血流引起菌血症或败血症。

痢疾杆菌可产生内毒素、外毒素，内毒素引起发热和毒血症状。中毒型菌痢的发病与内毒素作用于肾上腺髓质，刺激交感神经系统和单核-吞噬细胞系统释放各种血管活性物质，引起微循环障碍有关。内毒素损伤血管壁引起 DIC 及血栓形成，加重微循环障碍，可引起重要脏器功能衰竭，脑血管痉挛引起脑缺血缺氧。临床表现为感染性休克、脑水肿及脑疝，出现昏迷、抽搐和呼吸衰竭，是中毒型菌痢死亡的主要原因。其外毒素引起肠黏膜细胞坏死、病初的水样腹泻及神经系统症状。

3. 流行病学

(1) 传染源 主要为菌痢患者及带菌者，其中非典型患者、慢性患者及带菌者易被忽略，流行病学意义更大。

(2) 传播途径 主要经消化道传播，志贺菌主要通过污染食物、水、生活用品，经口传播；亦可通过苍蝇污染食物而传播。健康人的手接触痢疾杆菌，亦可导致经口感染，此种以污染手为媒介的传播是散发病例的主要传播途径。食物或水源被污染可引起食物型暴发流行或水型暴发流行。

(3) 人群易感性 普遍易感。但有两个发病高峰年龄段，即学龄前儿童和青壮年。病后可获得一定的免疫力，但短暂而不稳定，且不同群、型之间无交叉保护性免疫，故易重复感染。

(4) 流行特征 菌痢主要集中在温带和亚热带地区，多见于卫生条件差的区域。在我国各地区全年均有发生，但以夏秋季多发，与苍蝇活动、夏季饮食习惯、机体抵抗力等因素有关。

(二) 身体状况

潜伏期一般为 1～4 天，短者数小时，长者可达 7 天。

1. 急性菌痢 根据毒血症和肠道症状轻重，可分为如下几种类型。

1) 普通型(典型) 急性起病，畏寒、发热，体温可达 39 ℃以上，继之出现腹痛、腹泻、里急后重，大便每日十余次至数十次，初为稀便，很快转为黏液脓血便。体检左下腹压痛，肠鸣音亢进。自然病程 1～2 天，多可自行恢复，少数转为慢性。

2) 轻型(非典型) 全身中毒症状不明显，不发热或低热，腹痛较轻，腹泻次数少，里急后重不明显，病程短。

3) 重型 多见于老年、体弱、营养不良者，多有严重的中毒症状，起病急骤，发热，腹泻每天 30 次以上，为稀水脓血便，甚至大便失禁，腹痛剧烈，里急后重显著，失水明显，全腹压痛，尤以左下腹明显。患者极度衰竭，四肢湿冷，意识模糊，谵妄或惊厥，血压下降以致休克。

4) 中毒型　多见于2～7岁儿童。起病急骤,中毒症状多发生于发病24小时内,突然寒战、高热,偶见体温不升,病初常无腹泻等胃肠道症状,用生理盐水灌肠检查粪便可见较多白细胞及红细胞。根据临床表现不同,可分为脑型、休克型、混合型。

(1) 脑型(呼吸衰竭型)　以严重脑部症状为主,早期头痛、呕吐,面色苍白,肌张力增强,惊厥,血压升高。后期神志不清,瞳孔大小不等,对光反射迟钝或消失,呼吸节律不整,甚至呼吸停止。表现为脑水肿和脑疝。此型严重,病死率高。

(2) 休克型(周围循环衰竭型)　表现为周围循环衰竭,面色苍白,皮肤出现花斑,口唇、甲床发绀,四肢厥冷,脉搏细数,血压下降或测不出,脉压小,少尿。重型病例不易逆转,伴有不同程度的意识障碍,弥散性血管内凝血(DIC)及心、肺、肾、脑等多个脏器功能障碍及衰竭。

(3) 混合型　兼有上述两种类型表现,病情最为严重,预后最为凶险。

2. 慢性菌痢　病程超过2个月以上者,即为慢性菌痢,根据临床表现可分为以下三种类型。

(1) 慢性迁延型　急性菌痢后,病程迁延2个月以上,有不同程度的腹部症状,大便常带有黏液,偶有脓血,可长期间歇排菌。因久病而导致健康状况下降,可有不同程度的乏力、贫血、营养不良或维生素缺乏症。

(2) 急性发作型　半年内有菌痢病史,因受凉、饮食不当或劳累等诱因而致急性发作。症状类似急性菌痢,但一般较轻。

(3) 慢性隐匿型　1年内有菌痢史,临床症状已消失2个月以上,但大便培养志贺菌属阳性,结肠镜检查有肠黏膜病变者。

(三) 辅助检查

(1) 血常规　急性期外周血白细胞计数和中性粒细胞增高。慢性患者可有贫血表现。

(2) 大便常规　留取粪便中黏液或脓血部分立即送检,显微镜下见有较多白细胞与红细胞,可见吞噬细胞。

(3) 病原学检查　细菌培养有痢疾杆菌生长,即可确诊。在抗菌药物使用之前采集新鲜标本,取脓血部分及时送检和早期多次送检均有助于提高细菌培养阳性率。

(4) 分子生物学检查　用核酸杂交或聚合酶链反应可直接检查粪便中的痢疾杆菌核酸,具有灵敏度高、特异性强、快速简便、对标本要求低等特点。

(四) 心理与社会状况

患者担心疾病迁延不愈转为慢性,出现心情烦躁、焦虑等不良情绪。

(五) 治疗原则及主要措施

(一) 急性菌痢

1. 一般疗法和对症治疗　急性期应卧床休息。消化道隔离至症状消失,大便培养连续2次阴性。进食流质或半流质饮食,轻度脱水时可给予口服补液,脱水明显者给予静脉补液。酸中毒时给予碱性液。腹痛时给予解痉药物,如山莨菪碱(654-2)、阿托品。

2. 抗菌治疗　轻型菌痢患者可不用抗菌药物,严重病例则需应用抗生素。近年来志贺菌对抗生素的耐药性逐年增长,因此,应根据当地流行菌株药敏试验或粪便培养的结果进行选择。抗生素治疗的疗程一般为3～5天。

常用药物包括以下几种。

（1）喹诺酮类药物　抗菌谱广，口服吸收好，不良反应小，耐药菌株相对较少，可作为首选药物。首选环丙沙星，其他喹诺酮类也可酌情选用。不能口服者也可静脉滴注。儿童、孕妇及哺乳期妇女如非必要不宜使用。

（2）其他 WHO 推荐的二线用药　匹美西林（pivmecillinam）和头孢曲松（ceftriaxone）可应用于任何年龄组，同时对多重耐药菌株有效。阿奇霉素（azithromycin）也可用于成人治疗。二线用药，只有在志贺菌菌株对环丙沙星耐药时才考虑。

（3）小檗碱（黄连素）　因其有减少肠道分泌的作用，故在使用抗生素时可同时使用，每次 0.1～0.3 g，每天 3 次，7 天为 1 个疗程。

3. 对症治疗　只要有水和电解质丢失，均应口服补液（ORS），只有对严重脱水者，才可考虑先静脉补液，然后尽快改为口服补液。高热者可物理降温（为主），必要时适当使用退热药；毒血症状严重者，可给予小剂量肾上腺皮质激素。腹痛剧烈者可用颠茄片或阿托品。

（二）中毒型菌痢

治疗原则为迅速降温，控制惊厥，解除微循环障碍，积极防治休克、脑水肿及呼吸衰竭，及时应用有效的抗菌药物。

1. 对症治疗

1）降温止惊　高热应给予物理降温，必要时给予退热药。高热伴烦躁、惊厥患者可用亚冬眠疗法。

2）休克型

（1）迅速扩充血容量纠正酸中毒　快速给予葡萄糖盐水、5%碳酸氢钠及低分子右旋糖酐等液体，补液量及成分视脱水情况而定，休克好转后则继续静脉输液维持。

（2）改善微循环障碍　可给予山莨菪碱（654-2）、酚妥拉明、多巴胺等药物，以改善重要脏器血流灌注。

（3）保护重要脏器功能　主要是心、脑、肾等重要脏器的功能。

（4）其他　可使用肾上腺皮质激素，有早期 DIC 表现者可给予肝素抗凝等治疗。

3）脑型　可给予 20%甘露醇每次 1～2 g/kg 快速静脉滴注，每 4～6 小时注射一次，以减轻脑水肿。应用血管活性药物以改善脑部微循环，同时给予肾上腺皮质激素有助于改善病情。防治呼吸衰竭需保持呼吸道通畅、吸氧，如出现呼吸衰竭可使用洛贝林等药物，必要时可应用呼吸机。

2. 抗菌治疗　药物选择基本与急性菌痢相同，但应先采用静脉给药，可采用环丙沙星、左旋氧氟沙星等喹诺类或三代头孢菌素类抗生素。病情好转后改为口服，剂量和疗程同急性菌痢。

（三）慢性菌痢

慢性菌痢病因复杂，一般可采用全身治疗与局部治疗相结合的原则进行。

1. 一般治疗　注意生活规律，进食易消化、吸收的食物，忌食生冷、油腻及刺激性食物，积极治疗可能并存的慢性消化道疾病或肠道寄生虫病。

2. 病原治疗　根据病原菌药敏结果选用有效抗菌药物，通常联用两种不同类型的药物，疗程需适当延长，必要时可给予多个疗程治疗。也可用药物保留灌肠，选用 0.3%小檗碱液、5%大蒜素液或 2%磺胺嘧啶银悬液等灌肠液 1 种，每次 100～200 mL，每晚 1

Note

次，10～14 天为 1 个疗程，灌肠液中添加小剂量肾上腺皮质激素可提高疗效。抗菌药物使用后，菌群失调引起的慢性腹泻可给予微生态制剂，包括益生菌和益生元。

二、常用护理诊断/问题

(1) 体温过高　与痢疾杆菌内毒素激活细胞释放内源性致热原，作用于体温中枢导致体温升高有关。

(2) 腹泻　与肠道炎症、广泛浅表性溃疡形成导致肠蠕动增强、肠痉挛有关。

(3) 组织灌注无效　与中毒性菌痢导致微循环障碍有关。

(4) 潜在并发症　中枢性呼吸衰竭。

三、护理目标

(1) 患者体温维持在正常水平。

(2) 患者未发生水、电解质紊乱，能保持皮肤完整性，无破损。

(3) 患者微循环血流灌注良好。

四、护理措施

(一) 一般护理

1. 休息及活动　急性期患者腹泻频繁、全身症状明显者应卧床休息，避免烦躁、紧张、焦虑等不良情绪，有利于减轻不适。频繁腹泻伴发热、疲乏无力、严重脱水者应协助患者床边排便，以减少体力消耗。患者应绝对卧床休息，专人监护。置患者于休克卧位(头部和下肢均抬高 30°)，小儿去枕平卧，头偏向一侧。因抬高头部有利于膈肌活动，增加肺活量，使呼吸运动更接近于生理状态。抬高下肢有利于下肢静脉的血液回流，从而可相应增加循环血量。

2. 饮食与营养　严重腹泻伴呕吐者可暂禁食，可静脉补充所需营养，使肠道得到充分休息。能进食者，以进食高热量、高蛋白质、高维生素、少渣、少纤维素、易消化清淡流质或半流质饮食为原则，避免生冷、多渣、油腻或刺激性食物。少量多餐，可饮糖盐水。病情好转后逐渐过渡至正常饮食。

3. 皮肤护理　每次排便后清洗肛周，并涂以润滑剂，减少刺激。每天用温水或 1∶5000高锰酸钾溶液坐浴，防止感染。伴明显里急后重者，嘱患者排便时不要过度用力，以免脱肛。发生脱肛时，可戴橡胶手套助其回纳。

4. 保暖　循环衰竭患者末梢循环不好，应注意保暖，可调高室温，减少暴露部位，加盖棉被，喝热饮料，放置热水袋，但要注意防止烫伤。

5. 氧疗　给予吸氧持续监测血氧饱和度，并监测动脉血气分析，观察氧疗效果。可经鼻导管给氧，氧流量 2～4 L/min，必要时 4～6 L/min。

(二) 病情观察

对休克型患者应严密监测生命体征、神志、尿量，观察有无面色苍白、四肢湿冷、血压下降、脉搏细速、尿少等休克征象，通知医生，配合抢救。腹泻的观察：密切观察排便次数、量、性状及伴随症状，采集含有脓血、黏液部分的新鲜粪便作为标本，及时送检，以提高阳性率。观察治疗效果。慢性菌痢可用肛拭子采集标本。

(三) 用药护理

遵医嘱使用有效抗菌药物如诺氟沙星、复方磺胺甲噁唑等。注意观察胃肠道反应、肾毒性、过敏、粒细胞减少等不良反应。早期禁用止泻药，便于毒素排出。

（四）预防传染

1. 急性、慢性患者和带菌者　应隔离或定期进行访视管理，并给予彻底治疗，直至粪便培养阴性。

2. 切断传播途径　养成良好的卫生习惯，特别注意饮食和饮水卫生。

3. 保护易感人群　目前尚无获准生产的可有效预防志贺菌感染的疫苗。我国主要采用口服活疫苗，如 F2a 型“依链”株。活疫苗对同型志贺菌保护率约为 80%，而对其他型别菌痢的流行可能无保护作用。

（五）健康指导

1. 疾病预防指导　做好饮水、食品、粪便的卫生管理及防蝇灭蝇工作，改善环境卫生条件。严格执行食品卫生管理法及有关制度，凡从事食品加工或生产及饮食服务的人员，在工作时必须勤洗手。从事服务性行业（尤其是饮食业）者定期健康检查，发现慢性带菌者应暂时调换工种，接受治疗。养成良好的个人卫生习惯，餐前便后洗手，不饮生水，禁食不洁食物，把住“病从口入”关。

2. 保护易感人群　在痢疾流行期间，易感者可口服多价痢疾减毒活菌苗，提高机体免疫力。

3. 疾病知识指导　菌痢患者应及时隔离、治疗，粪便消毒对于传染源的控制极为重要，应向患者及家属说明。遵医嘱按时、按量、按疗程服药，以便能在急性期彻底治愈，防止转变为慢性菌痢。慢性菌痢患者可因进食生冷食物、暴饮暴食、过度紧张和劳累、受凉、情绪波动等诱发急性发作，应注意避免诱发因素。加强体育锻炼，保持生活规律，复发时及时治疗。

五、护理评价

经过治疗和护理，评价患者是否达到：①患者体温处于正常水平；②患者未发生水和电解质紊乱，皮肤保持完好；③患者微循环血流灌注良好。

（左红群）

案例解析

患者，男，59 岁，因“腹痛、腹泻 1 天”为主诉入院。患者一天前同家人一起外出就餐后出现腹痛，以下腹部疼痛明显，呈阵发性，腹痛无放射伴腹泻，大便每日几十次，为稀糊状至稀水样大便，大便伴黏液、脓血，伴里急后重、肛门坠胀感，同时伴恶心、呕吐，呕吐物为胃内容物，伴发热，体温在 38 ℃以上，畏寒，寒战，乏力，周身发绀。在当地医院就诊，诊断为中毒性菌痢、感染性休克，给予抗感染、抑酸护胃对症治疗后，病情加重，出现红色稀果酱样大便 1 次，并逐渐出现神志不清，反应迟钝，不能正确回答问题，为求进一步治疗，转入我院。既往史：有类风湿关节炎病史。入院时体检：T 38.1 ℃，HR 105 次/分，R 32 次/分，BP 85/55 mmHg，神志模糊，急性痛苦病容，面部潮红，脐周压痛，反跳痛可疑，未扪及包块，肝右肋下未扪及，墨菲征阴性，移动性浊音阴性，肠鸣音活跃。

请思考：

(1) 该患者存在哪些护理诊断/问题，应如何进行护理？

(2) 简述对该患者健康指导的主要内容。

在线答题
4-3

案例解析答案
4-3

Note

PPT
4-4

第四节 霍乱患者的护理

案例引导

患者,男,25岁,突起腹泻6小时,大便10余次,为黄色水样便,曾呕吐3次,为胃内容物。无发热及里急后重。病前1天曾进食海鲜。护理体检:体温36.8 ℃,脉搏96次/分,呼吸22次/分,血压87/60 mmHg,神志清,皮肤弹性差,口唇干燥,眼窝凹陷。实验室检查:血常规示白细胞9.9×10^9/L,中性粒细胞0.75,血红蛋白168 g/L;大便常规示白细胞0～3/HP,红细胞0～2/HP。

请问:

1. 该患者最可能的医疗诊断是什么?诊断的依据是什么?
2. 针对该患者护士应采取哪些护理措施?

霍乱是由霍乱弧菌引起的烈性肠道传染病,发病急,传播快,是亚洲、非洲、拉丁美洲等地区腹泻的重要原因。霍乱弧菌存在于水中,最常见的感染原因是食用被患者粪便污染过的水。霍乱弧菌能产生霍乱毒素,造成分泌性腹泻,即使不再进食也会不断腹泻,洗米水状粪便是霍乱的特征。典型的临床表现为急性起病,剧烈腹泻、呕吐,及由此引起的脱水、肌肉痉挛,严重者可导致循环衰竭和急性肾衰竭。

一、护理评估

(一) 致病因素

1. 病原学 霍乱的病原体为霍乱弧菌。

霍乱弧菌革兰染色阴性,是弧形或逗点状的杆菌。该病原菌属兼性厌氧菌,在普通培养基中生长良好,在碱性环境中生长繁殖更快。

霍乱弧菌产生肠毒素、神经氨酸酶、血凝素,菌体裂解后还可释放内毒素,其中霍乱肠毒素是产生霍乱症状的关键物质,它是一种不耐热的毒素,56 ℃加热30分钟即被破坏。

霍乱弧菌对热、干燥、酸及一般消毒剂均甚敏感。干燥2小时或55 ℃加热10分钟,弧菌即可死亡,煮沸后立即被杀死。在正常胃酸中,霍乱弧菌能存活4分钟。但霍乱弧菌在自然环境中存活时间较长,一般在河水、海水和井水中,可存活1～3周;当霍乱弧菌黏附于藻类或甲壳类动物时,其存活时间还可延长。

2. 发病机制 人体食入霍乱弧菌后是否发病,主要取决于机体的免疫力、食入弧菌的数量和致病力。正常胃酸可杀灭一定数量的霍乱弧菌,口服菌苗可使肠道产生特异性IgM、IgG和IgA抗体,亦能阻止弧菌黏附于肠壁而免于发病。曾行胃大部切除使胃酸分泌减少,或大量饮水、大量进食使胃酸稀释,或食入霍乱弧菌的量大,均能引起发病。

霍乱弧菌经胃抵达肠道后,通过鞭毛运动以及弧菌产生的蛋白酶作用,可穿过肠黏

Note

膜上的黏液层，黏附于小肠上段肠黏膜上皮细胞刷状缘。霍乱弧菌在小肠的碱性、富含营养和胆盐的环境中迅速繁殖，并可产生外毒素性物质霍乱肠毒素。

3. 流行病学

(1) 传染源　患者和带菌者是本病主要传染源。

(2) 传播途径　可经消化道传播，或经生活接触、苍蝇传播，细菌污染鱼、虾等水产品也是一条传播途径。

(3) 人群易感性　普遍易感。隐性感染多，显性感染少。病后有一定的免疫力，可再感染。

(二) 身体状况

潜伏期1～3天。

1. 泻吐期

(1) 腹泻　发病的第一个症状，其特点为无发热，无里急后重感。多数不伴腹痛，排便后自觉轻快感。起初粪便含粪质，后为黄色水样便或“米泔水”样便，有肠道出血者排出洗肉水样便，无粪臭。粪便量多次频，每天可达数十次，甚至排便失禁。

(2) 呕吐　一般发生在腹泻后，多为喷射状，少有恶心。呕吐物初为胃内容物，后为水样，严重者可呕吐“米泔水”样液体。轻者可无呕吐。

2. 脱水虚脱期　频繁的腹泻和呕吐使患者迅速出现脱水、电解质紊乱和代谢性酸中毒，严重者出现循环衰竭、急性肾衰竭。此期一般持续数小时甚至2～3天，病程长短主要取决于治疗是否及时和正确与否。

(1) 脱水　轻度脱水失水约1000 mL(儿童70～80 mL/kg)，可见皮肤黏膜稍干燥，皮肤弹性略差。中度脱水失水3000～3500 mL(儿童80～100 mL/kg)，可见皮肤弹性差、眼窝凹陷、声音轻度嘶哑、血压下降及尿量减少。重度脱水者失水约4000 mL(儿童100～120 mL/kg)，出现皮肤干皱、无弹性，声音嘶哑，并可见眼眶下陷，两颊深凹，神志淡漠，极度无力，尿量明显减少。

(2) 肌肉痉挛　由于吐泻使钠盐大量丢失，低钠可引起腓肠肌和腹直肌痉挛，表现为痉挛部位的疼痛，肌肉呈强直状态。

(3) 低血钾　频繁的腹泻使钾盐大量丧失，低血钾可引起肌张力降低、腱反射消失、鼓肠甚至心律失常。

(4) 尿毒症、酸中毒　临床表现为呼吸增快，严重者除出现Kussmaul呼吸外，还可有意识障碍，如嗜睡、感觉迟钝甚至昏迷。

(5) 循环衰竭　严重失水所致的低血容量性休克，出现四肢厥冷、脉搏细速甚至不能触及，血压下降或不能测出，继而由于脑部供血不足、脑缺氧出现意识障碍，开始为烦躁不安，继而呆滞、嗜睡甚至昏迷。

3. 恢复期或反应期　腹泻停止，脱水纠正后，症状逐渐消失，体温、脉搏、血压恢复正常。少数患者可有反应性低热，可能是循环改善后肠毒素吸收增加所致。

除了典型病例外，临床上尚有一种罕见的中毒型霍乱，又称“干性霍乱”。起病急骤，发展迅速，尚未出现明显的吐泻症状即进入中毒性休克而死亡。

(三) 辅助检查

1. 血常规　红细胞及血红蛋白增高，白细胞10×10^9/L以上，分类计数中性粒细胞和单核细胞增多。

2. 生化检查　血清钾、钠、氯化物和碳酸盐降低，血pH下降，尿素氮增加。

Note

3. 粪便检查 可见黏液和少许红细胞、白细胞。

4. 细菌学检查 革兰染色阴性弧菌,呈鱼群样排列。

5. 血清学检查 可做血清凝集试验。在发病第1～3日及第10～15日各取1份血清,若第2份血清的抗体效价比第1份增高4倍或4倍以上,有参考价值。

(四) 心理与社会状况

评估患者有无因剧烈呕吐、腹泻导致严重脱水、循环衰竭。

(五) 治疗原则及主要措施

治疗原则:严格隔离,及时补液,辅以抗菌和对症治疗。

1. 严格隔离 患者应按甲类传染病进行隔离,及时上报疫情。

2. 口服补液 口服补液适用于轻度、中度脱水者,且适合于中重度脱水者。

3. 静脉补液 适合于重度脱水、不能口服的中度脱水及极少数轻度脱水者。补液原则:早期、迅速、足量,先盐后糖,先快后慢,见尿补钾,对老年人、婴幼儿及心肺功能不全的患者补液不可过快,边补液边观察治疗反应。

4. 目前常用的抗菌药物 环丙沙星、诺氟沙星或多西环素。

5. 对症治疗 重症患者补足液体后血压仍较低者,可加用肾上腺皮质激素及血管活性药物。出现急性肺水肿及心力衰竭者,给予镇静剂、利尿剂及强心剂。严重低钾血症者应静脉滴注氯化钾,如出现高血钾、严重酸中毒,必要时可采用透析治疗。

二、常用护理诊断/问题

(1) 腹泻 与霍乱肠毒素作用于肠道有关。

(2) 组织灌注量改变 与频繁剧烈呕吐、腹泻导致严重脱水、循环衰竭有关。

三、护理目标

(1) 患者腹泻停止,排便正常。

(2) 组织灌注量良好,血压、尿量正常。

四、护理措施

(一) 一般护理

1. 休息与活动 严密隔离,立即上报。

2. 饮食与营养 呕吐、腹泻严重者禁食,症状轻者给予流质饮食。恢复期给予易消化、半流质饮食。

(二) 病情观察

密切观察生命体征及病情变化。每4小时测生命体征1次,准确记录液体出入量,注明大小便次数、量和性状。

(三) 液体治疗的护理

应迅速建立两条静脉通路,根据脱水程度和病情轻重确定输液量和速度,可使用输液泵以保证及时准确输入液体。

(四) 预防传染

1. 管理传染源 建立、健全肠道门诊,发现患者立即隔离治疗。对疑似患者行隔离检疫。接触者应检疫5天,留大便培养标本并服药预防,如多西环素顿服。

2. 切断传播途径　改善环境卫生，加强饮水消毒和食品管理。对患者或带菌者的粪便与排泄物应严格消毒。

3. 保护易感人群　流行时接种菌苗可减少急性病例，控制流行规模。

（五）心理护理

指导患者保持豁达、乐观心情，增强战胜疾病的信心。做好咨询工作，回答患者及其亲属提出的问题，耐心讲解疾病的相关知识，解除患者的顾虑，消除误解，调整因隔离带来的孤独、紧张等不良心理反应，以积极的心态配合治疗和护理。

（六）健康指导

1. 疾病预防指导　宣传霍乱的预防措施，以防止霍乱传播。

2. 疾病知识指导　进行有关霍乱的知识教育，讲述本病的临床过程及治疗方法，使患者配合治疗，以尽快控制病情发展。

五、护理评价

经过治疗和护理，评价患者是否达到：①患者腹泻是否停止，排便是否恢复正常；②血压、尿量、脉搏是否恢复正常。

（王英）

案例解析

患者，男，29 岁，农民，夏季发病，病前一日曾吃海鲜，同吃有三个人，仅一人发病，表现为腹泻、呕吐，大便水样，次数难以计数，无腹痛及发热。体检：神志淡漠、眼眶内陷、声音嘶哑，脉搏细速，血压测不到，无尿。

请思考：

(1) 该患者可能的临床诊断是什么？

(2) 该患者存在哪些护理诊断/问题，应如何进行护理？

(3) 简述对该患者健康指导的主要内容。

在线答题 4-4

案例解析答案 4-4

PPT 4-5

第五节　猩红热患者的护理

案例引导

患者，女，27 岁，3 个月前有麻疹疫苗接种史，发病前两周有猩红热密切接触史，发病前全身酸痛 3 天，无发热，无咽痛，无畏光流泪，无咳嗽，颈部、面部、前胸、后背、双上肢皮肤潮红，其上可见密集淡红色丘疹，结膜无充血，无口腔黏膜斑，咽部轻度充血，右侧扁桃体二度肿大。血常规、异性淋巴细胞、EB 抗体、心肌酶、尿常规未见异常。第 2 日双下肢及足背可见同样皮疹，口周无皮疹，无草莓舌、口腔黏膜斑，无帕氏线。第 3 日全身皮肤潮红加重，腹部皮疹可见糠状脱屑。

Note

请问:

1. 该患者接下来应该做哪些辅助检查?

2. 目前存在哪些主要的护理问题?

3. 针对该患者护士应采取哪些护理措施?

猩红热是A组β型(乙型)链球菌引起的急性呼吸道传染病。其临床特征为发热、咽峡炎、全身弥漫性鲜红色皮疹和疹后明显脱屑。少数患者病后可出现变态反应性心、肾、关节损害。

一、护理评估

(一) 致病因素

1. 病原学 A组β型溶血性链球菌,也称化脓性链球菌(GAS),革兰染色阳性。刚从体内检出时常带有荚膜,无鞭毛、芽胞,易在含血的培养基上生长并产生完全溶血(β型)。按该细菌细胞壁表面所含抗原的不同,可分为A~U(无I、J)19组,猩红热主要由A组引起。已知该细菌有M、R、T、S四种表面抗原,M蛋白是细菌的菌体成分,由GASemm基因编码的M蛋白是GAS的主要致病因子,对中性粒细胞和血小板都有免疫毒性作用。M蛋白抗原变异是M分型的基础。到目前为止,根据M蛋白抗原特异性可将GAS分为100多个型别,不同的型别其致病性不同,部分菌株感染可引起严重并发症,如风湿热、风湿性心瓣膜病及急性肾小球肾炎等。脂磷壁酸(LTA)对生物膜有较高的亲和力,有助于链球菌黏附于人的上皮细胞。

溶血性链球菌的致病力来源于细菌本身及其产生的毒素和蛋白酶类。细菌产生的毒素有以下几种。①致热性外毒素(红疹毒素):链球菌能产生A、B、C、D四种抗原性不同的致热性外毒素,其抗体无交叉保护力,均能致发热和猩红热皮疹。②溶血素:有溶解红细胞、杀伤白细胞、血小板以及损伤心脏的作用,可分为O和S两种溶血素。溶血性链球菌产生的蛋白酶有以下几种。①链激酶(溶纤维蛋白酶):可溶解血块并阻止血浆凝固。②透明质酸酶(扩散因子):能溶解组织间的透明质酸,最终有利于细菌在组织内扩散。③链道酶:又称为脱氧核糖核酸酶(DNase),能裂解具有高黏稠度的DNA,从而破坏宿主的组织和细胞。

溶血性链球菌对热及干燥抵抗力不强,56 ℃加热30分钟及一般消毒剂均能将其杀灭,但在痰和脓液中可生存数周。

2. 发病机制 猩红热的临床表现主要由化脓性、中毒性和变态反应性病变综合而成,引起相应的病理改变。

(1) 化脓性病变 A组β型溶血性链球菌在LTA的辅助下黏附于黏膜上皮细胞,随后侵入组织引起炎症,通过M蛋白和细菌荚膜抵抗机体吞噬细胞的作用,在链激酶、透明质酸酶等作用下,使炎症扩散并引起组织坏死。

(2) 中毒性病变 链球菌产生的毒素进入血液循环后,引起全身毒血症表现,如发热、头晕、头痛等。红疹毒素使皮肤血管充血、水肿,上皮细胞增殖,白细胞浸润,以毛囊周围最为明显,形成典型的猩红热样皮疹。最后表皮死亡而脱落,形成"脱屑"。黏膜亦可充血,有时呈现点状出血,形成"内疹"。肝、脾、淋巴结等间质血管周围有单核细胞浸

Note

润，并有不同程度的充血及脂肪变性。心肌可有充血、变性，严重者可坏死。肾脏呈间质性炎症。中毒性病变患者的中枢神经系统可见营养不良变化。

(3) 变态反应性病变　个别病例于病程第 2、3 周时，可出现变态反应性变化，主要见于心、肾及关节滑囊浆液性炎症。其原因可能是 A 组链球菌某些型与受感染者心肌、肾小球基底膜或关节滑囊的抗原产生交叉免疫反应，也可能是形成了抗原抗体复合物沉积在上述部位导致免疫损伤。

3. 流行病学

(1) 传染源　患者和带菌者是主要传染源，A 组 β 型溶血性链球菌引起的咽峡炎患者是重要的传染源。

(2) 传播途径　主要经空气飞沫传播，也可经皮肤创伤处或产妇产道而引起“外科型热”或“产科型猩红热”。

(3) 易感人群　普遍易感。感染后机体可产生抗菌免疫力和抗毒素免疫力。抗菌免疫力主要来源于抗 M 蛋白抗体，具有型特异性，可抵抗同型菌的侵犯，但对不同型的链球菌感染无保护作用。抗红疹毒素的免疫力较持久，但由于红疹毒素有 5 种血清型，其间无交叉免疫性，若感染另一种红疹毒素的 A 组链球菌仍可再发病。

(4) 流行特点　本病多见于温带地区，寒带和热带少见。全年均可发生，但冬春季多，夏秋季少。可发生于任何年龄，但以儿童最为多见。

(二) 身体状况

潜伏期为 1～7 天，一般为 2～3 天。

1. 普通型　在流行期间大多数患者属于此型。

(1) 前驱期　典型临床表现为发热，体温可达 39 ℃左右，可伴有头痛、全身不适等全身中毒症状。咽峡炎：表现为咽痛、吞咽痛、局部充血并可有脓性渗出液。

(2) 出疹期　发热后 24 小时内开始出疹，始于耳后、颈部及上胸部，然后迅速蔓延至全身；典型的皮疹为皮肤上出现均匀分布的弥漫充血性针尖大小的丘疹，压之褪色，伴有痒感。部分患者可见带黄白色脓头且不易破溃的皮疹，称为“粟粒疹”。严重的患者出现出血性皮疹，在皮肤褶皱处皮疹密集或由于摩擦出血呈紫色线状，称为“线状疹”(又称 Pastia 线或帕氏线)。如颜面部位仅有充血而无皮疹，口鼻周围充血不明显，相比之下显得发白，称为“口周苍白圈”，腭部可见有充血或出血性黏膜内疹。病程初期舌覆白苔，红肿的乳头凸出于白苔之外，称“草莓舌”，2～3 天后白苔开始脱落，舌面光滑呈肉红色，乳头仍凸起，此称“杨梅舌”。

(3) 脱皮期　多数情况下，皮疹于 48 小时达高峰，然后按出疹顺序开始消退，2～3 天内退尽，但重者持续一周左右。疹退后开始皮肤脱屑，皮疹密集处脱屑更为明显，尤以粟粒疹为重，可呈片状脱皮，指(趾)处可呈套状，而面部、躯干常为糠屑状。近年来以轻症患者较多，常常仅有低热、轻度咽痛等症状。皮疹稀少，消退较快，脱屑较轻，但仍可引起变态反应性并发症。

草莓舌

2. 脓毒型　咽峡炎中的化脓性炎症，渗出物多，往往形成脓性假膜，局部黏膜可坏死而形成溃疡。细菌扩散到附近组织，形成化脓性中耳炎、鼻窦炎、乳突炎及颈淋巴结炎，甚至颈部软组织炎，还可引起败血症。

3. 中毒型　临床表现主要为毒血症明显。高热、头痛、剧烈呕吐，甚至神志不清、中毒性心肌炎及感染性休克。咽峡炎不重但皮疹很明显，可为出血性。但若发生休克，则

Note

皮疹常变成隐约可见的。病死率高，目前亦很少见。

4. 外科型 外科型包括产科型，病原菌从伤口或产道侵入而致病，故没有咽峡炎。皮疹首先出现在伤口周围，然后向全身蔓延，一般症状较轻，预后也较好。可从伤口分泌物中培养出病原菌。

(三) 辅助检查

1. 血常规 白细胞总数升高可达(10～20)×10^9/L，中性粒细胞在80%以上。严重患者可出现中毒颗粒。出疹后嗜酸性粒细胞增多占5%～10%。

2. 尿液 常规检查一般无明显异常。如果发生肾脏变态反应并发症，则可出现尿蛋白、红细胞、白细胞及管型。

3. 血清学检查 可用免疫荧光法检测咽拭子涂片进行快速诊断。

4. 病原学检查 可用咽拭子或其他病灶的分泌物培养溶血性链球菌。

(四) 心理与社会状况

评估患者有无被隔离导致的焦虑和恐慌等不良的情绪。

(五) 治疗原则及主要措施

1. 一般治疗 包括急性期卧床休息，呼吸道隔离。

2. 病原治疗 目前多数A组链球菌对青霉素仍较敏感。可用青霉素，每次80万U，2～3次/天，肌内注射，连用5～7天。80%左右的患者24小时内即可退热，4天左右咽炎消失，皮疹消退。脓毒型患者应加大剂量到每天800万U～2000万U，分2～3次静脉滴入。对青霉素过敏者，可用红霉素，成人剂量为1.5～2 g/d，分4次静脉滴入，儿童剂量为30～50 mg/(kg·d)，分4次静脉滴入。带菌者可用常规治疗剂量青霉素连续用药7天，一般均可转为阴性。

3. 对症治疗 若发生感染中毒性休克，要积极补充血容量，纠正酸中毒，给予血管活性药等。对已化脓的病灶，必要时切开引流或手术治疗。

二、常用护理诊断/问题

(1) 体温过高 与A组乙型溶血性链球菌感染有关。

(2) 皮肤完整性受损：皮疹 与病原菌产生红疹毒素引起的皮肤损害有关。

(3) 疼痛：咽痛 与咽及扁桃体炎症有关。

三、护理目标

(1) 患者体温逐渐降至正常。

(2) 皮肤不发生继发性损伤及感染。

(3) 疼痛和不适感减轻。

四、护理措施

(一) 一般护理

(1) 隔离 呼吸道隔离。

(2) 休息 卧床休息。

(3) 饮食与营养 发热期给予营养丰富、高维生素的流质和半流质饮食，多饮水。

（二）病情观察

观察体温、咽部及皮疹情况。有无并发症，其他部位有无化脓性病灶。

（三）用药护理

应用青霉素治疗时，注意观察疗效及变态反应。

（四）预防传染

1. 管理传染源　隔离患者，住院或家庭隔离至咽拭子培养 3 次阴性，且无化脓性并发症出现，解除隔离（自治疗起不少于 7 天）。收入患者时，应按入院先后进行隔离。咽拭子培养持续阳性可延长隔离期。

2. 接触者的处理　儿童机构发生猩红热患者时，应严密观察接触者（包括儿童及工作人员）。认真进行检查，有条件的可做咽拭子培养。对可疑猩红热、咽峡炎患者及带菌者都给予隔离治疗。疾病流行期间，儿童应避免到公共场所。

（五）心理护理

耐心讲解疾病的相关知识，解除患者的顾虑，消除误解，调整因隔离带来的孤独、紧张等不良心理反应，以积极的心态配合治疗和护理。鼓励患者家庭成员、同事朋友给予患者精神支持。

（六）健康指导

（1）向患者及家属讲述本病的相关知识，轻型猩红热患者可在家中治疗，对发热及皮疹的护理方法给予指导。

（2）在病程 2～3 周易出现并发症，其中以急性肾小球肾炎多见，嘱患者每周查一次尿常规，以便及时发现、早期治疗。

五、护理评价

经过治疗和护理，评价患者是否达到：①患者体温是否逐渐下降或维持在正常范围；②皮肤无破损或感染；③疼痛是否减轻。

（王英）

案例解析

患儿，两岁半，体重 15 kg，无恶心、呕吐、纳差，体温 39.1 ℃，血压 86/53 mmHg，脉搏 132 次/分，心率 141 次/分，心肺听诊正常，无颈强直、克尼格氏征（－）、布氏征（－），浅表淋巴结未触及，面部潮红，面部及全身皮肤可见鲜红色皮疹，弥漫性，大小如针尖，压之褪色，有痒感。咽部充血、舌苔白、草莓舌。血常规：白细胞 15.9×10^9/L，中性粒细胞 78%。尿常规无异常，其他辅助检查未做。

请思考：

（1）该患儿可能的诊断是什么？依据是什么？

（2）对该患儿家属如何进行健康宣教？

在线答题
4-5

案例解析答案
4-5

Note

PPT
4-6

第六节 伤寒和副伤寒患者的护理

案例引导

患者，男，30岁，2周前出现低热、乏力，以后体温逐日上升，近1周体温持续在39～39.5 ℃水平，伴有腹泻，每日5～6次，今日入院。体格检查：肝大，肋下2 cm，脾肋下1 cm，腹部可见4个玫瑰疹。实验室检查：外周血白细胞3×10^9/L，中性粒细胞0.45，淋巴细胞0.55，肥达反应"O"抗体的凝集效价为1∶160，H抗原效价为1∶160。

请问：

1. 该患者最可能的医疗诊断是什么？诊断的依据是什么？
2. 具有诊断意义的实验室检查是什么？
3. 针对该患者护士应采取哪些护理措施？

伤寒是由伤寒沙门菌引起的一种急性肠道传染病。临床特征为持续发热、表情淡漠、相对缓脉、玫瑰疹、肝脾大和白细胞减少等，有时可出现肠出血、肠穿孔等严重并发症。

一、护理评估

(一) 致病因素

1. 病原学 伤寒沙门菌属沙门菌属D组，革兰染色阴性。伤寒沙门菌于普通培养基中即可生长，但于含胆汁的培养基中则生长更好。伤寒沙门菌具有脂多糖菌体抗原(O抗原)和鞭毛抗原(H抗原)，可刺激机体产生特异性、非保护性IgM和IgG抗体。此外，该菌还有多糖毒力抗原(Vi抗原)，Vi抗原的抗原性较弱，当伤寒沙门菌从人体中清除时，Vi抗体也随之消失。伤寒沙门菌不产生外毒素，其菌体裂解所释放的内毒素在发病机制中起重要作用。

2. 发病机制 人体摄入伤寒沙门菌后是否发病取决于所摄入细菌的数量、致病性以及宿主的防御能力。例如，当胃酸的pH值小于2时，伤寒沙门菌很快被杀灭。伤寒沙门菌摄入量达10^5以上才能引起发病，超过10^7或更多时将引起伤寒的典型疾病。而非特异性防御机制异常，如胃内胃酸减少和原先有幽门螺杆菌感染等有利于伤寒沙门菌的定位和繁殖，此时引起发病的伤寒沙门菌数量也相应降低。临床观察提示被激活的吞噬细胞对伤寒沙门菌的细胞内杀伤机制起重要作用，吞噬细胞吞噬伤寒沙门菌、红细胞、淋巴细胞及细胞碎片，称为"伤寒细胞"。伤寒细胞聚集成团，形成小结节，称为"伤寒小结"或"伤寒肉芽肿"，具有病理诊断意义。

未被胃酸杀灭的部分伤寒沙门菌将到达回肠下段，穿过黏膜上皮屏障，侵入回肠集合淋巴结(Peyer patches)的单核-吞噬细胞内繁殖形成初发病灶，并进一步侵犯肠系膜淋

Note

巴结，经胸导管进入血液循环，形成第一次菌血症。此时，临床上处于潜伏期。伤寒沙门菌被单核-吞噬细胞（一种吞噬细胞）吞噬、繁殖后再次进入血液循环，形成第二次菌血症。伤寒沙门菌向肝、脾、胆、骨髓、肾和皮肤等器官组织播散，肠壁淋巴结出现髓样肿胀、增生、坏死，临床上处于初期和极期（相当于病程第1～3周）。在胆道系统内大量繁殖的伤寒沙门菌随胆汁排到肠道，一部分随粪便排出体外，一部分经肠道黏膜再次侵入肠壁淋巴结，使原先致敏的淋巴组织发生更严重的炎症反应，可引起溃疡形成，临床上处于缓解期（相当于病程第3～4周）。在极期和缓解期，当坏死或溃疡的病变累及血管时，可引起肠出血；当溃疡侵犯小肠的肌层和浆膜层时，可引起肠穿孔。随着机体免疫力的增强，伤寒沙门菌在血液和各个脏器中被清除，肠壁溃疡愈合，临床上处于恢复期。

伤寒沙门菌释放脂多糖内毒素可激活单核-吞噬细胞释放白细胞介素-1和肿瘤坏死因子等细胞因子，引起持续发热、表情淡漠、相对缓脉、休克和白细胞减少等表现。

3. 流行病学

（1）传染源　带菌者或患者为伤寒的唯一传染源。

（2）传播途径　伤寒沙门菌通过粪-口途径传播。水源被污染是本病最重要的传播途径，常可引起暴发流行。食物被污染是传播伤寒的主要途径，有时可引起食物型的暴发流行。日常生活密切接触是伤寒散发流行的传播途径；苍蝇和蟑螂等媒介可机械性携带伤寒沙门菌引起散发流行。

（3）人群易感性　未患过伤寒和未接种过伤寒菌苗的个体，均属易感。伤寒发病后可获得较稳固的免疫力，第二次发病少见。伤寒和副伤寒之间没有交叉免疫性。

（4）流行特征　伤寒可发生于任何季节，但以夏秋季多见。发病以学龄期儿童和青年多见。在发达国家，伤寒的发病率维持在低水平。在发展中国家伤寒仍然是一种常见的传染病。

（二）身体状况

潜伏期长短与伤寒沙门菌的感染量以及机体的免疫状态有关，波动范围为3～60天，通常为7～14天。

1. 典型伤寒的临床表现

1）初期　为病程的第1周。起病缓慢，最早出现的症状是发热，发热前可伴有畏寒，寒战少见；热度呈阶梯形上升，在3～7天后逐步达到高峰，可达39～40 ℃。还可伴有全身疲倦、乏力、头痛、干咳、食欲减退、恶心、呕吐、腹痛、轻度腹泻或便秘等表现，右下腹可有轻压痛。部分患者此时已能扪及增大的肝脏和脾脏。

2）极期　为病程的第2～3周。出现伤寒特征性的临床表现。

（1）持续发热　体温上升到高热以后，多呈稽留热型。如果没有进行有效的抗菌治疗，热程可持续2周以上。

（2）神经系统中毒症状　由于内毒素的致热和毒性作用，患者表现为表情淡漠、呆滞、反应迟钝、耳鸣、重听或听力下降，严重者可出现谵妄、脑膜炎刺激征甚至昏迷。儿童可出现抽搐。

（3）相对缓脉　成年人常见，并发心肌炎时，相对缓脉不明显。

（4）玫瑰疹　一半以上的患者，在病程7～14天可出现淡红色的小斑丘疹，称为玫瑰疹（rose spots）。直径2～4 mm，压之褪色，多在10个以下，主要分布在胸、腹及肩背部，四肢罕见，一般在2～4天内变暗淡、消失，可分批出现。有时可变成压之不褪色的小出血点。

(5) 消化系统症状　大约半数患者可出现腹部隐痛，位于右下腹或呈弥漫性。便秘多见。仅有10%左右的患者出现腹泻，多为水样便。右下腹可有深压痛。

(6) 肝脾大　大多数患者有轻度的肝脾大。

3) 缓解期　为病程的第4周。体温逐步下降，神经、消化系统症状减轻。应注意的是，由于本期小肠病理改变仍处于溃疡期，还有可能出现肠出血、肠穿孔等并发症。

4) 恢复期　为病程的第5周，体温正常，神经、消化系统症状消失，肝脾恢复正常。由于多数患者能得到及时诊断和有效的抗菌治疗，或在病初患者使用抗生素，所以，目前具有典型表现者较少。

2. 其他类型　根据不同的发病年龄，机体免疫状态，是否存在基础疾病，所感染伤寒沙门菌的数量和毒力以及使用有效抗菌药物的早晚等因素，除典型伤寒之外，还有以下各种临床类型：

(1) 轻型　全身毒血症状轻，病程短，1～2周可恢复健康。多见于儿童或者发病初期使用有效抗菌药物以及曾经接受过伤寒疫苗预防的患者。由于临床特征不典型，容易出现漏诊或误诊。

(2) 暴发型　急性起病，毒血症状严重，高热或体温不升，常并发中毒性脑病、心肌炎、肠麻痹、中毒性肝炎或休克等。

(3) 迁延型　起病初期的表现与典型伤寒相似，但发热可持续5周至数月之久，呈弛张热或间歇热，肝脾大明显。常见于原先有慢性乙型肝炎、胆道结石或慢性血吸虫病等消化系统基础疾病的患者。

(4) 逍遥型　起病初期症状不明显，患者能照常生活甚至工作，部分患者直至发生肠出血或肠穿孔才被诊断。

3. 特殊临床背景下以及病程发展阶段中伤寒的特点

(1) 小儿伤寒　年龄越小临床表现越不典型。一般起病比较急，呕吐和腹泻等胃肠症状明显，热型不规则，便秘较少。多数患儿无相对缓脉，玫瑰疹较少见，肝脾大明显。外周血白细胞计数可不减少，容易并发支气管炎或肺炎，肠出血和肠穿孔少见。

(2) 老年伤寒　通常不出现高热，多汗时容易出现虚脱。病程迁延，恢复期长。并发支气管肺炎和心力衰竭多见，病死率较高。

(3) 再燃　部分患者于缓解期，体温还没有下降到正常时，又重新升高，称为再燃，此时血培养可再次出现阳性，可能与伤寒沙门菌菌血症尚未得到完全控制有关。有效和足量的抗菌药物治疗可减少或杜绝再燃，再燃一般持续5～7天。

(4) 复发　10%～20%用氯霉素治疗的患者在热退后1～3周临床症状再度出现，称为复发。此时血培养可再获阳性结果，与病灶内的细菌未被完全清除，重新侵入血流有关。

4. 并发症

(1) 肠出血　肠出血为常见的严重并发症。多出现在病程第2～3周，发生率为2%～15%；成人比小儿多见，常有饮食不当、活动过多、腹泻以及排便用力过度等诱发因素，大量出血时，常表现为体温突然下降，头晕、口渴、恶心和烦躁不安等症状；体检时可发现患者面色苍白、手足冰冷、呼吸急促、脉搏细速、血压下降等休克体征。

(2) 肠穿孔　肠穿孔为最严重的并发症。发生率为1%～4%，常发生于病程第2～3周，穿孔部位多发生在回肠末段，成人比小儿多见。穿孔可发生在经过病原治疗，患者的病情明显好转时。穿孔前可有腹胀、腹泻或肠出血等前兆，临床表现为右下腹突然疼痛，伴恶心、呕吐以及四肢冰冷、呼吸急促、脉搏细速、体温和血压下降等休克表现(休克期)，

Note

经过1～2小时，腹痛和休克症状可暂时缓解（平静期），但不久体温迅速上升，腹痛持续存在并加剧，出现腹胀、腹肌紧张、全腹压痛和反跳痛。

（三）辅助检查

1. 血常规　白细胞数在(3～4)×10^9/L，中性粒细胞减少，嗜酸性粒细胞减少或消失。

2. 细菌培养

(1) 血培养　最常用，第1～2周阳性率高。

(2) 骨髓培养　培养阳性率高于血培养。

(3) 尿培养　早期阳性率不高，病程在3～4周的阳性率较高。

(4) 粪便培养　注意阳性不一定能确诊。

3. 肥达试验　伤寒流行区的正常人群中，部分个体有低效价的凝集抗体存在，故此，O抗体效价在1∶80以上，H抗体效价在1∶160以上，或者O抗体效价有4倍以上的升高，有辅助诊断意义。

（四）心理与社会状况

评估患者对伤寒的认识及了解程度，有无焦虑、恐惧等心理反应，对住院隔离的认识及适应情况，患者对工作、学习的影响，家属及亲友对伤寒的了解程度，对患者的心理支持程度等。

（五）治疗原则及主要措施

自1948年以来，氯霉素曾被作为治疗伤寒的首选药物。20世纪50年代已发现耐氯霉素的伤寒菌株；有些伤寒菌株则呈现多重耐药性。因此，氯霉素、氨苄西林和复方磺胺甲噁唑仅用于敏感菌株的治疗。

第三代喹诺酮类药物具有口服吸收良好，在血液、胆汁、肠道和尿路的浓度高，能渗透进入细胞内作用于细菌DNA旋转酶影响DNA合成发挥杀菌的药效，与其他抗菌药物无交叉耐药性，对氯霉素敏感的伤寒菌株、氯霉素耐药的伤寒菌株均有良好的抗菌活性等优点。故此，20世纪90年代后，国内外许多报道推荐第三代喹诺酮类药物为治疗伤寒的首选药物。目前，在没有伤寒药物敏感性试验的结果之前，伤寒治疗的首选药物推荐使用第三代喹诺酮类药物，儿童和孕妇伤寒患者宜首先应用第三代头孢菌素。治疗开始以后，必须密切观察疗效，尽快取得药物敏感性实验的结果，以便决定是否需要进行治疗方案的调整。

1. 第三代喹诺酮类药物　左旋氧氟沙星每次0.2～0.4 g，口服2～3次，疗程14天。氧氟沙星每次0.2 g，口服3次，疗程14天。对于重型或有并发症的患者，每次0.2 g，静脉滴注，每天2次，症状控制后改为口服，疗程14天。环丙沙星每次0.5 g，口服2次，疗程14天。对于重型或有并发症的患者，每次0.2 g，静脉滴注，每天2次，症状控制后改为口服，疗程14天。

2. 第三代头孢菌素　头孢噻肟、头孢哌酮、头孢他啶、头孢曲松等。

3. 并发症的治疗

(1) 肠出血　绝对卧床休息，密切监测生命体征、神志和便血情况。暂时禁食，如果患者烦躁不安，应给地西泮（安定）或苯巴比妥肌内注射。补充血容量，维持水、电解质和酸碱平衡。给予止血药维生素K、卡巴克络（安络血）、酚磺乙胺（止血敏）。按照出血情况，必要时给予输血。内科止血治疗无效，应考虑手术治疗。

(2) 肠穿孔　局限性穿孔者应给予禁食，使用胃管进行胃肠减压；除了对原发病给予

Note

有效的抗菌药物治疗之外,应加强控制腹膜炎症,如联合氨基糖苷类、第三代头孢菌素或碳青霉烯类等抗菌药物。警惕感染性休克的发生。肠穿孔并发腹膜炎的患者,应及时进行手术治疗,同时加用足量有效的抗菌药物控制腹膜炎。

二、常用护理诊断/问题

(1) 体温过高　与伤寒沙门菌感染、释放大量内源性致热源有关。

(2) 营养失调:低于机体需要量　与高热、摄入减少及腹泻等因素导致的能量供求失衡有关。

(3) 潜在并发症　肠出血、肠穿孔。

三、护理目标

(1) 患者体温降至正常范围。

(2) 患者能遵循饮食计划,保证营养物质的摄入,营养状况有所改善。

(3) 无并发症发生,或发生并发症时能及时发现并予以处理。

四、护理措施

(一) 一般护理

1. 消毒和隔离　患者入院后应按照肠道传染病常规进行消毒隔离。临床症状消失后,每隔 5～7 天送粪便进行伤寒沙门菌培养,连续 2 次阴性才可解除隔离。

2. 休息与活动　发热期患者应卧床休息,热退后 2～3 天可在床上稍坐,热退后 1 周可由轻度活动逐渐过渡至正常活动量。

3. 饮食与营养　发热期应给予流质或无渣半流质饮食,少量多餐。热退后饮食仍应从稀粥、软质饮食逐渐过渡到正常饮食,热退后 2 周才能恢复正常饮食。饮食应包括足量的糖类、蛋白质和各种维生素,以补充发热期的消耗,促进恢复。过早进食多渣、坚硬或容易产气的食物有诱发肠出血和肠穿孔的危险。

(二) 病情观察

观察体温、脉搏、血压和粪便性状等变化。

(三) 对症护理

(1) 高热时可进行物理降温,使用冰袋冷敷和(或)25%～30%乙醇四肢擦浴。退热药(如阿司匹林)有时可引起低血压,慎用为宜。

(2) 便秘者可使用生理盐水 300～500 mL 低压灌肠。无效时可改用 50%甘油 60 mL 或液状石蜡 100 mL 灌肠。禁用高压灌肠和泻剂。

(3) 腹胀者饮食应减少豆奶、牛奶等容易产气的食物。腹部使用松节油涂擦,或者肛管排气。禁用新斯的明等促进肠蠕动的药物。腹泻应选择低糖低脂肪的食物。

(四) 预防传染

1. 管理传染源　患者应按肠道传染病隔离。体温正常后的第 15 天才能解除隔离。如果有条件,症状消失后 5 天和 10 天分别做尿、粪便培养,连续二次阴性,才能解除隔离。慢性携带者应调离饮食业并给予治疗。接触者医学观察 15 天。

2. 切断传播途径　应做好水源管理、饮食管理、粪便管理和消灭苍蝇等卫生工作。要避免饮用生水,避免进食未煮熟的肉类食品,进食水果前应洗净或削皮。

3. 保护易感人群　对易感人群进行伤寒和副伤寒甲乙三联菌苗预防接种，皮下注射3次，间隔7～10天，免疫期为1年。每年可加强1次，1.0 mL，皮下注射。以上疫苗仅有部分免疫保护作用。因此，已经进行免疫预防的个体，仍需要注意饮食卫生。

（五）心理护理

指导患者保持豁达、乐观心情。做好咨询工作，回答患者及其亲属问题，耐心讲解疾病的相关知识，解除患者顾虑，消除误解，调整因隔离带来的孤独、紧张等不良心理反应，以积极的心态配合治疗和护理。鼓励患者家庭成员、同事朋友给予患者精神支持。

（六）健康指导

(1) 大力宣传、普及卫生知识，注意饮食、饮水及个人卫生。讲述本病的消毒、隔离预防、传播知识。

(2) 嘱患者出院后仍应休息1～2周。定期复查。

五、护理评价

经过治疗和护理，评价患者是否达到：①患者体温逐渐下降；②能遵循饮食计划，保证营养物质的摄入；③无并发症的发生。

附【副伤寒】

副伤寒(paratyphoid fever)是甲、乙、丙型副伤寒沙门菌引起的一组细菌性传染病。副伤寒的临床疾病过程和处理措施与伤寒大致相同，以下为副伤寒与伤寒不同的临床特点。

副伤寒甲分布比较局限，副伤寒乙呈世界性分布，我国成人的副伤寒以副伤寒甲为主，儿童以副伤寒乙较常见，副伤寒甲、乙患者肠道病变表浅，范围较广，可波及结肠。潜伏期2～15天，一般为8～10天起病，常有腹痛、腹泻、呕吐等急性胃肠炎症状，2～3天后减轻，接着体温升高，稽留热少见，热程短，副伤寒甲大约3周，副伤寒乙2周左右。皮疹出现较早，稍大、颜色较深，量稍多可遍布全身。副伤寒甲复发率比较高，肠出血、肠穿孔等并发症少见，病死率较低。

副伤寒丙可表现为脓毒血症型、伤寒型或急性胃肠炎型，以脓毒血症型多见。临床表现比较复杂。起病急，寒战，体温迅速上升，热型不规则，热程1～3周。出现迁徙性化脓病灶时，病程延长，肺部、骨骼及关节部位的局限性化脓灶常见。肠出血、肠穿孔少见，局部化脓病灶抽脓可检出副伤寒沙门菌。

副伤寒甲、乙、丙的治疗与伤寒相同，当副伤寒丙出现脓肿时，应进行外科手术排脓，同时加强抗菌治疗。

在线答题
4-6

（王英）

案例解析

刘先生，男，36岁。以“反复发热7天”入院。患者7天前出现发热，体温高达39 ℃，为持续性发热伴畏寒，2天前于某诊所按“感冒”治疗，症状未好转，体温上升至40 ℃，来院就诊。入院后完善各种检查，患者临床表现、血培养及肥达反应均支持伤寒诊断。

案例解析答案
4-6

请思考：

(1) 该患者存在哪些护理诊断/问题？

(2) 简述对该患者健康指导的主要内容。

Note

PPT 4-7

第七节　布鲁菌病患者的护理

案例引导

李先生，牧民，43岁，因"发热、多汗、关节痛1个月"入院。为不规则热，且高热时无明显不适，体温下降后自觉症状加重，常有出汗，与发热无关，肩关节有针刺样疼痛。查体：体温37.5 ℃，腋下淋巴结肿大，无压痛，皮肤黏膜未见淤点、淤斑及皮疹。

请问：

1. 该患者最可能的医疗诊断是什么？诊断的依据是什么？
2. 目前存在哪些主要护理问题？
3. 针对该患者护士应采取哪些护理措施？

布鲁菌病(brucellosis)简称布氏病，又名波状热，是由布氏杆菌引起的动物源性传染病。以长期发热、多汗、关节痛、睾丸炎、淋巴结及肝脾肿大为特征。本病病程迁延，易复发，并易转为慢性。

一、护理评估

(一) 致病因素

1. 病原学　布氏杆菌是一组革兰染色阴性的短小球杆菌。该菌属分为6个种，即羊布氏、牛布氏、猪布氏、犬布氏、绵羊附睾布氏和森林鼠布氏杆菌，其中羊、牛、猪和犬布氏杆菌对人类致病，以羊种菌致病力最强。布氏杆菌在外界环境中生存力较强，在干燥土壤中可存活数月，在皮毛中可存活45～150天，在乳制品中可生存数周至数月。该菌对热、光及常用消毒剂较为敏感，湿热100 ℃作用3～5分钟、日光照射10～20分钟，3%含氯石灰澄清液可杀灭。

2. 发病机制　布氏杆菌自皮肤黏膜进入人体后，即被吞噬细胞吞噬，带到附近淋巴结。若人体抗菌能力强，病菌即被消灭，反之，病菌在淋巴结中繁殖而形成感染灶。当病菌增殖到一定程度时，侵入血液循环，形成菌血症。本菌易在肝、脾、骨髓、淋巴结等中形成多发感染灶。病菌主要寄生于吞噬细胞内，抗菌药物及抗体不易进入发挥作用，细菌不易消灭，病程易转成慢性。病灶中的细菌多次进入血流，引起症状反复发作，发热呈波状型(又称波状热)。本病的发病机理以Ⅳ型迟发变态反应为主，变态反应发生在骨、关节和神经系统，表现为关节炎、骨髓炎和神经炎等。此外，尚可有睾丸炎。

3. 流行病学

1) 传染源　羊、牛、猪等病畜为传染源，其中羊是主要传染源。病原菌存在于病畜的皮毛、羊水、胎盘、阴道分泌物、尿液和乳汁中。人传人少见。

Note

2）传播途径

（1）接触传播　在剪毛、挤奶、剥皮、屠宰、加工畜产品等工作时未采取防护措施，细菌通过皮肤、黏膜感染。

（2）消化道传播　进食被病菌污染的食物或未煮熟的畜肉、饮水、生奶等而感染。

（3）呼吸道传播　通过吸入含有病菌的气溶胶传播。

（4）其他　布氏杆菌还可通过苍蝇机械传播以及蜱虫叮咬传播。

3）易感人群　人群普遍易感，感染后可获较强的免疫力，各菌型间有交叉免疫性。

4）流行特征　本病遍布全球，欧洲疫情最重，我国以内蒙古、西北等牧区较为严重。全年均可发病，发病高峰常在4—8月，牛布氏杆菌病在夏季较多，猪布氏杆菌病无明显季节性。发病者以与牲畜或畜产品接触较多的人员为主。2015年，全国上报布鲁菌病数量56989例；2016年，上报数量47139例。

（二）身体状况

潜伏期3天至数月，最长可达1年以上，平均2～3周。

1. 急性期　多数患者缓慢起病，急性起病者占10%～30%，主要表现为发热、多汗、关节炎等。

（1）发热　常见热型有弛张热、波状热、不规则间歇热和长期低热。其中波状热最具特征性，每次发热期持续一至数周，间歇3～5天至数周，继后热度再起，如此反复多次而呈波状型。

（2）多汗　多汗也是本病的主要特征之一。多汗常与发热无关，患者大汗淋漓，衣被尽湿。大汗后软弱无力，甚至虚脱。

（3）关节炎　70%以上的患者伴有肩、肘、膝、腰、髋等大关节的疼痛。常于发病初期出现，也有发病1个月后出现者。疼痛初为游走性、针刺性，以后疼痛固定于某些关节。有时发生滑膜炎、腱鞘炎和下肢肌肉痉挛性疼痛。

（4）神经系统症状　由神经干病变导致，主要表现为神经痛。以坐骨神经、腰神经、肋间神经、三叉神经受累较多。

（5）泌尿、生殖系统症状　男性患者可有睾丸炎或附睾炎，导致睾丸肿痛，多为单侧。女性患者可发生卵巢炎、输卵管炎、子宫内膜炎，偶可导致流产。

（6）肝、脾及淋巴结肿大　半数以上的患者可发生肝、脾肿大。淋巴结肿大常见于颈、颌下、腋窝和腹股沟等处，肿大的淋巴结一般无明显疼痛，可自行消散，也可发生化脓、溃破。

2. 慢性期　病程持续1年以上称为慢性布氏菌病。可由急性期发展而来，也可无明显急性病史，发现时已为慢性。慢性期症状多不典型，主要为低热、乏力、多汗、头痛、关节和肌肉疼痛，以及抑郁、失眠、烦躁、注意力不集中等症状。骨关节损害是慢性布氏菌病的最主要临床表现，如滑膜炎、关节炎、关节周围炎等，重症者关节屈曲畸形、强直以及肌肉萎缩。慢性布氏菌病易导致心脏血管受累，以血管损害最为常见。

（三）辅助检查

1. 血常规　白细胞总数正常或偏低，淋巴细胞相对增多，部分患者血小板减少。

2. 病原菌检查　急性期患者在未用抗生素前可进行血培养，阳性率可达80%。慢性期血培养阳性率较低。低热或无热的患者可取骨髓培养，阳性率较血培养高，但培养时至少应观察2周。

3. 血清学检查　采用凝集试验检测布氏杆菌抗体，效价在病程中呈现4倍或4倍以上增高,或抗体效价超过 1∶160,则有诊断价值。此外亦可采用酶联免疫吸附法、固相放射免疫试验、补体结合试验等。

(四) 心理、社会状况

注意询问患者对布氏菌病知识的了解程度;患病后对住院隔离和疾病预后的认识,有无恐惧、焦虑、抑郁等心理反应;家庭经济情况;患者的应对能力;社会支持系统对布氏菌病的认识及对患者的关心程度。

(五) 治疗原则及主要措施

1. 治疗要点

(1) 一般及对症治疗　患者应卧床休息,注意营养,注意补充水分和电解质。高热者物理降温,疼痛给予镇痛药,中毒症状严重者可用肾上腺皮质激素。

(2) 病原治疗　急性期感染应以抗感染治疗为主,可选用利福平、多西环素、链霉素、复方磺胺甲噁唑等。通常选用利福平与多西环素或利福平与链霉素等联合治疗的方案,世界卫生组织(WHO)推荐把利福平和多西环素联用作为首选方案。

(3) 脱敏疗法　采用布氏杆菌菌体菌苗疗法、水解素和溶菌素疗法,适用于慢性患者,有脱敏和增加机体抵抗力的作用。脱敏疗法宜与抗菌药物合用。

(4) 其他　针灸疗法以缓解患者局部疼痛。慢性期患者可选用热疗、水浴等疗法。

二、常用护理诊断/问题

(1) 体温过高　与布氏杆菌感染有关。

(2) 疼痛　与病变累及肌肉、神经和关节有关。

(3) 焦虑　与知识缺乏、担心疾病预后有关。

(4) 有体液不足的危险　与高热、出汗过多有关。

三、护理目标

(1) 体温正常,无多汗、脱水的表现。

(2) 关节无红肿、疼痛。

(3) 淋巴结无肿大;肝、脾无肿大;男性患者无睾丸肿大及疼痛。

(4) 情绪稳定,无焦虑等。

四、护理措施

(一) 一般护理

1. 消毒与隔离　急性期患者执行消化道、皮肤黏膜、呼吸道隔离,隔离至症状消失,血、尿细菌培养每 5～10 天 1 次,连续 2 次阴性方可解除隔离。

2. 休息与活动　急性期患者卧床休息,减少活动,注意保暖。

3. 饮食　给予营养丰富、含维生素丰富、易消化的饮食。患者出汗较多时,多饮开水或糖盐水,成人每天入量 3000 mL,出汗多或饮水不足时,可静脉补充水分和电解质。

(二) 病情观察

观察生命体征,尤其是观察体温的变化;有无多汗,有无脱水的表现;关节有无红肿、疼痛;淋巴结有无肿大;肝、脾有无肿大;男性患者有无睾丸肿大及疼痛;治疗效果等。

(三) 对症护理

Note

1. 发热　定时测量体温,记录体温曲线,观察热型。体温超过 38.5 ℃以上时应物理降温，一般不采用退热药，避免增加出汗量导致虚脱。及时更换衣被，保持皮肤清洁干燥，避免受凉。

2. 疼痛　协助患者取舒适体位，保持关节功能位，必要时采用石膏托、小夹板固定。关节疼痛者可服用解热镇痛药，或采用5%～10%硫酸镁局部湿热敷，每日2～3次。神经痛严重者，遵医嘱给予消炎止痛药，或普鲁卡因局部封闭。睾丸肿痛者，可用“十”字吊带托扶，同时指导患者学会深呼吸等放松术以减轻疼痛。

（四）用药护理

指导患者按医嘱用药，向患者说明药物的名称、剂量、给药时间和方法，教会患者观察疗效和副作用。利福平可引起肝脏损害，应定期检查肝功能，该药还可使患者分泌物、排泄物呈橘黄色，护士应提前告知，避免引起恐惧。四环素可引起恶心、呕吐、腹部不适、腹痛等胃肠反应以及皮疹；链霉素可引起神经损害，出现指端麻木感、耳鸣、听力减退等症状。脱敏疗法时应注意给药方法正确、剂量准确，指导患者卧床休息，以减轻用药过程中的不适。

（五）预防传染

1. 控制传染源　急性期患者执行消化道、皮肤黏膜、呼吸道隔离，隔离至症状消失，血、尿细菌培养每5～10天1次，连续2次阴性方可解除隔离。

2. 切断传播途径　对患者的排泄物及污染物须随时消毒。粪便加10%～20%的漂白粉乳剂搅匀后加盖放置2小时后倾倒。患者的食具、药杯可煮沸消毒，便具用3%漂白粉澄清液浸泡，地面及家具用84消毒液擦拭消毒。

3. 保护易感人群　对疫区内高危人群（包括职业人群及非职业人群）予以104M菌苗免疫；对健康畜或畜群进行预防接种：牛应以S19菌苗免疫，羊应以S2菌苗免疫。因对猪无合适疫苗应注意观察。

（六）心理护理

急性期患者因发热、多汗、肌肉关节疼痛、睾丸肿痛等症状，常感重病缠身，易出现恐惧、焦虑表现，尤其在不能确诊时，上述心理障碍更为严重。慢性期患者由于病程迁延，疾病反复发作，常有抑郁，缺乏治愈疾病的信心。护理人员应根据患者的不同心理表现给予相应的心理护理，进行心理疏导。鼓励患者配合有关的检查与治疗，消除顾虑，促进患者早日康复。

（七）健康指导

1. 疾病知识指导

(1) 指导患者急、慢性期卧床休息，加强营养，注意维生素及水分的摄入，尤其在出汗较多时更应注意水分的摄入，避免发生虚脱。

(2) 教会患者采取舒适体位以保持关节于功能位，防止关节强直、肌肉痉挛、关节活动障碍。

(3) 指导患者出院后仍应避免过劳及注意营养，出院1年内应定期复查。

2. 疾病预防指导　预防接种和病畜管理是控制本病的主要措施。发现病畜应予隔离，加强粪水管理，防止病畜、患者的排泄物污染水源，对牧民、兽医、实验室工作人员均应预防接种。

3. 生活指导　凡从事饲养、管理、屠宰家畜的人员、兽医以及从事畜产品收购、保管、运输、加工等人员均应做好个人防护工作，包括穿工作服，戴手套、口罩等，养成良好的卫生习惯,工作时不吸烟、不进食,工作结束后应更衣、洗手,并对用具及环境消毒。

4. 用药指导与病情监测 指导患者按医嘱用药,向患者说明药物的名称、剂量、给药时间和方法。定期复查肝功能等。

五、护理评价

经过治疗和护理,评价患者是否达到:①体温正常,无多汗和脱水;②无关节红肿、淋巴结肿大;③无肝脾肿大;④无并发症的出现或能够被及时发现和处理。

(周凡蓉)

在线答题
4-7

案例解析答案
4-7

案例解析

患者,男,32岁,牧民,因不规则发热、乏力、关节痛一年多入院,低热,肩、膝、髋关节有固定的反复发作的持续性钝痛伴周围肌肉痛,乏力、失眠,常有抑郁,注意力不集中。血常规:白细胞 9×10^9/L,淋巴细胞 0.5×10^9/L。PCR检查布氏杆菌DNA阳性。

请思考:

(1) 该患者可能的临床诊断是什么?

(2) 该患者存在哪些护理诊断/问题,应如何进行护理?

(3) 简述对该患者健康指导的主要内容。

第五章　性传播疾病患者的护理

能力目标

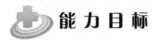

1. 能说出梅毒、淋病、尖锐湿疣的概念、诊断、治疗及护理要点。

2. 能学会梅毒、淋病、尖锐湿疣护理评估、健康教育的技能。

3. 能运用梅毒、淋病、尖锐湿疣的疾病和护理知识，对患者进行护理评估、提出护理诊断、实施合理的护理措施并进行健康指导。

第一节　梅毒患者的护理

PPT 5-1

案例引导

患者，男，25 岁，未婚。冠状沟出现分币大小浅溃疡 20 天，无不适主诉，自服抗生素，外涂百多邦等治疗无效，来皮肤科门诊就诊。有性不洁史。体检：冠状沟可见分币大小浅溃疡，表面湿润，有少许分泌物，无脓液，触摸溃疡底部有软骨样感觉。余正常。

请问：

1. 该患者最可能的临床诊断是什么？如需确诊还应做哪些检查？

2. 主要治疗、护理措施有哪些？

3. 主要的护理诊断和健康教育有哪些？

梅毒是由梅毒螺旋体（Treponema pallidum，TP）引起的一种危害性极大的慢性传染病。本病流行于世界各地，临床表现多样，可呈无症状潜伏状态，也可侵犯全身各组织器官，主要通过性接触传播，也可有母婴传播和血液传播。

一、护理评估

（一）致病因素

1. 病原学　病原体为梅毒螺旋体，通常不易着色，光学显微镜很难观察到，临床上常用暗视野显微镜进行检查，故又称苍白螺旋体。梅毒螺旋体系厌氧微生物，离开人体不

Note

易生存，煮沸、干燥、阳光照射、肥皂水和一般消毒剂很容易将其杀死，但其耐寒力强，4 ℃可存活 3 天，−78 ℃低温冰箱保存数年仍维持螺旋体形态、活力和致病力。

2. 发病机制 梅毒的致病性可能与 TP 表面的黏多糖酶有关。TP 可借其黏多糖酶吸附到皮肤、主动脉、眼、胎盘、脐带等富含黏多糖的组织细胞表面，分解黏多糖造成组织血管塌陷、血供受阻，继而导致管腔闭塞性动脉内膜炎、动脉周围炎，出现坏死、溃疡等病变。TP 含有很多抗原物质，多数为非特异性(如心磷脂)，仅少数为特异性(如 TP 抗原)。非特异性抗体(如心磷脂抗体)在早期梅毒患者经充分治疗后滴度可逐渐下降直至完全消失，当病情复发或再感染时可由阴转阳或滴度逐渐上升，少数患者可出现血清固定，即治疗 6～9 个月后滴度无明显下降或 2 年后血清仍未转阴。特异性抗体(即抗 TP 抗体)对机体无保护作用，在血清中可长期甚至终生存在。

3. 流行病学

(1) 传染源　梅毒患者是主要传染源。未经治疗患者在感染后 1～2 年内传染性最强，随着病期延长，传染性越来越小，感染 4 年以上患者基本无传染性。

(2) 传播途径　约 95%患者通过性接触传染，也可通过母婴和血液传播。少数患者可因医源性途径、接吻、握手、哺乳或接触污染衣物、用具感染。

(3) 易感人群　可发生于任何年龄。性伴侣多和不注意卫生的人是高危人群。

(4) 流行特征　新中国成立到 20 世纪 60 年代曾一度消灭梅毒，但自改革开放以来梅毒的发病率逐渐增加，尤其是 20 世纪 90 年代开始呈几何级增长，农民、流动人群和退休人员的梅毒感染率尤为突出。

(二) 身体状况

根据传播途径不同可分为获得性(后天)和胎传(先天)梅毒；根据病程长短又可分为早期梅毒和晚期梅毒。

1. 后天梅毒 病程 2 年以内为早期梅毒，又分为一期梅毒和二期梅毒。病程 2 年以上为晚期梅毒。

1) 一期梅毒　潜伏期为 2～4 周。主要表现为硬下疳和硬化性淋巴结炎，一般无全身症状。

(1) 硬下疳　为浸润性丘疹逐渐增大形成的硬结(图 5-1-1)。常为单个，直径约 1 cm，表面可发生糜烂或溃疡，溃疡边缘整齐、周围隆起，基底呈肉红色，触之有软骨样硬度，内含大量 TP，传染性极强。未经治疗的硬下疳可持续 3～4 周或更长时间，治疗者在 1～2 周后消退，消退后遗留暗红色表浅性瘢痕或色素沉着。最常见于外生殖器，男性多见于阴茎冠状沟、龟头、包皮，女性多见于大小阴唇、阴唇系带、会阴及宫颈。

硬下疳发生 1～2 周后，梅毒血清反应开始呈阳性，7～8 周全部呈阳性，血清试验阴性并不能排除一期梅毒，特别是病情不足 2 周者。

(2) 硬化性淋巴结炎　发生于硬下疳出现 1～2 周后。常累及单侧腹股沟或患处附近淋巴结，受累淋巴结明显肿大，表面无红肿破溃，一般无疼痛，消退常需数月。淋巴结穿刺可见大量 TP。

2) 二期梅毒　常发生在硬下疳消退 3～4 周后(感染 9～12 周后)。TP 经淋巴系统进入血液循环形成菌血症播散全身，引起皮肤、黏膜、骨骼、内脏、心血管及神经损害。

(1) 皮肤损害　皮疹形态多种多样，患者自觉症状轻微。但皮损和分泌物中有大量的梅毒螺旋体，传染性强，以斑疹性和丘疹性梅毒疹(图 5-1-2)最常见，尚可见脓疱性梅毒疹以及梅毒性白斑和皮肤附属器损害，如梅毒性脱发、梅毒性甲床炎等。①斑疹性梅毒

Note

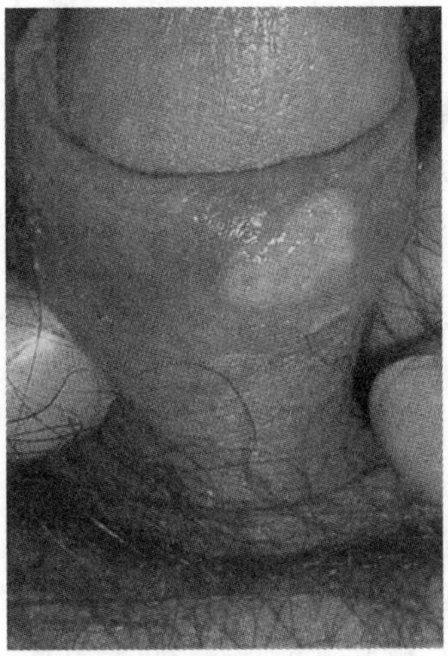
图 5-1-1　硬下疳

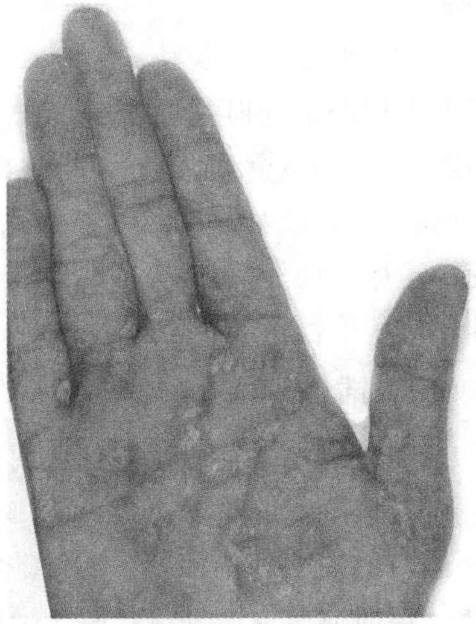
图 5-1-2　梅毒疹

硬下疳
（图 5-1-1）

梅毒疹
（图 5-1-2）

疹：泛发对称，红斑散在不融合。②丘疹性梅毒疹：典型损害为浸润丘疹，临床上皮疹具有多形性，常与玫瑰糠疹、银屑病、扁平苔藓、药疹等其他皮肤病相似。特征性的皮疹为掌跖部古铜色斑丘疹，其上有领圈状脱屑。扁平湿疣是特殊的丘疹性梅毒疹，好发于肛周、生殖器、腋窝、腹股沟、指趾间等皱褶多汗部位。③脓疱性梅毒疹：较少见，具有脓疱疮样、蛎壳样外观。④梅毒性脱发表现为虫蚀状脱发。

（2）黏膜损害　多见于口腔、舌、咽、喉或生殖器黏膜，表现为黏膜部扁平、圆形糜烂面，表面有湿润灰白色假膜，含大量梅毒螺旋体，一般无任何自觉症状，破坏性弱但传染性强，不经治疗持续数周可自行消退。

（3）其他系统损害　10%的二期梅毒患者有系统损害，较常见的有骨关节损害、眼损害、神经损害（部分神经损害无症状，部分表现为脑膜炎、颅神经麻痹、横断性脊髓炎等）；50%～80%患者发生全身淋巴结无痛性肿大（即多发性硬化性淋巴结炎），内脏梅毒较少见。

二期早发梅毒未经治疗或治疗不当，经 2～3 个月可自行消退。患者免疫力低下可导致二期复发梅毒，形态奇特。

3）晚期梅毒　晚期梅毒的传染性逐渐降低，但损害的严重程度增加，对人的生命危害极大。除皮肤、黏膜及骨受损外，还侵及心血管和中枢神经系统等重要器官。

（1）皮肤黏膜损害　①结节性梅毒疹：好发于头部、背部及四肢伸侧，患者无自觉症状。皮损为铜红色浸润性结节，表面可脱屑或坏死溃疡，新旧皮疹此起彼伏，可迁延数年。②树胶肿：是破坏性最大的一种皮肤损害，是晚期梅毒的标志，为皮下结节增大后中心坏死，形成边缘锐利的溃疡，分泌带血性树胶样脓液，以头面、小腿多见，常单发。

（2）其他系统损害　骨梅毒发生率仅次于皮肤黏膜损害；心血管梅毒主要表现为单纯性主动脉炎、主动脉瓣关闭不全和冠状动脉狭窄等。神经梅毒主要类型有无症状神经梅毒、脊髓痨或麻痹性痴呆等。

2. 先天梅毒　特点是不发生硬下疳，早期病变较后天梅毒重，骨骼及感觉器官受累多而心血管受累少。年龄 2 岁以内为早期先天梅毒，超过 2 岁为晚期先天梅毒。

（1）早期先天梅毒　患儿发育差，营养不良呈老人貌。皮损好发于口周、臀部、掌跖等处，为深红色浸润性斑块，表面片状脱屑。口周、肛周常形成皲裂，愈后留有放射状瘢痕，具有特征性；严重鼻黏膜损害可形成鞍鼻。此外还有骨骼、内脏及血液系统损害等表现。

(2) 晚期先天梅毒　一般5～8岁发病,13～14岁才相继出现多种表现,以角膜炎、骨损害和神经系统损害常见。标志性损害包括以下几种。①哈钦森齿:门齿游离缘呈半月形缺损,表面宽基底窄,牙齿排列稀疏不齐。②桑葚齿:第一臼齿较小,其牙尖较低,且向中偏斜,形如桑葚。③胸锁关节增厚:胸骨与锁骨连接处发生骨疣所致。④基质性角膜炎。⑤神经性耳聋:多发生于学龄期儿童,先有眩晕,随之丧失听力。哈钦森齿、神经性耳聋和基质性角膜炎合称哈钦森三联征。

(三) 辅助检查

1. 梅毒螺旋体直接检查　适用于硬下疳或扁平湿疣者。可取病灶组织渗出物、淋巴结穿刺液或组织研磨液,用暗视野显微镜检查,也可经镀银染色、姬姆萨染色后用普通光学显微镜检查或用直接免疫荧光检查。镜检阳性结合临床表现、性接触史可确诊。

2. 快速血浆反应素环状卡片试验(RPR)　为非梅毒螺旋体抗原血清试验,以心磷脂作抗原,检查血清中抗心磷脂抗体,敏感度高,特异性低,是梅毒筛查、观察疗效、判断复发和再感染的手段。类似方法还有性病研究实验室试验(VDRL)、不加热血清反应素试验(USR)、甲苯胺红不需加热血清试验(TRUST)。

3. 梅毒螺旋体颗粒凝集试验(TPPA)　为梅毒螺旋体抗原血清试验,阳性结果可明确诊断,但患者经过足量规则治疗,血清反应持续阳性,故不能用于疗效观察。类似方法有梅毒螺旋体血凝试验(TPHA)、荧光螺旋体抗体吸收试验(FTA-ABS)。

4. 脑脊液检查　主要用于神经梅毒的诊断,脑脊液VDRL试验是神经梅毒的可靠诊断依据。

(四) 心理与社会状况

患者被确诊为梅毒后,由于对疾病缺乏正确的认识,害怕社会舆论和歧视,往往羞于启齿,加上广告等对性病的夸大宣传,易产生恐惧、焦虑等心理。有一部分患者对自己的行为感到后悔,不知如何向家属交代,导致精神萎靡不振、消沉。有的患者会产生享乐、自暴自弃心理;血清固定的梅毒患者会有强迫性心理。

(五) 治疗原则及主要措施

(1) 本病应及早、足量、规则治疗　首选青霉素,血清浓度达0.03 U/mL即有杀灭TP的作用,但血清浓度必须稳定维持10天以上方可彻底清除体内TP。对青霉素过敏者,可根据情况选择头孢曲松钠、四环素和大环内酯类药物。尽可能避免心血管梅毒、神经梅毒及严重并发症的发生。

(2) 性伴侣同时接受治疗,治疗期间禁止性生活,避免再感染及引起他人感染。

(3) 嘱患者遵医嘱接受正规治疗,切勿随意中断。

(4) 治疗后应定期随访,进行体格检查、血清学检查及影像学检查以考察疗效。一般至少坚持3年,第1年内每3个月复查1次,第2年内每半年复查1次,第3年在年末复查1次;神经梅毒同时每6个月进行脑脊液检查;妊娠梅毒经治疗在分娩前应每个月复查1次;梅毒孕妇分娩出的婴儿,应在出生后第1、2、3、6和12个月进行随访。

知识链接
5-1-1

(5) 病程超过1年的患者、复发患者、血清固定患者及伴有视力、听力异常的患者均应接受脑脊液检查以了解是否存在神经梅毒。

(6) 复发患者应加大用药剂量和疗程。

(7) 防止吉海反应。

Note

二、常用护理诊断/问题

(1) 组织完整性受损　与梅毒螺旋体引起皮肤、黏膜破损有关。

(2) 焦虑　与梅毒病程长及社会歧视有关。

(3) 执行治疗方案无效　与对梅毒的危害性认识不足有关。

(4) 自我形象紊乱　与皮损导致外表形象改变有关。

(5) 潜在并发症　吉海反应。

三、护理目标

(1) 患者皮损愈合。

(2) 患者了解梅毒的知识和危害，能积极配合治疗。

(3) 患者心态平稳、营养均衡。

(4) 患者无并发症或并发症能被及时发现和处理。

四、护理措施

(一) 一般护理

(1) 早期梅毒传染性强，应注意隔离治疗，加强消毒隔离措施。患者的用物单独清洗或消毒；医护人员加强自我保护，防止刺破皮肤黏膜而感染；对患者的每一项操作严格按照无菌技术进行，避免医源性感染。

(2) 晚期患者可出现一系列脏器感染和衰竭症状，应进行保护性隔离治疗，加强生活护理和肠外营养，增加机体抵抗力。

(二) 心理护理

对患者的情感应表示理解和同情，尊重患者的人格，帮助患者克服自卑心理，积极配合治疗。

(三) 用药护理

严格执行青霉素皮试制度，现用现配，密切观察药物反应，防止吉海反应；青霉素静脉输液治疗者，须选用静脉留置套管针，合理选择静脉进行穿刺，观察穿刺局部有无红肿、渗出、疼痛，及时处理；肌内注射治疗患者，注射苄星青霉素时分两侧臀部深部肌内注射，宜采取"后溶解药物，三快"注射法，即先安置患者取合适体位，选择好注射部位并消毒，然后用 10 mL 注射器溶解抽取药液进行注射，做到进针、拔针、推药"三快"。嘱患者在睡觉前对局部肌肉组织进行热疗，减轻疼痛。

(四) 健康指导

(1) 嘱患者一定要遵医嘱接受正规治疗，切勿随意中断。向患者讲明梅毒治疗的重要性，早期梅毒只要尽早、及时进行正规治疗是可以治愈的，尤其是硬下疳期治愈率可达100%，如果治疗不规范延至晚期梅毒，可引起器质性病变，甚至造成终生痛苦。

(2) 治疗期间避免性接触，动员自己的性伴侣到医院同时进行检查和治疗。

(3) 严禁卖淫、嫖娼，提倡一夫一妻制，避免婚外性行为。

(4) 严禁使用不洁的血液制品或其他生物制品，严禁二次使用注射器。规范献血制度，对献血者常规筛查梅毒、艾滋病项目，严格无菌操作。

(5) 加强禁毒教育，让患者多了解吸毒对自身、家庭和社会造成的危害，对吸毒者加强防病教育,避免共用注射器针头。

五、护理评价

经过治疗和护理,评价患者是否达到:①患者症状消失;②患者能遵循治疗计划,心态平稳;③无并发症出现或能够被及时发现和处理。

(柴海云)

在线答题 5-1

案例解析答案 5-1

PPT 5-2

案例解析

患者,男,31岁。因"掌面部暗红色斑片半个月"就诊。3个月前与异性曾有多次不洁性交史。体格检查:一般情况可,全身浅表淋巴结肿大。皮肤科情况:掌跖部古铜色斑丘疹。肛周可见4枚黄豆大小的扁平丘疹,呈肉红色,可见少量浆性分泌物。实验室检查:取肛周丘疹处的组织渗出液涂片,用暗视野显微镜检查可见到活动的苍白螺旋体。

请思考:

(1) 该患者最可能的诊断是什么?诊断的依据是什么?

(2) 该病应如何进行健康指导?

第二节　淋病患者的护理

案例引导

患者,男,24岁。因"尿痛、尿道口有黏稠黄色液体流出2天"就诊。有不洁性交史。体格检查:一般情况可,全身浅表淋巴结未见肿大。外阴检查:尿道口红肿,可见大量黄白色脓性分泌物。实验室检查:尿道口分泌物涂片找到细胞内革兰阴性双球菌。

请问:

1. 该患者最可能的临床诊断是什么?如需确诊还需要做哪些检查?
2. 主要治疗措施有哪些?
3. 该患者主要的护理诊断、护理措施和健康教育有哪些?

淋病是由淋球菌感染引起的泌尿生殖系统的化脓性感染。本病潜伏期短、传染性强,可导致多种并发症和后遗症,是常见的性传播疾病之一。

一、护理评估

(一) 致病因素

1. 病原学　淋球菌是淋病的病原体,又称淋病奈瑟菌。呈卵圆形或肾形,革兰染色阴性。生长适宜温度35~36 ℃,pH 7.2~7.5,离开人体难以生存。对理化因子的抵抗

Note

力较弱，不耐热和寒冷，干燥环境存活 1～2 小时，在潮湿环境和脓液中能生存 10～24 小时，一般消毒剂即可将其杀死。

2. 发病机制 人是淋球菌的唯一自然宿主，淋球菌主要侵犯泌尿生殖系统黏膜表面的柱状上皮细胞，引起急性炎症反应，形成典型的尿道脓性分泌物和引起疼痛。淋球菌主要通过黏附和侵入两个步骤侵入泌尿生殖道上皮细胞。首先淋球菌借助自身菌毛黏附于黏膜细胞相应部位，然后被细胞吞噬而进入细胞内增殖，导致上皮细胞破坏，还可以从黏膜间隙进入黏膜下层引起坏死。淋球菌内毒素及外膜脂多糖与补体结合后产生化学毒素，能诱导中性粒细胞聚集和吞噬，引起局部炎症，出现充血、水肿、化脓和疼痛。若治疗不及时，淋球菌进入尿道腺体和隐窝等，可转化为慢性病灶。男性病变从前尿道开始，可逆行到后尿道，波及前列腺、精索和附睾；女性病变累及外阴和阴道腺体、子宫颈内膜、输卵管及尿道。

3. 流行病学

(1) 传染源　淋病患者是主要传染源。潜伏期患者具有传染性。

(2) 传播途径　主要通过性接触传染。少数可因接触被淋球菌感染的用具(毛巾、浴盆、被褥、衣裤等)被传染；新生儿经过患淋病母亲产道时，眼部可被感染引起新生儿淋菌性眼炎；妊娠期妇女感染淋球菌可累及羊膜腔导致胎儿感染。

(3) 易感人群　可发生于任何年龄，但多发生于性活跃期的青年、中年。女性(包括幼女)因其尿道和生殖道短，容易感染。

(4) 流行特征　我国 1949 年之前淋病的流行十分严重，到 20 世纪 60 年代中期基本消灭。20 世纪 90 年代至 21 世纪初，淋病在性病的发病中属首位。但近 10 年发病率有所下降。

(二) 身体状况

潜伏期 2～10 天，平均 3～5 天。

1. 男性急性淋病 早期表现为尿道口瘙痒及灼热感，很快出现尿道口红肿并有稀薄透明黏液流出。1～2 天后病情加重，分泌物变为黄色脓性且量增多。可有尿道刺激症状，有时可伴有腹股沟淋巴结炎。一般全身症状较轻，少数可有发热、全身不适、食欲不振等。

2. 女性急性淋病 好发于宫颈、尿道。60％的妇女感染淋病后无症状或症状轻微，故较少主动就诊或易被漏诊。临床主要表现：①淋菌性宫颈炎，分泌物初为黏液性，后转为脓性，体检可见宫颈口红肿、触痛、脓性分泌物；②淋菌性尿道炎、尿道旁腺炎，表现为尿道口红肿，有压痛及脓性分泌物，主要症状有尿频、尿急、尿痛，体检可见尿道口潮红、黏膜水肿、尿道口脓性分泌物，挤压尿道旁腺可有脓液渗出；③淋菌性前庭大腺炎，表现为单侧前庭大腺红肿、疼痛，严重时形成脓肿，可有全身症状。

3. 儿童淋病

(1) 幼女淋菌性外阴、阴道炎　女童淋病多因与患淋病的父母密切接触和共用浴室用具而感染，也有因性虐待所致。主要表现为外阴、会阴和肛周红肿、疼痛，阴道脓性分泌物较多。

(2) 新生儿眼病　经产道感染，多为双侧。表现为眼结膜充血水肿，大量脓性分泌物，严重时角膜发生溃疡，引起穿孔，甚至导致失明。

4. 淋菌性肛门直肠炎 主要见于男性同性恋者，女性可由淋菌性宫颈炎的分泌物直

Note

接感染肛门直肠所致。轻者仅有肛门瘙痒、烧灼感，排出黏液和脓性分泌物，重者有里急后重，可排出大量脓性和血性分泌物。

5. 淋菌性咽炎 多见于口交者。表现为急性咽炎或急性扁桃体炎，偶伴发热和颈淋巴结肿大，有咽干、咽痛和吞咽痛等表现。

6. 淋病并发症 男性淋菌性尿道炎患者因治疗不当或酗酒、性交发展并蔓延至后尿道，引起后尿道炎、前列腺炎、精囊炎、附睾炎等；炎症反复发作形成瘢痕后可引起尿道狭窄，部分发生输精管狭窄或梗阻，也可导致不育。女性淋病的主要并发症为淋菌性盆腔炎(包括急性输卵管炎、子宫内膜炎、继发性输卵管卵巢脓肿及破裂后所致的盆腔脓肿、腹膜炎等)，误诊误治者很容易发展为盆腔及附件感染、反复发作可造成输卵管狭窄或闭塞，可引起宫外孕、不孕或慢性下腹痛等。

(三) 辅助检查

1. 淋球菌涂片镜检 取患者尿道或阴道脓性分泌物涂片，镜下可见大量多形核白细胞，细胞内或外可见革兰阴性双球菌。

2. 淋球菌培养 淋球菌培养是诊断金标准，常用的培养基有改良的 T-M 培养基、巧克力琼脂培养基。根据菌落形态、革兰染色和氧化酶试验进行鉴定。

(四) 心理与社会状况

由于大部分患者因性接触传染，患者常有羞耻、负罪、恐惧感，被社会摒弃心理，心理负担较重。

(五) 治疗原则及主要措施

早期、足量、规则治疗。选用头孢曲松或大观霉素静脉注射或肌内注射，口服药物一般选用环丙沙星或左氧氟沙星一次口服。淋菌性眼炎应同时应用生理盐水冲洗眼部；妊娠期淋病禁用喹诺酮类和四环素类药物；淋菌性盆腔炎应加用甲硝唑或多西环素。

二、常用护理诊断/问题

(1) 排尿不适与疼痛　与淋球菌侵犯尿道等组织器官引发炎症有关。

(2) 焦虑　与担心医治不好、传染别人或担心影响声誉有关。

(3) 知识缺乏　缺乏淋病感染途径及相关预防措施。

(4) 有感染的危险　与淋球菌经血行播散，造成淋球菌性菌血症，引起其他器官的感染有关。

三、护理目标

(1) 患者排尿症状减轻或消失。

(2) 患者心态平稳。

(3) 患者了解性病传播的知识和危害，能积极配合治疗。

(4) 患者未发生菌血症。

四、护理措施

(一) 一般护理

(1) 急性期污染的内裤、毛巾、浴巾分开放置，防止造成眼部感染。

(2) 适当休息，忌食刺激性食物，饮酒、浓茶和咖啡等，鼓励患者多饮水。

(3) 做好外阴部位清洁，温开水清洗会阴和尿道口，必要时可用 0.1% 苯扎溴铵溶液，保持外阴部位干燥。

(4) 分娩后立即用 1% 硝酸银溶液对新生儿滴眼，预防淋菌性眼炎。

(5) 淋病妇女月经期易发生菌血症而产生血行播散，注意防止并发症。

(二) 心理护理

(1) 宣教淋病的知识，讲解传播途径和疾病对身体的危害，能使患者重视自身疾病，正确认识疾病给个人、家庭、社会带来的不利影响及危害。

(2) 加强心理疏导，对有尿道疼痛及精神症状的患者耐心讲解病情、治疗过程和疾病预后，使其消除恐惧感，放松精神、减轻压力，增加对疾病治愈的信心。

(三) 用药护理

规范用药；注意预防抗生素类药物不良反应，如皮疹、腹泻和胃肠紊乱等；使用外洗药物时不要过度用力，避免擦伤外阴皮肤黏膜。

(四) 健康指导

(1) 采用多种形式，宣传淋病的危害性和防治知识。提高人们的文化素养，加强性道德修养，洁身自好，防止不洁性接触，进行性知识和法治教育，保持一夫一妻的性关系是预防性传播疾病的有效手段。

(2) 夫妻一方一旦感染了淋病，应同时接受检查治疗。治疗期间避免性接触。鼓励使用避孕套，降低淋病发病率。

(3) 在公共场所要注意卫生，提倡淋浴，不入浴池。注意个人卫生，治疗期间与家人隔离，污染的内裤、毛巾、浴巾及其他衣物应煮沸消毒，分开放置使用，禁止与婴幼儿、儿童同床、同浴。

五、护理评价

经过治疗和护理，评价患者是否达到：①患者症状减轻或消失；②患者能遵循治疗计划，心态平稳。

(柴海云)

案例解析

患者，女，24 岁，因阴道瘙痒，尿频、尿急、尿痛，阴道分泌物增多为主诉就诊，查体：阴道前庭及宫颈黏膜充血、水肿，宫颈口糜烂，阴道内见黄白色脓性分泌物，尿道口有脓性分泌物流出。宫颈分泌物涂片见大量多形核白细胞，细胞内见革兰染色阴性双球菌，宫颈分泌物 PCR 显示淋球菌阳性。

请思考：

(1) 该患者应诊断为什么病？诊断的依据是什么？

(2) 该病应如何进行健康指导？

在线答题
5-2

案例解析答案
5-2

Note

PPT
5-3

第三节　尖锐湿疣患者的护理

案例引导

患者，男，27岁。因“生殖器有异物感、灼痛7天”就诊。有不洁性交史。体格检查：一般情况尚可，全身浅表淋巴结未见肿大。皮肤科检查：冠状沟散在细小淡红色小丘疹，表面有渗液。

请问：

1. 该患者最可能的临床诊断是什么？如需确诊还需要做哪些检查？
2. 主要治疗措施有哪些？
3. 该患者主要的护理诊断、护理措施和健康教育有哪些？

尖锐湿疣(CA)又称为生殖器疣或性病疣，是由人类乳头瘤病毒所致，常发生在肛门及外生殖器等部位，主要通过性行为传染，是国内较常见的性传播疾病之一，本病发展迅速，发病率仅次于淋病。近年来研究表明，本病与生殖器癌、肛门癌的发生有关，已引起人们高度重视。

一、护理评估

(一) 致病因素

1. 病原学　病原体为人类乳头瘤病毒(HPV)，种类较多，其中引起尖锐湿疣的主要是HPV 6、11、16、18等型。

2. 发病机制　人是HPV的唯一宿主。尖锐湿疣患者的HPV感染通过性接触传播，接触部位的小创伤可促进感染，三种鳞状上皮(皮肤、黏膜、化生)对HPV感染都敏感。每一型HPV都与特殊的临床损害有关，且对皮肤或黏膜鳞状上皮各有其好发部位。当含有大量病毒颗粒的脱落表层细胞或角蛋白碎片进入易感上皮裂隙中时，感染就可能产生，它可因直接接触或少见的自动接种或经污染的内裤、浴盆、浴巾、便盆感染。

3. 流行病学

(1) 传染源　尖锐湿疣患者是主要传染源，患病期3个月内传染性最强。潜伏感染者也可作为传染源。

(2) 传播途径　主要通过性接触传染。少数可因接触被HPV感染的用具(毛巾、浴盆、被褥、衣裤等)被传染。也可见母婴传播(在分娩过程中经产道或产后密切接触，使母亲携带的病毒传染给婴儿)或自身接种而传播到其他部位。

(3) 易感人群　多发生于性活跃期的青、中年。

(4) 流行特征　尖锐湿疣是全球范围内最常见的性传播疾病之一，国外发病率占性病的第二位，且仍有不断增加的趋势；国内2002年报道发病率为12.94/10万。

(二) 身体状况

潜伏期1～8个月，平均3个月。

Note

1. 好发部位　为外生殖器及肛门周围皮肤黏膜湿润区。男性多见于龟头、冠状沟、包皮带、尿道口、阴茎部、会阴。女性多见于大小阴唇、阴道口、阴蒂、阴道、宫颈、会阴及肛周(图 5-3-1),少数患者可见于肛门生殖器以外部位(如口腔、腋窝、乳房、趾间等)。

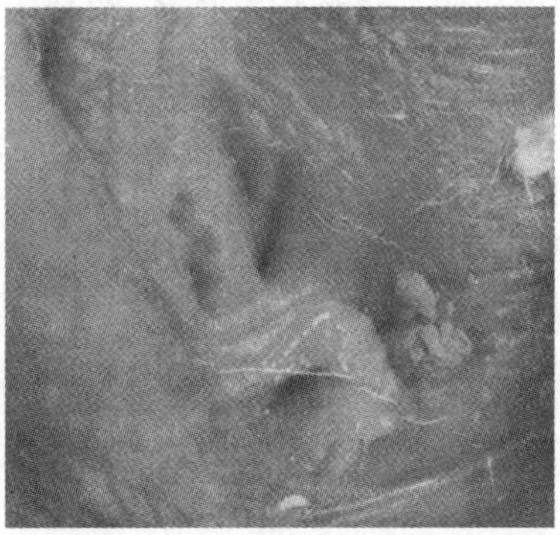

图 5-3-1　尖锐湿疣

尖锐湿疣
(图 5-3-1)

2. 皮损特点　①病变初期为单个或多个散在小而柔软的淡红色丘疹,顶端尖锐,后渐增多增大,并融合成乳头状、菜花状、鸡冠状及蕈样状增生物,根部可有蒂;②疣体常呈白色、粉红色或污灰色,局部可有瘙痒感,少数可有糜烂、渗出或继发感染出现恶臭。

3. 临床症状　多数患者无明显自觉症状,少数可有异物感、灼痛、刺痒或性交不适。

4. 并发症

(1) 非生殖器部位的乳头状瘤　通过直接接触或间接接触被污染的物品,导致眼结膜乳头状瘤和口腔黏膜乳头状瘤。

(2) 溃疡、出血　在病变增大、增多之后,引起局部的异物和不适感。发病的部位多在尿道口、阴唇、阴道内、肛周等,易受微生物感染,导致病变部位出现溃疡、化脓、出血、疼痛和肿胀等症状。

(3) 癌变　恶性肿瘤是尖锐湿疣最严重的并发症。通常在 HPV16、18 型感染之后,若不及时治疗,很可能造成阴茎癌、宫颈癌等恶性肿瘤,早期彻底治疗是预防尖锐湿疣癌变最有效的方法。

(三) 辅助检查

1. 醋酸白试验　以棉签清除皮损表面分泌物后,外用 5% 冰醋酸 2～5 分钟后观察,皮损变为白色,周围正常组织不变色为阳性。

2. 组织病理　典型表现为表皮乳头瘤样增生伴角化不全,颗粒层和棘层上部细胞可有明显的空泡形成,胞质着色淡,核浓缩深染,核周围有透亮的晕(凹空细胞)为特征性改变;真皮浅层毛细血管扩张,周围常有较多炎症细胞浸润。

(四) 心理与社会状况

由于大部分患者因性接触传染,心理担忧、害怕,常讳疾忌医,不少患者会背上沉重的心理负担。

(五) 治疗原则及主要措施

治疗以局部去除疣体为主,辅助抗病毒和提高免疫功能药物。

1. 物理治疗　可酌情选用激光、冷冻、电灼、微波等,巨大疣体可手术切除。妊娠患者接受物理治疗可能诱发流产。

2. 光动力治疗　适合疣体较小者、尿道口尖锐湿疣以及采用物理治疗或外用药物去除疣体后预防复发者。

3. 外用药物 可选择5%咪喹莫特乳膏、0.5%鬼臼毒素酊、5%的5-氟尿嘧啶乳膏,注意局部不良反应及其处理。妊娠患者不宜应用。

4. 抗病毒和提高免疫功能药物 可选用干扰素、转移因子或胸腺肽等。

知识链接
5-3-1

二、常用护理诊断/问题

(1) 舒适的改变 与疣状物侵犯皮肤黏膜有关。

(2) 有感染的危险 与局部处理后,皮肤破损、溃烂有关。

(3) 焦虑 与本病易复发并有传染性有关。

(4) 知识缺乏 缺乏尖锐湿疣护理及预防相关措施。

三、护理目标

(1) 患者疣体去除,症状消失,传染性减少。

(2) 未发生感染或感染能被及时发现和处理。

(3) 患者了解本病传播的知识和危害,能积极配合治疗。

四、护理措施

(一) 一般护理

1. 休息与活动 治疗期间患者注意休息,避免过度紧张、疲劳;避免劳累。

2. 皮肤护理 要勤洗病变局部,保持干净、干燥。

3. 饮食与营养 加强营养,进食富含蛋白质和维生素的清淡、易消化、半流质食物,忌辛辣、刺激食物及烟酒、浓茶、咖啡等。

(二) 用药护理

1. 外用药物 肛周、阴茎、包皮和会阴部疣体多的部位,病灶皱褶处一定要涂满,以不流动为准,且范围应大于疣体0.5~1.0 cm,然后用敷料固定。嘱患者涂药前排小便,涂药后少饮水。

2. 疣体注射 局麻前先做醋酸白试验,尽量清除包括亚临床感染在内的损害。注射时选用细号针头,在尖锐湿疣基底部表皮进针,做到进针快,推药慢。

(三) 治疗配合

熟悉各种治疗方法,备齐用物配合医生,做好器具污物等消毒隔离处理工作。

1. 激光治疗 掌握激光治疗的能量和时间,把握好深浅度,治疗以烧除疣体基底部后深约1 mm,宽约超出基底部2 mm为宜。

2. 手术后创面护理

(1) 保护生殖器:治疗完成后,用碘伏消毒创面,交代患者注意局部卫生,保持会阴部干燥。对于包皮过长者,应及时将包皮复位,以免因水肿发生嵌顿。应选择清洁、柔软、宽松棉质内裤,避免摩擦造成皮肤破损而引起感染。如局部有分泌物,可用1∶5000高锰酸钾溶液或呋喃西林溶液浸洗,每日2次。注意观察伤口出血和感染情况。

(2) 保持口腔清洁:患有口腔尖锐湿疣的患者,术前常规清洁口腔,术后注意保持口腔黏膜的正常功能,避免用手、利器等抠抓,保护创面完好。口杯每日煮沸,牙刷每日更换,勿用舌头舔患处,防止黏膜充血、溃疡,饮用的食物勿过热。

3. 孕产妇护理 孕妇术后及时观察宫缩、胎心音情况,以免手术刺激影响妊娠。观察创面有无渗血、出血，有无疣体再生。产妇产前、产后均不适合坐浴，以免上行感染，保持阴道、会阴清洁干燥。

4. 新生儿护理

(1) 新生儿出生后立即清理口腔羊水，洗浴，检查皮肤黏膜、口腔咽部、阴茎包皮、外阴大小，阴唇皮肤黏膜处有无病变，观察新生儿有无声音嘶哑、呼吸困难、喘鸣，并用喉镜检查有无喉乳头瘤。

(2) 发现喉乳头瘤的患儿应做好急救处理，给氧，保持呼吸道通畅，建立静脉通路，持续心肺监护，观察全身情况和生命体征。术前 30 分钟肌注苯巴比妥、阿托品，减少唾液分泌；做好青霉素、普鲁卡因皮试；术前常规清洁口腔。术后持续心肺监护，严密观察心率、呼吸、血压及口腔分泌物等情况，特别是唾液流出的量、唾液中带血丝的情况。饮食宜少量多次，先予以鼻饲牛奶，24 小时后用奶瓶喂食冷牛奶；添加辅食尽量选用细腻不粗糙的食品。奶具每次高温煮沸消毒。同时做好患儿父母的健康指导。

(四) 心理护理

应采取个别谈话的方式，不歧视、不排斥。进行性知识的卫生宣教和健康指导，包括病因、传播途径、预防措施，帮助患者了解疾病的前因后果，充分尊重患者的隐私，详细讲解治疗疾病的必要性、方法及预后，坚定其治疗的信心，取得患者的信赖和配合。

(五) 健康指导

(1) 减少排便次数，以免污染伤口，增加出血量，感染创面。

(2) 治疗期间禁止性生活，毛巾、面盆尽量单独使用，内衣裤不与家人同洗。经治疗无复发且无新发损害者性交时应使用避孕套预防传染，控制性生活频度。

(3) 诊断明确后应动员性伴侣接受检查和治疗。

(4) 合理安排作息时间，保证充足睡眠，避免熬夜，增强自身抵抗力。

五、护理评价

经过治疗和护理，评价患者是否达到：①疣体去除、症状改善；②心态平稳，能遵循治疗计划，无并发症。

(柴海云)

案例解析

患者，男，28 岁，最近性生活混乱，半个月前发现生殖器上好像长了东西，摸上去疙疙瘩瘩的，感觉像是菜花状，硬硬的，不痛不痒，遂到医院就诊。

请思考：

(1) 患者可能的诊断是什么？诊断依据是什么？

(2) 如需确诊还需做哪些检查？

(3) 如何做健康指导？

在线答题

5-3

案例解析答案

5-3

Note

第六章　原虫感染患者的护理

能力目标

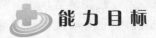

1. 能说出疟疾、阿米巴病的概念、流行病学、治疗及护理要点。

2. 能学会疟疾、阿米巴病患者护理评估、健康教育的技能。

3. 能运用疟疾、阿米巴病的疾病和护理知识，对患者进行护理评估、提出护理诊断、实施合理的护理措施并进行健康指导。

第一节　疟疾患者的护理

PPT
6-1

案例引导

王女士，农民，38岁，所居住地发生过疟疾。这几天因"寒战、高热、大汗"入院。患者高热可达40 ℃以上，全身酸痛、乏力、头痛，发热持续2～6小时后，开始大汗。实验室检查：血液涂片染色找到疟原虫。

请问：

1. 该患者最可能的医疗诊断是什么？

2. 目前存在哪些主要护理问题？

3. 针对该患者护士应采取哪些护理措施？

疟疾是由人类疟原虫感染引起的寄生虫病，主要由雌性按蚊叮咬传播。疟原虫先侵入肝细胞发育繁殖，再侵入红细胞繁殖，引起红细胞成批破裂而发病。临床上以反复发作的间歇性寒战、高热、继之出大汗后缓解为特点。间日疟及卵形疟可出现复发，恶性疟发热常不规则，病情较重，并且可引起脑型疟等凶险发作。

一、护理评估

（一）致病因素

1. 病原学　疟疾的病原体为疟原虫。可感染人类的疟原虫共有间日疟原虫、卵形疟原虫、三日疟原虫和恶性疟原虫四种。疟原虫的生活史包括在人体内和在按蚊体内两个

Note

阶段。

(1) 人体内阶段 疟原虫在人体内的增殖阶段为无性繁殖期,寄生于雌性按蚊体内的感染性子孢子于按蚊叮人吸血时随其唾液腺分泌物进入人体,经血液循环而迅速进入肝脏,在肝细胞内经 9～16 天从裂殖子发育为成熟的裂殖体。当被寄生的肝细胞破裂时,释放出大量裂殖子,它们很快进入血液循环,侵犯红细胞,开始在红细胞内进行无性繁殖。裂殖子侵入红细胞后发育为早期滋养体,即环状体,经滋养体发育为成熟的裂殖体,裂殖体内含数个至数十个裂殖子,当被寄生的红细胞破裂时,释放出裂殖子及代谢产物,引起临床典型的疟疾发作。血中的裂殖子再侵犯未被感染的红细胞,重新开始新一轮的无性繁殖,形成临床上周期性发作。间日疟及卵形疟于红细胞内的发育周期约为 48 小时。三日疟约为 72 小时;恶性疟的发育周期为 36～48 小时,且发育先后不一,故临床发作亦不规则。间日疟和卵形疟既有速发型子孢子,又有迟发型子孢子。速发型子孢子在肝细胞内的发育较快,只需经 12～20 天就能发育为成熟的裂殖体。迟发型子孢子则发育较缓慢,需经 6～11 个月才能发育为成熟的裂殖体。迟发型子孢子,是间日疟与卵形疟复发的根源。三日疟和恶性疟无迟发型子孢子,故无复发。

部分疟原虫裂殖子在红细胞内经 3～6 代增殖后发育为雌性配子体与雄性配子体。配子体在人体内的存活时间为 30～60 天。

(2) 按蚊体内阶段 疟原虫在按蚊体内的交合、繁殖阶段为有性繁殖期。当雌性按蚊吸血时,配子被吸入其体内,开始其有性繁殖。雌、雄配子体在蚊体内分别发育为雌、雄配子,两者结合后形成合子,发育后成为动合子,侵入按蚊的肠壁发育为囊合子。每个囊合子中含有数千个子孢子母细胞,发育后形成具有感染能力的子孢子。这些子孢子可主动地移行于按蚊的唾液腺中,当按蚊再次叮人吸血时,子孢子进入人体继续繁殖。

2. 发病机制 疟原虫在红细胞内发育时一般无症状。当成批被寄生的红细胞破裂、释放出裂殖子及代谢产物时,它们作为致热原,可刺激机体产生强烈的保护性免疫反应,引起临床的寒战、高热、继之大汗的典型发作症状。释放出来的裂殖子部分被单核-吞噬细胞系统吞噬而消灭,部分则侵入新的红细胞,并继续发育、繁殖,不断循环,因而导致周期性临床发作。患者可获得一定的免疫力,此时虽仍有少量疟原虫增殖,但可无疟疾发作的临床表现,成为带疟原虫者。

3. 流行病学

(1) 传染源 疟疾患者和带疟原虫者。

(2) 传播途径 疟疾的传播媒介为雌性按蚊,经叮咬人体传播。少数病例可输入带有疟原虫的血液或经母婴传播后发病。母婴传播的疟疾称为先天性疟疾或经胎盘传播的疟疾。在我国,最重要的疟疾传播媒介是中华按蚊,是平原地区间日疟的主要传播媒介。

(3) 人群易感性 人对疟疾普遍易感。感染后虽可获得一定程度的免疫力,但不持久,再次受同种疟原虫感染者,其临床症状较轻,甚至可无症状。而当非疟疾流行区的外来人员被疟原虫感染时,其临床表现常较严重。各型疟疾之间无交叉免疫性。

(4) 流行特征 疟疾主要流行于热带和亚热带,其次为温带。这主要是因为本病的流行与传播媒介的生态环境因素密切相关。流行区以间日疟为最广,恶性疟主要流行于热带,间日疟和卵形疟相对较少见。我国除云南和海南两省为间日疟及恶性疟混合流行外,主要以间日疟流行为主。热带地区全年均可发病,其他地区发病以夏、秋季较多。

此外,随着我国对外开放、旅游和人员交流的不断发展,国内亦发现不少疟疾流行区或境外带回的疟疾。疟原虫对各种抗疟药的耐药性在增多增强,其中包括对青蒿琥酯的

Note

耐药性。

（二）身体状况

潜伏期：间日疟和卵形疟的潜伏期为13～15天，三日疟为24～30天，恶性疟为7～12天。

1. 疟疾的典型症状 突发性寒战、高热和大量出汗，间歇期无症状，临床分为三期。

(1) 前驱期 仅部分人有，如疲倦、乏力、头痛等。

(2) 寒战期 突起发病，先有畏寒感，继之寒战，面色苍白，唇指发绀，持续10分钟至2小时。

(3) 高热期 体温迅速上升至40 ℃或更高，头痛、周身酸痛、面色潮红、皮肤干热、脉搏有力，持续2～6小时。

(4) 大汗期 高热后期全身大汗淋漓，体温骤降至正常，上述自觉症状明显缓解，但可有乏力，本期持续1～2小时后进入无症状间歇期。

2. 脑型疟 是恶性疟的严重临床类型，亦偶见于间日疟。主要的临床表现为剧烈头痛、发热，常出现不同程度的意识障碍。其发生除与受感染的红细胞堵塞微血管有关外，低血糖及细胞因子亦可能起一定作用。低血糖的发生与患者进食较少和寒战、高热时消耗较多能量有关。脑型疟的病情凶险，病死率较高。

恶性疟患者于短期内发生大量被疟原虫感染的红细胞破坏，大量血红蛋白尿可导致肾损害，甚至引起急性肾功能衰竭。

3. 特殊类型疟疾 输血后疟疾的潜伏期多为7～10天，国内主要为间日疟，临床表现与蚊传播疟疾相同。经母婴传播的疟疾常于出生后1周左右发病。

4. 再燃与复发 再燃是由血液中残存的疟原虫引起的，因此，四种疟疾都有发生再燃的可能性。多见于病愈后的1～4周，可多次出现。复发是由寄生于肝细胞内的迟发型子孢子引起的，只见于间日疟和卵形疟。

5. 并发症

(1) 黑尿热 由恶性间日疟引起的一种严重并发症，由急性血管内溶血所致，表现为急起寒战、高热、腰痛、排酱油色尿、贫血、黄疸，可导致急性肾衰竭。

(2) 急性肾衰竭 包括急性肾小球肾炎和肾病综合征。

（三）辅助检查

1. 血常规检查 红细胞和血红蛋白在多次发作后下降，恶性疟尤重，白细胞总数初发时可稍增加，后正常或稍低。白细胞分类：单核细胞常增多，并见其吞噬疟色素颗粒。

2. 疟原虫检查 具有确定诊断及判断疟原虫密度的重要意义。

(1) 血液涂片染色查疟原虫，可鉴别疟原虫种类。

(2) 骨髓涂片染色查疟原虫，阳性率较血涂片高。

3. 血清学检查 可用免疫学方法，如酶联免疫吸附试验、放射免疫测定(RIA)等，检测血液中疟原虫的特异性抗原与特异性抗体，具有方便、快速、敏感的特点。鉴于患者常于感染后3～4周才有特异性抗体出现，因而特异性抗体的检测临床应用价值较小，仅用于作本病的流行病学调查。

（四）心理与社会状况

评估患者有无焦虑、害怕等心理状态，患者家庭状况、家庭及社会支持程度等。

（五）治疗原则及主要措施

在疟疾的治疗中，最重要的是杀灭红细胞内的疟原虫。

1. 抗疟原虫治疗

1）选药原则及药物分类　药物的选择需根据感染疟原虫种类，是否为疟疾，原虫密度大小，病情轻重，是否来自耐药流行区，局部地区的耐药类型，当地可供使用的药物等确定。疟疾感染即使未并发器官损伤也建议两类药联合治疗，以免产生耐药，保护药物的有效性，尤其是使用作用时间较短的药物如青蒿素及其衍生物。抗疟药品种类较多，主要分为以下几类。

(1) 喹啉衍生物　包括氯喹、氨酚喹啉、甲氟喹、奎宁、卤泛群（盐酸氯氟菲烷）、伯氨喹等。大多数针对红细胞内期，可用于控制症状。其中氯喹是目前非耐药疟疾的首选药物。伯氨喹能杀灭肝细胞内期及配子体，是目前唯一可供使用的预防复发和传播的药物。

(2) 青蒿素及其衍生物　该药作用于原虫膜系结构，损害核膜、线粒体外膜等而起抗疟作用。其吸收快，起效快，很适用于凶险疟疾的抢救。其中青蒿琥酯的抗疟疗效显著，不良反应轻而少，耐药率很低，已在世界范围内广泛应用，尤其适用于孕妇和脑型疟患者的治疗。

(3) 抗叶酸类药物　通过抑制疟原虫 DNA 合成中的叶酸合成酶类而起作用，主要用作联合治疗。如磺胺多辛、乙胺嘧啶。

(4) 核蛋白合成抑制药物　四环素、多西环素、克林霉素抑制疟原虫核蛋白合成。通常与快速起效的抗疟药（如奎宁）合用或作为预防用药。

抗疟药又可根据其作用环节分为杀灭红细胞内疟原虫的药物和杀灭红细胞内疟原虫配子体和迟发型子孢子的药物两大类。治疗时需分别应用这两类药物。首先必须先应用一种杀灭红细胞内裂体增殖疟原虫的药物，如青蒿琥酯或氯喹等。做 6-磷酸葡萄糖脱氢酶（G-6PD）活性检测，若结果正常，则再应用一种杀灭红细胞内疟原虫配子体和迟发型子孢子的药物，目前只有伯氨喹能防止复发或传播。

2）常用抗疟药

(1) 杀灭红细胞内疟原虫的药物　目前有多种抗疟药可供选择。青蒿素及其衍生物可根据病情轻重或急缓选用口服、肌注或静脉注射。氯喹用于对氯喹敏感的疟原虫感染治疗，具有高效、耐受性好、不良反应轻的优点。盐酸甲氟喹的血液半衰期较长，约为 14 天。成人顿服 750 mg 即可。对耐氯喹的恶性疟原虫感染亦有较好的疗效，近年来已有耐药株较广泛存在的报告。磷酸咯萘啶是我国 20 世纪 70 年代研制的抗疟药，能有效杀灭红细胞内期疟原虫。哌喹作用类似氯喹，半衰期为 9 天，是长效抗疟药，耐氯喹的虫株对本品仍敏感。新近研制或目前国内临床上较少应用的抗疟药物，包括奎宁、磷酸萘酚喹等。

(2) 杀灭红细胞内疟原虫配子体和迟发型子孢子的药物　磷酸伯氨喹可杀灭红细胞内疟原虫配子体和肝细胞内迟发型子孢子，防止疟疾的传播与复发。由于伯氨喹可使红细胞内 G-6PD 缺陷的患者发生急性血管内溶血，严重者可因发生急性肾衰竭而致命。因此，应用前应常规作 G-6PD 活性检测，确定无缺陷后才给予服药治疗。

3）特殊情况的抗疟治疗

(1) 耐药的疟原虫感染者抗疟治疗　因青蒿琥酯和甲氟喹对耐氯喹疟原虫感染效果好、不良反应轻、价格便宜，在妊娠妇女及儿童中安全，前者为我国首选，后者在欧美为首选药物。应采用联合用药治疗，如甲氟喹加磺胺多辛、蒿甲醚加卤泛群、青蒿琥酯加本芴醇、乙胺嘧啶加磺胺多辛、咯萘啶加乙胺嘧啶等。耐氯喹疟疾可选用青蒿素类联合，甲氟喹联合青蒿琥酯、奎宁联合多西环素或克林霉素。

(2) 妊娠妇女疟疾的抗疟治疗　与一般妇女比较,妊娠妇女对疟疾易感,并易发展为重症。可导致流产或先天性感染。妊娠早期对氯喹敏感者选用氯喹。耐氯喹或恶性疟感染者可选用奎宁联合克林霉素。妊娠中、晚期可用青蒿琥酯联合克林霉素,或奎宁联合克林霉素进行治疗。

(3) 脑型疟的病原治疗　可选用以下四种杀灭红细胞内裂体增殖疟原虫的药物,但国内最常应用的是青蒿琥酯的静脉注射剂型。

2. 对症及支持治疗　脑型疟常出现脑水肿与昏迷,应及时给予脱水治疗。监测血糖,以及时发现和纠正低血糖,应用低分子右旋糖酐,有利于改善微血管堵塞或加用血管扩张剂己酮可可碱治疗,可提高脑型疟患者的疗效。高热者使用对乙酰氨基酚等解热镇痛药治疗可加快退热速度。对超高热患者可短期应用肾上腺皮质激素。

二、常用护理诊断/问题

(1) 体温过高　与疟原虫感染,释放大量致热原入血有关。

(2) 疼痛:头痛、全身疼痛　与高热有关。

(3) 潜在并发症　黑热尿、脑疝、呼吸衰竭。

三、护理目标

患者体温下降,疼痛减轻,无并发症的发生。

四、护理措施

(一) 一般护理

1. 隔离措施　采取虫媒隔离,病室内要有防蚊、灭蚊措施。

2. 休息与活动　患者急性发作期卧床休息,间歇期应增加休息时间,以减少机体能量的消耗。

3. 饮食与营养　给予营养丰富易消化的饮食,发作期进流食、半流食,缓解期可进普食,贫血患者应给予高维生素、高蛋白质和含铁丰富饮食。

4. 病情观察　典型发作的患者主要观察体温,随时记录体温的变化;观察面色,注意有无贫血表现。疟疾患者应注意观察体温、意识状态、头痛、呕吐、抽搐等表现。

(二) 对症护理

1. 典型发作　寒战期,注意保温,如加盖棉被、放热水袋等;发热期给予物理降温;大汗期用温水擦浴,及时更换衣服及床单,避免着凉;缓解间歇期应保证患者安静休息以恢复体力。

2. 颅内高压　有惊厥、昏迷时,应注意保持呼吸道通畅,按惊厥、昏迷常规护理。脑水肿、呼吸衰竭时,按医嘱使用脱水剂。

3. 黑尿热的护理　①严格卧床到急性症状消失,遵医嘱立即停用奎宁、伯氨喹等可能诱发溶血反应的药物,应用糖皮质激素、5%碳酸氢钠等药物,以减轻溶血和肾功能损害。②保证每日液体入量达到 3000～4000 mL,不能饮用者静脉输液,每日尿量不得少于1500 mL,准确记录液体出入量。贫血严重者给予配血、输血。

(三) 药物治疗的护理

使用氯喹者,需观察胃肠道反应并应特别注意观察循环系统的变化,氯喹过量可引起心动过缓、心律失常及血压下降。用伯氨喹 3～4 天后可出现发绀或溶血反应，应注意观察。静脉点滴氯喹及奎宁时，应严格掌握药物浓度与滴速，严禁高浓度、快速静脉推入，以每分钟 40～50 滴为宜，抗疟药加入液体后应轻轻摇匀。在滴注过程中应有专人守护在床边，如发生严重反应应立即停止滴注，上述药物均可致心律失常，严重者死亡。

（四）预防传染

1. 管理传染源 健全疫情报告，根治疟疾现症患者及带疟原虫者。

2. 切断传播途径 主要是消灭按蚊，防止被按蚊叮咬。清除按蚊幼虫滋生场所及广泛使用杀虫药物。个人防护可应用驱蚊剂或蚊帐等，避免被蚊叮咬。

3. 保护易感人群 疟疾疫苗接种有望大大减少疟疾的发病率和病死率，但由于疟原虫抗原的多样性，给疫苗研制带来很大困难。目前研制的重组融合蛋白疫苗已在非洲进行三期临床试验，初步显示出了可喜结果。药物预防是目前较常应用的措施。间断预防性治疗，每周 1 次，有助于减少易感人群的感染，对高疟区的健康人群及外来人群可酌情选用。成人常用氯喹和乙胺嘧啶，孕妇和儿童用氯喹预防。

（五）心理护理

做好咨询工作，回答患者及其亲属提出的有关疟疾防治的一切问题，耐心讲解疾病的相关知识，解除患者的顾虑，消除误解，调整因隔离带来的孤独、紧张等不良心理反应。

（六）健康指导

1. 疾病知识指导 对于 1～2 年内有疟疾发作史及血中查到疟原虫者，在春季或流行高峰前 1 个月，应行抗复发治疗，常用乙氨嘧啶与伯氨喹联合治疗，以根治带虫者。以后每 3 个月随访 1 次，直至 2 年内无复发为止。

2. 疾病预防指导 宣传预防疟疾的知识。

五、护理评价

经过治疗和护理，评价患者是否达到：①患者体温下降；②疼痛减轻；③无并发症或能够被及时发现和处理。

（王文静）

案例解析

患者，男，26 岁，工人，因"发热 4 天"于 2016 年 06 月 23 日入院，患者 2014 年至 2015 年 9 月在外打工，在打工期间多次患"疟疾"，曾在当地医院就诊，辞职后至今 9 个月未发病，本次发病临床表现有畏寒、发热，最高体温 40 ℃。查体：T 38.5 ℃，P 120 次/分，R 16 次/分，BP 111/76 mmHg，浅表淋巴结未触及肿大。辅助检查：疟原虫检查为卵形疟。

请思考：

(1) 该患者可能的临床诊断是什么？

(2) 该患者存在哪些护理诊断/问题，应如何进行护理？

在线答题

6-1

案例解析答案

6-1

Note

第二节　阿米巴病患者的护理

案例引导

患者，男，54 岁，因腹痛、腹泻、黏液血便 3 天入院，在患病前 3 天有食用不洁食物病史。患者自述脐周阵发性隐痛，腹泻每日 7～8 次，大便为黏液血便，每次粪便量少。入院后大便常规检查示脓细胞(+++)、红细胞(+++)，考虑为急性肠炎，予以氧氟沙星静脉注射，治疗 4 天后，症状无明显好转，大便仍为脓血便，闻之有腥臭味。在随后两次检查中均查到原虫的滋养体。

请问：

1. 该患者最可能的医疗诊断是什么？诊断的依据是什么？
2. 目前存在哪些主要护理问题？
3. 针对该患者护士应采取哪些护理措施？

由溶组织内阿米巴感染人体所致疾病统称为阿米巴病。按病变部位和临床表现的不同，可分为肠阿米巴病和肠外阿米巴病。肠阿米巴病的主要病变部位在结肠，表现为痢疾样症状；肠外阿米巴病的病变可发生在肝、肺或脑，表现为各脏器的脓肿，以阿米巴肝脓肿最为常见。

一、护理评估

(一) 致病因素

1. 病原学　溶组织内阿米巴生活史有滋养体和包囊两个时期。

(1) 滋养体　滋养体是溶组织内阿米巴的致病形态，大滋养体直径达 20～40 μm，依靠伪足作一定方向移动，见于急性期患者的粪便或肠壁组织中，吞噬组织和红细胞，故又称组织型滋养体。小滋养体直径为 6～20 μm，以宿主肠液、细菌、真菌为食，不吞噬红细胞，亦称肠腔型滋养体。其胞质分内、外两层，内、外质分明。内质呈颗粒状，可见被吞噬的红细胞和食物颗粒。只有溶组织内阿米巴可吞噬红细胞，其吞噬的红细胞数，一至数个不等，外质透明，运动时外质伸出，成伪足，能做定向变形运动侵袭组织，形成病灶，有时亦可自组织内落入肠腔，逐渐变成包囊，随粪便排出体外。

(2) 包囊　溶组织内阿米巴的感染形态。包囊抵抗力强，在潮湿的环境中能存活数周或数月。包囊呈无色透明的类圆形，直径为 10～16 μm，碘染色呈黄色，周围包一层透明的囊壁，内含 1～4 个核，成熟包囊具有 4 个核。包囊能起传播作用，如果感染人体后，包囊在小肠下端受碱性消化液的作用，囊壁变薄，虫体活动，并从囊壁小泡逸出而形成滋养体。在回肠部黏膜皱褶或肠腺窝处分裂繁殖，重复其生活过程。

2. 发病机制

(1) 发病机制　被溶组织内阿米巴包囊污染的食物和水经口摄入后，经过胃后未被胃液杀死的包囊进入小肠下段，经胰蛋白酶作用脱囊而逸出4个滋养体，寄生于结肠腔内。被感染者的免疫力低下时，滋养体发育并侵入肠壁组织，吞噬红细胞及组织细胞，损伤肠壁，形成溃疡性病灶。溶组织内阿米巴对宿主损伤主要通过其接触性杀伤机制，包括变形、活动、黏附、酶溶解、细胞毒素和吞噬等作用，大滋养体的伪足运动可主动靠近、侵入肠组织，数秒钟内滋养体通过分泌蛋白水解酶、细胞毒性物质，使靶细胞于20分钟后死亡，滋养体亦可分泌具有肠毒素样活性的物质，可引起肠蠕动增快、肠痉挛而出现腹痛、腹泻。

(2) 病理解剖　病变主要在结肠，依次见于盲肠、升结肠、直肠、乙状结肠、阑尾和回肠末段。典型的病变初期为细小、散在的浅表糜烂，继而形成较多孤立而色泽较浅的小脓肿。脓肿破溃后形成边缘不整、口小底大的烧瓶样溃疡，基底为黏膜肌层，腔内充满棕黄色坏死物质，内含溶解的细胞碎片、黏液和滋养体。溃疡由针帽大小至3～4 cm，圆形或不规则，溃疡间黏膜正常。继发细菌感染时黏膜广泛充血水肿。当溃疡不断深入，破坏黏膜下层时，有大片黏膜坏死脱落，若溃疡累及肌层及浆膜层时可并发肠穿孔，溃疡累及血管并发肠出血。慢性期病变，组织破坏与修复并存，局部肠壁肥厚，可有肠息肉、肉芽肿或呈瘢痕性狭窄等。

3. 流行病学

(1) 传染源　慢性患者、恢复期患者及无症状包囊携带者，凡是粪便中持续排出包囊者即为传染源。

(2) 传播途径　经粪-口途径感染是主要传播途径。阿米巴包囊污染食物和水，因摄入被包囊污染的食物和水而感染。水源污染引起地方性流行。生食污染包囊的瓜果蔬菜亦可致病。苍蝇、蟑螂也可起传播作用。

(3) 人群易感性　普遍易感，营养不良、免疫力低下及接受免疫抑制剂治疗者，发病机会较多，病情较重。人群感染后特异性抗体滴度虽高，但不具保护作用，故可重复感染。

(4) 流行特征　本病分布遍及全球，以热带、亚热带及温带地区发病较多，感染率高低与当地的经济水平、卫生状况及生活习惯有关。近年来我国仅个别地区有病例散发。

(二) 身体状况

潜伏期一般3周，亦可短至数天或长达一年。临床表现有不同类型。

1. 无症状型(包囊携带者)　此型临床常不出现症状，多次粪检时发现阿米巴包囊。

2. 轻型　临床症状较轻，表现为腹痛、腹泻，粪便中有溶组织内阿米巴滋养体和包囊。肠道病变轻微，有特异性抗体形成。当机体抵抗力下降时，发生痢疾。

3. 普通型　起病缓慢，全身症状轻，无发热或低热、腹部不适、腹泻。典型表现为黏液血便、果酱样便，每天3～10余次，便量中等，粪质较多，有腥臭伴有腹胀或轻、中度腹痛，盲肠与升结肠部位轻度压痛。粪便镜检可发现滋养体。典型急性表现，历时数天或几周后自发缓解，未经治疗或治疗不彻底者复发或转为慢性。同时症状轻重与病变程度有关，如病变局限于盲肠、升结肠，黏膜溃疡较轻时，仅有便次增多，偶有血便。溃疡明显时表现为典型阿米巴痢疾。直肠受累明显时，可出现里急后重。

4. 重型　此型少见，多发生在感染严重、体弱、营养不良、孕妇或接受激素治疗者。起病急、中毒症状重、高热、出现剧烈肠绞痛，随之排出黏液血性或血水样粪便，每天10余次，伴里急后重，粪便量多，伴有呕吐、失水，甚至虚脱或肠出血、肠穿孔或腹膜炎，如不及时抢救，可于1～2周内因毒血症或并发症而死亡。

5. 慢性阿米巴痢疾 急性阿米巴痢疾患者的临床表现若持续存在达2个月以上,则转为慢性阿米巴痢疾,患者常表现为食欲缺乏、贫血、乏力、腹胀、腹泻,体检肠鸣音亢进,右下腹疼痛较常见。腹泻反复发作,或与便秘交替出现。症状可持续存在或有间歇,间歇期内可无任何症状,间歇期长短不一。

6. 并发症 肠道并发症包括以下几种。

(1) 肠出血 肠黏膜溃疡侵袭肠壁血管引起不同程度肠出血,小量出血多由于浅表溃疡所致,可有血便。大量出血因溃疡达黏膜下层,侵袭大血管或由肉芽肿破坏所致,大量出血虽少见,但一旦发生,病情危急,常因出血而致休克。

(2) 肠穿孔 急性肠穿孔多发生于严重的肠阿米巴病患者,穿孔使肠腔内容物进入腹腔,形成局限性或弥漫性腹膜炎。

(3) 阑尾炎 因阿米巴病好发于盲肠部位,故累及阑尾的机会较多。

(4) 结肠病变 由增生性病变引起,包括阿米巴瘤、肉芽肿及纤维性狭窄,多见于盲肠、乙状结肠及直肠等处,部分患者发生完全性肠梗阻或肠套叠。

(5) 直肠-肛周瘘管 溶组织内阿米巴滋养体自直肠侵入,形成直肠-肛周瘘管,也可为直肠-阴道瘘管,管口常有粪臭味的脓液流出。

(6) 肠外并发症 阿米巴肝脓肿最为常见,其他部位(如肺、脑、泌尿生殖道)也可发生阿米巴病。

(三) 辅助检查

1. 血常规 重型与普通型阿米巴痢疾伴细菌感染时,血白细胞总数和中性粒细胞比例增高,轻型、慢性阿米巴痢疾白细胞总数和分类均正常。少数患者嗜酸性粒细胞比例增多。

2. 粪便检查 粪便呈暗红色果酱样,腥臭、粪质多,含血及黏液。在粪便中可检到滋养体和包囊。粪便标本必须新鲜,因为滋养体在被排出后半小时就会丧失活动能力,发生形态改变。粪便做生理盐水涂片检查可见大量聚团状红细胞、少量白细胞和夏科莱登晶体,检到伸展伪足活动、吞噬红细胞的阿米巴滋养体具有确诊意义。成形的粪便先直接涂片找包囊,经过碘液或苏木素染色后观察包囊结构。

3. 血清学检查

(1) 检测特异性抗体 人感染溶组织内阿米巴后可产生多种抗体,即使肠阿米巴已治愈,阿米巴原虫已从体内消失,抗体还可在血清中存在相当长的一段时间,故阳性结果反映既往或现在感染。常用酶联免疫吸附试验(ELISA)、间接血凝试验(IHA)、间接荧光抗体试验(IFTA)等。血清学检查IgG抗体阴性者,一般可排除本病。特异性IgM抗体阳性提示近期或现症感染,阴性者不排除本病。

(2) 检测特异性抗原 单克隆抗体、多克隆抗体检测患者粪便溶组织内阿米巴滋养体抗原灵敏度高、特异性强,检测阳性可作为明确诊断的依据。

4. 分子生物学检查 DNA探针杂交技术、聚合酶链反应(PCR)可应用于检测或鉴定患者粪便、脓液或血液中溶组织内阿米巴滋养体DNA,也是特异和灵敏的诊断方法。

(四) 心理与社会状况

注意评估患者的心理状态、家庭状况、家庭及社会支持程度等。

(五) 治疗原则及主要措施

1. 一般治疗 急性患者应卧床休息,给予流质或少渣软食,慢性患者应加强营养,注意避免进食刺激性食物。腹泻严重时可适当补液及纠正水与电解质紊乱。重型患者给予输液、输血等支持治疗。

2. 病原治疗　目前常用的抗阿米巴药物有硝基咪唑类如甲硝唑、替硝唑、奥硝唑、塞克硝唑和二氯尼特。

1）硝基咪唑类　对阿米巴滋养体有强大杀灭作用，是目前治疗肠内、外各型阿米巴病的首选药物。该类药物偶有一过性白细胞减少和头昏、眩晕、共济失调等神经系统障碍。妊娠（尤其是最初3个月）、哺乳期以及有血液病病史和神经系统疾病者禁用。

(1) 甲硝唑　成人口服每次0.4 g，每天3次，10天为1个疗程。儿童每天35 mg/kg，分3次服，10天为1个疗程。重型阿米巴病可选甲硝唑静脉滴注，成人每次0.5 g，每隔8小时1次，病情好转后，每12小时1次，或改口服，疗程10天。

(2) 替硝唑　成人口服每次2 g，每天1次，连服5天为1个疗程。重型阿米巴病可静脉滴注。

(3) 其他硝基咪唑类　成人口服奥硝唑每次0.5 g，每天2次，10天为1个疗程。成人口服塞克硝唑每天2 g，一次性口服，连服5天为1个疗程。

2）二氯尼特　又名糠酯酰胺，是目前最有效的杀包囊药物，口服每次0.5 g，每天3次，疗程10天。

3）抗菌药物　主要通过作用于肠道共生菌而影响阿米巴生长，尤其在合并细菌感染时效果好。

二、常用护理诊断/问题

(1) 腹泻　与阿米巴原虫所致肠道病变有关。

(2) 腹痛　与阿米巴原虫所致肠道病变有关。

(3) 潜在并发症　肠出血、肠穿孔。

三、护理目标

患者腹泻、腹痛症状有所减轻或消失。

四、护理措施

（一）一般护理

1. 消毒隔离措施　实施消化道隔离，至少3次粪便检查未查出滋养体或包囊为止。餐具、便器单独使用并消毒。粪便以20%漂白粉乳剂消毒。衣被阳光下暴晒。

2. 饮食与营养　急性期或暴发型患者应卧床休息。给予流质或半流质或少渣高热量、高蛋白质、高维生素饮食。慢性和排包囊者避免刺激性食物。

（二）病情观察

观察大便的性状和次数。对暴发型患者还应密切观察生命体征及脱水情况。观察有无并发症如肠出血、肠穿孔、肝脓肿等。

（三）对症护理

对剧烈腹泻、腹痛者给予解痉药，如山莨菪碱、阿托品等，亦可腹部用热水袋热敷。如经适当处理后腹痛仍不缓解，应警惕并发症的发生，如肠穿孔、出血，及时给予抢救。本病常用药物为甲硝唑，其副作用以胃肠道反应为主，可有恶心、腹痛、腹泻、皮炎等。妊娠3个月以内和哺乳期妇女忌用。采集的标本应新鲜，选取脓血部分，便盆应清洁，气温低时将便盆温热后立即送检，以免滋养体死亡而影响检出率。

Note

（四）预防传染

1. 管理传染源 检查和治疗从事饮食业的排包囊者及慢性患者，治疗期间应调换工作。

2. 切断传播途径 防止食物被污染，饮水应煮沸，不吃生菜。平时注意个人卫生，饭前便后洗手，做好卫生宣教工作。

（五）心理护理

指导患者保持豁达、乐观心情，增强战胜疾病的信心。做好口腔护理、皮肤护理，必要时便后温水清洗肛门及周围皮肤，饭前便后洗手，勤换内衣裤。安慰患者，鼓励坚持用药，对用药的不良反应事先做好必要的解释。

（六）健康指导

1. 疾病知识指导 宣讲肠阿米巴病的疾病知识，如传播途径、主要症状、饮食、用药及留取粪便标本的注意事项。

2. 疾病预防指导 广泛宣传加强饮食管理和注意个人卫生对预防阿米巴病的重要意义。

3. 复查 出院后每月复查大便 1 次，连续留取 3 次，以决定是否需要重复治疗。

五、护理评价

经治疗和护理，评价患者是否达到：患者腹泻、腹痛症状有所减轻或消失。

（王文静）

在线答题

6-2

案例解析答案

6-2

案例解析

张强，农民，自种蔬菜，两周前出现腹泻，为果酱样大便，日达 7～10 次，伴右下腹部压痛，无发热，无里急后重，大便常规发现夏科-莱登晶体。

请思考：

(1) 该患者可能的临床诊断是什么？

(2) 该患者存在哪些护理诊断/问题？

(3) 简述对该患者健康指导的主要内容。

Note

第七章　蠕虫感染患者的护理

能力目标

1. 能说出日本血吸虫病、钩虫病、囊尾蚴病的概念、流行病学、治疗及护理要点。

2. 能学会对日本血吸虫病、钩虫病、囊尾蚴病患者进行护理评估、健康教育的技能。

3. 能运用日本血吸虫病、钩虫病、囊尾蚴病的护理知识，对患者进行护理评估、提出护理诊断、实施合理的护理措施并进行健康指导。

第一节　日本血吸虫病患者的护理

PPT
7-1

案例引导

患者，男，26 岁，湖南岳阳人，因发热 20 天入院。20 天前开始每晚发热，体温最高 39.5 ℃，次晨可退热。伴畏寒、腹痛、腹泻、腹胀，反应迟钝。热退后症状明显缓解。患者生长于岳阳，该地区为血吸虫流行区。发病前 1 个月曾有下水捕鱼史。查体：体温 39.3 ℃，脉搏 82 次/分，呼吸 21 次/分，血压 115/75 mmHg。皮肤巩膜无黄染。两肺无啰音，心率 82 次/分，律齐，无杂音。腹软，肝肋缘下 1 cm，剑突下 3 cm，脾未触及，腹水征阴性。血常规：白细胞 16×10^{9}/L，红细胞 4.6×10^{12}/L，中性粒细胞 0.45，淋巴细胞 0.20，嗜酸性粒细胞 0.35。粪常规示黄色稀便、镜检(—)，尿常规(—)。肝功能正常。直肠黏膜活检示有大量新鲜血吸虫卵。

请问：

1. 该患者最可能的医疗诊断是什么？

2. 目前存在哪些主要护理问题？

3. 针对该患者护士应采取哪些护理措施？

日本血吸虫病(schistosomiasis japonica)是日本血吸虫寄生于门静脉系统所引起的疾病，由皮肤接触含尾蚴的疫水而感染，主要病变为虫卵沉积于肠道和肝脏等组织而引起的虫卵肉芽肿，急性期患者有发热、腹痛、腹泻或脓血便、肝大与压痛等，血中嗜酸性粒

Note

细胞显著增多。慢性期以肝脾肿大或慢性腹泻为主要表现,可发展为肝硬化。有时可发生血吸虫病异位损害。

一、护理评估

(一) 致病因素

1. 病原学 日本血吸虫雌雄异体,寄生在人或其他哺乳类动物的门静脉系统。成虫在血管内交配产卵,一条雌虫每天可产卵1000个左右。大部分虫卵滞留于宿主肝及肠壁内,部分虫卵从肠壁穿破血管,随粪便排至体外。从粪便中排出的虫卵入水后,在适宜温度(25~30 ℃)下孵出毛蚴,毛蚴又侵入中间宿主钉螺体内,经过母胞蚴虫和子胞蚴二代发育繁殖,7~8周后即有尾蚴不断逸出,每天数十条至百余条不等。尾蚴从螺体逸出后,随水流在水面漂浮游动。当人、畜接触含尾蚴的疫水时,尾蚴在极短时间内从皮肤或黏膜侵入,然后随血液循环流经肺而终达肝脏,30天左右在肝内发育为成虫,又逆血流移行至肠系膜下静脉中产卵,完成其生活史。日本血吸虫生活史中,人是终末宿主,钉螺是必需的唯一中间宿主。日本血吸虫在自然界除人以外,尚有牛、猪、羊、狗、猫等41种哺乳动物可以作为它的保虫宿主。

2. 发病机制 血吸虫发育的不同阶段尾蚴、幼虫、成虫、虫卵对宿主均可引起一系列免疫反应。尾蚴穿过皮肤可引起局部速发与迟发两型变态反应。血吸虫病引起肝纤维化是在肉芽肿基础上产生的,虫卵释放的可溶性虫卵抗原、吞噬细胞与T细胞产生的成纤维细胞刺激因子,均可促使成纤维细胞增殖与胶原合成。血吸虫性纤维化胶原类型主要是Ⅰ、Ⅲ型。晚期血吸虫病肝内胶原以Ⅰ型为主。

人体感染血吸虫后可获得部分免疫力,这是一种伴随免疫,针对再感染的童虫有一定杀伤作用,但原发感染的成虫不被破坏,这种原发感染继续存在而对再感染获得一定免疫力的现象称为“伴随免疫”。因此,血吸虫能逃避宿主的免疫效应,这种现象称为免疫逃逸,其机制很复杂,例如血吸虫表面覆盖有宿主抗原,可逃避机体免疫的攻击,从而能长期寄生。

3. 病理 虫卵肉芽肿反应是本病的基本病理改变,但自尾蚴钻入皮肤至成虫产卵,每个发育阶段均可造成人体损害。

(1) 第一阶段 尾蚴钻入皮肤部位,其头腺分泌的溶组织酶和其死亡后的崩解产物可引起组织局部周围水肿,毛细血管扩张、充血,中性粒细胞和单核细胞浸润,局部发生红色丘疹,称“尾蚴性皮炎”,持续1~3天消退。

(2) 第二阶段 幼虫随血流入右心而达肺,部分经肺毛细血管可穿破血管引起组织点状出血及白细胞浸润,严重时可发生“出血性肺炎”。

(3) 第三阶段 成虫及其代谢产物仅产生局部轻微静脉内膜炎,轻度贫血,嗜酸性粒细胞增多。虫体死后可引起血管壁坏死和肝内门静脉分支栓塞性脉管炎,较轻微,不造成严重病理损害。

(4) 第四阶段 虫卵引起本病主要病理损害,形成典型的虫卵肉芽肿和纤维化病变。

日本血吸虫主要寄生在肠系膜下静脉与直肠痔上静脉内。虫卵沉积于宿主肠壁黏膜下层,并可顺着静脉血流至肝内分支,故病变以肝与结肠最显著。

4. 流行病学

(1) 传染源 主要是患者、病畜、保虫宿主。保虫宿主种类多,主要有牛、猪、犬、羊、马、猫及鼠类等。

（2）传播途径　造成传播必须具备三个条件：带虫卵的粪便入水；钉螺的存在、滋生；人、畜接触疫水。

（3）人群易感性　人群普遍易感，患者的年龄、性别、职业分布均随接触疫水的机会而异，以男性青壮年农民和渔民感染率最高，男多于女，夏、秋季感染机会最多。感染后有部分免疫力，儿童及非流行区人群如遭受大量尾蚴感染，易发生急性血吸虫病。有时为集体感染而发病，呈暴发流行。

（二）身体状况

潜伏期：从尾蚴侵入至出现临床症状的潜伏期长短不一，80%患者为30～60天，平均40天。感染轻则潜伏期短，感染重则潜伏期长。血吸虫病临床表现复杂多样，轻重不一。根据患者感染的程度、时间、免疫状态、治疗是否及时等不同，临床表现各异。我国现将血吸虫病分以下四型。

1. 急性血吸虫病　发生于夏、秋季，以7—9月为常见。男性青壮年与儿童居多。患者常有明确疫水接触史，如捕鱼、抓蟹、游泳等，常为初次重度感染。约半数患者在尾蚴侵入部位出现有痒感的红色点状丘疹，2～3天内自行消退。

（1）发热　患者均有发热。热度高低及期限与感染程度成正比，轻症发热数天，一般2～3周，重症可迁延数月。热型以间歇型、弛张型为多见。一般发热前少有寒战。高热时偶有烦躁不安等中毒症状，热退后自觉症状良好。重症可有缓脉，出现消瘦、贫血、营养不良和恶病质甚至死亡。

（2）过敏反应　除皮炎外还可出现荨麻疹、血管神经性水肿、淋巴结肿大、出血性紫癜、支气管哮喘等。血中嗜酸性粒细胞显著增多，对诊断具有重要参考价值。

（3）消化系统症状　发热期间，多伴有食欲减退、腹部不适、轻微腹痛、腹泻、呕吐等。腹泻一般每天3～5次，个别可达10余次，初为稀水便，继则出现脓血、黏液。热退后腹泻次数减少。危重患者可出现高度腹胀、腹水、腹膜刺激征。经治疗退热后6～8周，上述症状显著改善或消失。

（4）肝脾大　90%以上患者肝大伴压痛，左叶肝大较显著，半数患者轻度脾大。

（5）其他　半数以上患者有咳嗽、气喘、胸痛。危重患者咳嗽较重，咳血痰，并有胸闷、气促等。呼吸系统症状多在感染后两周内出现。另外重症患者可出现神志淡漠、心肌受损、重度贫血、消瘦及恶病质等，亦可迅速发展为肝硬化。

急性血吸虫病病程一般不超过6个月，经杀虫治疗后，患者常迅速痊愈，如不加治疗，则可发展为慢性甚至晚期血吸虫病。

2. 慢性血吸虫病　在流行区占绝大多数。急性症状消退而未经治疗或疫区轻度感染而获得部分免疫力者，病程经过半年以上，称慢性血吸虫病，病程可长达10～20年甚至更长，临床表现以隐匿型间质性肝炎或慢性血吸虫性结肠炎为主。

（1）无症状型　轻度感染者大多无症状，仅粪便检查中发现虫卵或体检时发现肝大，B超检查可呈网络样改变。

（2）有症状型　主要表现为血吸虫性肉芽肿肝病和结肠炎。两者可同时出现在同一患者身上，亦可仅以一种表现为主。最常见症状为慢性腹泻、脓血黏液便，这些症状时轻时重，时发时愈，病程长者可出现肠梗阻、贫血、消瘦、体力下降等。重者可有内分泌紊乱、性欲减退，女性有月经紊乱、不孕等。早期肝大、表面光滑、质中等硬。随病程延长进入肝硬化阶段，肝脏质硬、表面不平，有结节。脾脏逐渐增大。下腹部可触及大小不等的肿块，这是增厚的结肠系膜、大网膜和肿大的淋巴结，是因虫卵沉积引起的纤维化粘连缠结所致。

3. 晚期血吸虫病 反复或大量感染血吸虫尾蚴后，未经及时抗病原治疗，虫卵损害肝较重，发展成肝硬化，出现门静脉高压、脾显著增大和临床并发症。病程多在5～15年以上。儿童常有生长发育障碍。根据晚期主要临床表现，又可分为4种类型，同一患者可有2～3种类型的表现。

(1) 巨脾型 最为常见，占晚期血吸虫病绝大多数，脾进行性增大，下缘可达盆腔，表面光滑，质坚硬，可有压痛，经常伴有脾功能亢进症。肝脏因硬化逐渐缩小，有时尚可触及。因门静脉高压，可发生上消化道出血，易诱发腹水。

(2) 腹水型 严重肝硬化的重要标志，约占25%，腹水可长期停留在中等量以下，但多数为进行性加剧，致使腹部极度膨隆，下肢高度水肿，呼吸困难，难以进食，腹壁静脉怒张，脐疝和巨脾。因上消化道出血，促使肝衰竭、肝性脑病或感染败血症死亡。

(3) 结肠肉芽肿型 以结肠病变为突出表现。病程3～6年，亦有10年者。患者经常腹痛、腹泻、便秘，或腹泻与便秘交替出现，有时出现水样便、血便、黏液脓血便，可出现腹胀、肠梗阻。左下腹可触及肿块，有压痛。纤维结肠镜下可见黏膜苍白增厚，充血水肿，溃疡或息肉，肠狭窄，较易癌变。

(4) 侏儒型 极少见，为幼年慢性反复感染引起体内各内分泌腺出现不同程度的萎缩、功能减退，以腺垂体和性腺功能不全最为常见。患者除有慢性或晚期血吸虫病的其他表现外，尚有身材矮小，面容苍老，生长发育低于同龄人，性器官与第二性征发育不良，但智力多正常。

4. 异位血吸虫病 见于门脉系统以外的器官或组织的血吸虫卵肉芽肿，称为异位损害或异位血吸虫病。人体常见的异位损害在肺和脑。

(1) 肺型血吸虫病 为虫卵沉积引起的病变。呼吸道症状大多轻微，且常被全身症状所遮盖，表现为轻度咳嗽与胸部隐痛、痰少，咯血罕见，肺部体征不明显，有时可闻及干、湿啰音，但重型患者肺部有广泛病变时，胸部X线检查中见肺部弥漫云雾状、点片状、粟粒样浸润阴影，边缘模糊，以位于中、下肺为多，肺部病变经病原治疗后3～6个月内逐渐消失。

(2) 脑型血吸虫病 临床上可分为急性与慢性两种类型，均以青壮年患者多见，发病率1.7%～3.4%。临床表现酷似脑膜脑炎，常与肺部病变同时发生，出现意识障碍、脑膜刺激征、瘫痪、抽搐、腱反射亢进和锥体束征等。慢性型的主要症状为癫痫发作，尤以局限性癫痫为多见。颅脑CT扫描显示病变常位于顶叶，亦可见于枕叶，为单侧多发性高密度结节阴影。

(3) 其他 机体其他部位也可发生血吸虫病，如胃、胆囊、肾、睾丸、子宫、心包、甲状腺、皮肤等，实属罕见，临床上出现相应症状。

(三) 辅助检查

1. 血常规 血吸虫病在急性期血常规以嗜酸性粒细胞显著增多为其主要特点。白细胞总数在10×10^9/L以上，嗜酸性粒细胞一般占20%～40%，最多者可高达90%以上。慢性血吸虫病患者一般轻度增多，在20%以内。极重型急性血吸虫病患者常不增多，甚至消失。

2. 粪便检查 粪便内检查出虫卵和孵出毛蚴是确诊血吸虫病的直接依据。一般急性期检出率较高，而慢性和晚期患者的阳性率不高。常用改良加藤厚涂片法或虫卵透明法检查虫卵。

Note

3. 肝功能试验　急性血吸虫病患者血清中球蛋白增高，血清 ALT、AST 轻度增高。晚期患者出现血清白蛋白减少，球蛋白增高，常出现白蛋白与球蛋白比例倒置现象。慢性血吸虫病尤其是无症状患者肝功能检查大多正常。

4. 免疫学检查　免疫学检查方法较多，而且敏感性与特异性较高。

5. 直肠黏膜活检　直肠黏膜活检是血吸虫病病原诊断方法之一。通过直肠或乙状结肠镜，自病变处取米粒大小黏膜，置于光镜下压片检查有无虫卵。以距肛门背侧黏膜处取材阳性率最高。这种方法能检获的虫卵大部分是远期变性虫卵。

（四）心理与社会状况

慢性及晚期患者常因劳动力减退和对预后缺乏了解而感到焦虑，或因担心并发症发生而产生恐惧感。

（五）治疗原则及主要措施

1. 病原治疗　动物及临床试验证明吡喹酮的毒性小、疗效好、给药方便、适应证广，可用于各期各型血吸虫病患者，是目前用于治疗日本血吸虫病的首选药物。

(1) 急性血吸虫病　总量按 120 mg/kg，6 天分次服完，其中 50%必须在前两天服完，体重超过 60 kg 者仍按 60 kg 计。

(2) 慢性血吸虫病　成人总量按 60 mg/kg，2 天内分 4 次服完，儿童体重在 30 kg 以内者总量可按 70 mg/kg，30 kg 以上者与成人相同剂量。

(3) 晚期血吸虫病　如患者一般情况较好，肝功能代偿尚佳，总量可按 40～60 mg/kg，2 天分次服完，每天量分 2～3 次服。年老体弱、有其他并发症者可按总量 60 mg/kg，3 天内分次服完。感染严重者可按总量 90 mg/kg，分 6 天内服完。

(4) 预防性服药　在重疫区特定人群，如防洪、抢险人员进行预防性服药，能有效预防血吸虫感染。青蒿素衍生物蒿甲醚和青蒿琥酯可以杀灭感染尾蚴后 5～21 天的血吸虫童虫。在接触疫水后 15 天口服蒿甲醚，按 6 mg/kg，以后每 15 天一次，连服 4～10 次；或者在接触疫水后 7 天口服青蒿琥酯，剂量为 6 mg/kg，顿服，以后每 7 天一次，连服 8～15 次。

2. 对症治疗　急性期血吸虫病高热、中毒症状严重者给予补液、保证水和电解质平衡、加强营养及全身支持疗法。合并其他寄生虫者应先行驱虫治疗，合并伤寒、痢疾、败血症、脑膜炎者应先抗感染后用吡喹酮治疗。慢性和晚期血吸虫病除一般治疗外，应及时治疗并发症，改善体质，加强营养。巨脾、门静脉高压、上消化道出血等患者可选择适当时机考虑手术治疗。有侏儒症时可短期、间隙、小剂量给予性激素和甲状腺素制剂。病毒性肝炎目前仍无特效治疗，治疗原则为综合性治疗，以休息、营养为主，辅以药物治疗，避免饮酒、过度劳累和使用损害肝脏的药物。

二、常用护理诊断/问题

(1) 体温过高　与血吸虫急性感染有关。

(2) 腹泻　与血吸虫肠道病变有关。

(3) 营养失调：低于机体需要量　与发热、腹泻、腹腔积液等消耗过多及肝功能损害致营养代谢障碍有关。

(4) 体液过多　与门静脉阻塞、低蛋白血症、继发性醛固酮增多引起水钠潴留有关。

(5) 潜在并发症　上消化道出血、肝性脑病。

Note

三、护理目标

(1) 患者体温降至正常。

(2) 患者腹泻缓解,排便恢复正常。

(3) 患者能遵循饮食计划,保证营养物质的摄入,营养状况有所改善。

(4) 未发生出血、肝性脑病等并发症或能被及时发现和处理。

四、护理措施

(一) 一般护理

1. 隔离 消化道隔离。

2. 休息与饮食 急性期及晚期有肝硬化伴有腹腔积液的患者均应卧床休息,慢性患者适当活动,避免劳累。急性期患者给予高热量、高蛋白质、高维生素、易消化饮食。避免煎炸、油腻、产气食物。腹泻患者应注意保暖,给予营养丰富、易消化食物,少量多餐,避免进食粗糙、坚硬、多纤维、刺激性食物,减少脂肪摄入。中毒症状严重者,注意供给足够水分,保持水、电解质平衡。晚期有腹腔积液者,应给予低盐、适量蛋白质、高热量饮食,有肝昏迷者应暂停蛋白质饮食。有贫血者给富含铁质的食物。

(二) 病情观察

密切观察生命体征,尤其是体温变化。观察皮疹形态、部位,每日腹泻次数、性状、颜色、量,并做好记录;观察肝硬化表现,定期测体重和腹围;观察下肢水肿表现,肝脾大小,肝功能变化,有无呕血、黑便和意识障碍。

(三) 用药护理

遵医嘱按时、按量服用吡喹酮,本药主要有头晕、头痛、乏力、恶心、呕吐、腹痛等不良反应,少数有过敏反应,于服药后 0.5～1 小时出现,一般无须处理,数小时内可消失。

(四) 预防传染

1. 管理传染源 在流行区每年对患者、病畜进行普查普治。

2. 切断传播途径 消灭钉螺是预防本病的关键,可采取改变钉螺滋生环境的物理灭螺法(如土埋法等),同时可结合化学灭螺法,采用氯硝柳胺等药物杀灭钉螺。粪便须经无害处理后方可使用。保护水源,改善用水。

3. 保护易感人群 严禁在疫水中游泳、戏水。接触疫水时应穿着防护衣裤和使用防尾蚴剂等。

(五) 心理护理

指导患者保持豁达、乐观心情,增强战胜疾病的信心。做好咨询工作,回答患者及其亲属提出的问题,耐心讲解疾病的相关知识,解除患者顾虑,消除误解,调整因隔离带来的孤独、紧张等不良心理反应,以积极的心态配合治疗和护理。鼓励家庭成员、同事朋友给予患者精神支持。

(六) 健康指导

1. 疾病知识指导 向流行区群众宣传有关血吸虫病的基本知识及危害,教育群众拥护和支持对环境卫生的改善,做好水源和粪便(包括畜类)的管理,积极参加灭螺工作。

2. 生活指导 注意休息,避免劳累,加强营养,合理饮食,定时复查。告知患者充足的休息、合理的营养是治疗各型肝炎的主要方法,指导其制定合理的休息与活动计划及

Note

正确的饮食调配方案。

五、护理评价

经过治疗和护理，评价患者是否达到：①发热是否已经得到控制，体温是否恢复正常；②腹腔积液是否减少甚至消退；③无并发症的出现或能够被及时发现和处理。

（王文静）

案例解析

患者，女，26岁，因发热20天入院。伴畏寒、腹痛、腹泻、腹胀，反应迟钝。热退后症状明显缓解。患者生长地区为血吸虫流行区。查体：体温39.3 ℃，脉搏82次/分，呼吸21次/分，血压115/75 mmHg。皮肤、巩膜无黄染。两肺无啰音，心率82次/分，律齐，无杂音。腹软，肝肋缘下1 cm，剑突下3 cm，脾未触及，腹水征阴性。血常规：白细胞16×10^9/L，红细胞4.6×10^{12}/L，中性粒细胞0.45，淋巴细胞0.20，嗜酸性粒细胞0.35。直肠黏膜活检示有大量新鲜血吸虫卵。

请思考：

(1) 该患者最可能的医疗诊断是什么？

(2) 目前存在哪些主要护理问题？

(3) 针对该患者护士应采取哪些护理措施？

在线答题 7-1

案例解析答案 7-1

PPT 7-2

第二节　钩虫病患者的护理

案例引导

患者，男，40岁，农民，近3年来进行性贫血、消瘦，左上腹阵发性疼痛，饥饿时及夜间为甚，当地医院按十二指肠溃疡治疗未见好转。近两个月患者自觉乏力、心悸、头晕，活动后加重，于今日来我院就诊。体检：患者一般情况差，精神不振，重度贫血貌，心尖区Ⅱ级杂音。T 36.5 ℃，P 100次/分，R 25次/分。实验室检查：Hb 40 g/L，RBC 1.75×10^{12}/L，大便钩虫卵（＋）、潜血（＋），诊断为钩虫病。

请问：

1. 该患者目前存在哪些主要护理问题？

2. 针对该患者护士应采取哪些护理措施？

钩虫病是由十二指肠钩虫和（或）美洲钩虫寄生于人体小肠所致的疾病，俗称“黄种病”“懒黄病”。临床常见表现为贫血、营养不良、胃肠功能失调。轻症患者可无症状，严重贫血者可致心功能不全、儿童发育障碍等。

一、护理评估

(一) 致病因素

1. 病原学 寄生于人体的钩虫主要有十二指肠钩口线虫(简称十二指肠钩虫)和美洲板口线虫(简称美洲钩虫),雌虫较粗长,雄虫细短,尾部有交合伞。成熟十二指肠钩虫雌虫每天产卵10000～30000个,美洲钩虫5000～10000个。两者虫卵相似,呈椭圆形,无色透明,卵壳薄,内含2～8个细胞。虫卵随粪便排出,在温度28～30 ℃、潮湿、疏松土壤中,24～48小时内发育为杆状蚴。杆状蚴经5～7天发育为丝状蚴,活动力强,可生存数周。当接触人体皮肤或黏膜时,丝状蚴侵入人体,从微血管随血流经右心至肺,穿破肺微血管进入肺泡,沿支气管上行至咽部,随吞咽活动经食管进入小肠。在小肠内形成口囊,再经3～4周发育为成虫,附着于肠黏膜,寄生在小肠上段。自幼虫侵入皮肤至成虫成熟产卵的时间一般为4～7周。钩虫成虫寿命可长达5～7年,但大多数成虫在1～2年内排出体外。

2. 发病机制

(1) 皮肤损害 由钩虫幼虫引起皮炎,丝状蚴侵入皮肤后数分钟至1小时,局部皮肤出现红色丘疹,1～2天出现充血、水肿以及细胞浸润的炎症反应。感染后24小时,大多数幼虫仍滞留在真皮层及皮下组织内,然后经淋巴管或微血管到达肺部。

(2) 肺部病变 当钩虫幼虫穿过肺微血管到达肺泡时,可引起肺间质和肺泡点状出血和炎症,感染严重者可产生支气管肺炎。当幼虫沿支气管向上移行至咽部时,可引起支气管炎与哮喘。

(3) 小肠病变 钩虫口囊咬附在小肠黏膜绒毛上皮,以摄取黏膜上皮与血液为食,且不断更换吸附部位,并分泌抗凝血物质,引起黏膜伤口持续渗血,并在小肠黏膜上产生散在的点状或斑点状出血,严重者黏膜下层可出现大片出血性淤斑,甚至引起消化道大出血。慢性失血是钩虫病贫血的主要原因。贫血程度取决于钩虫虫种、负荷虫数、感染期,并与饮食的铁含量、体内铁储存量有关。长期小量失血可消耗体内铁质储存,导致低色素性小红细胞贫血。

长期严重缺铁性贫血可引起心肌脂肪变性、心脏扩大,长骨骨髓显著增生、脾骨髓化,指甲扁平、反甲、毛发干燥脱落和食管与胃黏膜萎缩等病理变化。儿童严重感染者可引起生长发育障碍。

3. 流行病学 钩虫感染遍及全球,约有10亿人有钩虫感染,尤以热带和亚热带地区普遍,农村感染率明显高于城市,流行区感染率在80%以上,一般感染率为5%～30%。国内除黑龙江、青海、西藏、新疆、内蒙古等省(区)外,其他地区均有不同程度流行,尤以四川、浙江、湖南、福建、广西、广东等较重。

(1) 传染源 主要是钩虫感染者与钩虫病患者。钩虫病患者粪便排出的虫卵数量多,作为传染源的意义更大。

(2) 传播途径 在农村主要经皮肤感染,未经无害化处理的新鲜粪便施肥,污染土壤和农作物,成为重要的感染场所,是引起传播的重要因素。亦可生食含钩蚴的蔬菜、黄瓜等经口腔黏膜侵入体内而感染。住宅附近地面被钩蚴污染,是儿童感染的主要途径。

(3) 人群易感性 任何年龄与性别均可感染,尤其是与土壤、粪便等接触机会多的农民感染率较高,感染者大多数为菜农、桑民、茶农、棉农、矿工和砖瓦厂工人。儿童较少,男性高于女性,可重复感染。

Note

（二）身体状况

轻度感染大多数无临床症状，感染较重者可出现轻重不一的临床表现。

1. 幼虫引起的临床表现　主要是钩蚴性皮炎和咳嗽、咳痰等呼吸道症状。皮炎多发生于手指和足趾间、足缘、下肢皮肤或臀部，产生红色点状疱丘疹，奇痒。钩虫所致皮炎俗称“粪毒”“粪疙瘩”或“地痒疹”等。一般3～4天后炎症消退，7～10天后皮损自行愈合。重复感染可发生钩蚴皮炎，若皮肤抓破，可继发细菌感染，形成脓疱。

感染后1周左右，由于大量钩蚴移行至肺部，患者可出现咳嗽、咳痰、咽部发痒等症状，尤以夜间为甚。重者痰中带血，伴有阵发性哮喘、声音嘶哑、低热等症状，持续数周。肺部检查可闻及干啰音或哮鸣音。X线检查显示肺纹理增粗或点片状浸润阴影，数天后自行消退。

2. 成虫所致的临床表现　主要包括慢性失血所致的贫血症状和肠黏膜损伤引起的多种消化道症状，少数患者出现上消化道出血，极个别患者出现精神症状。

大多数患者于感染后1～2个月出现上腹隐痛或不适，食欲减退、消化不良、腹泻、消瘦、乏力等。重度感染者常有异嗜癖，如喜食生米、泥土等。偶有发生消化道出血者，表现为持续黑便，常被误诊为十二指肠溃疡出血。贫血是钩虫病的主要症状。重度感染3～5个月后逐渐出现进行性贫血，表现为头昏、眼花、耳鸣、乏力，劳动后心悸与气促。患者脸色蜡黄，表情淡漠。心前区收缩期杂音，血压偏低，脉压增大，心脏扩大，甚至出现心力衰竭。重症贫血伴低蛋白血症者，常有下肢水肿，甚至出现腹水与全身水肿。

孕妇钩虫病易并发妊娠高血压综合征。在妊娠期由于需铁量增加，钩虫感染更易发生缺铁性贫血，引起流产、早产或死胎，新生儿病死率增高。

（三）辅助检查

1. 血常规　常有不同程度贫血，属小细胞低色素性贫血，血清铁浓度显著降低，一般在9 μmol/L以下。网织红细胞数正常或轻度增高，白细胞数大多正常，嗜酸性粒细胞数略增多，严重贫血患者嗜酸性粒细胞数常不增多。

2. 骨髓象　显示造血旺盛现象，但红细胞发育受阻于幼红细胞阶段，中幼红细胞显著增多。骨髓游离含铁血黄素与铁粒细胞减少或消失，当骨髓内储存铁耗尽，血清铁显著降低时，才出现周围血中血红蛋白明显减少的现象。

3. 粪便检查　粪便隐血试验呈阳性反应。

(1) 直接涂片和饱和盐水漂浮法　可查到钩虫卵，因钩虫卵的比重(1.056～1.000)较饱和盐水(1.20)低，漂浮法可提高检出率。但需与东方毛圆线虫卵鉴别，后者较长而大，卵内细胞数远远多于钩虫卵(2～8个)。

(2) 虫卵计数　用Stoll稀释虫卵计数法和改良加藤法(Kato-Katz)测定钩虫感染度，以每克粪虫卵数(EPG)表示。EPG＜3000为轻度感染，EPG在3001～10000之间为中度感染，EPG＞10000为重度感染。

(3) 钩蚴培养法　采用滤纸条试管法，将定量的粪便涂在滤纸上，然后置于含水试管中培养(20～30 ℃，3～5天)，对孵出丝状蚴进行虫种鉴别和计数，此方法耗时较长，不能用于快速诊断，现在很少应用。

（四）心理与社会状况

评估患者有无焦虑情绪。

（五）治疗原则及主要措施

包括病原学治疗与对症治疗。

Note

1. 钩蚴皮炎 在感染后 24 小时内局部皮肤可用左旋咪唑涂肤剂(左旋咪唑 750 mg,硼酸 1.3 g,薄荷 1.3 g 加 50%乙醇溶液至 100 mL)或 15%阿苯达唑软膏 1 天 2～3 次,重者连续 2 天。皮炎广泛者口服阿苯达唑,每天 10～15 mg/kg,分 2 次口服,连续 3 天,有止痒、消炎及杀死皮内钩虫幼虫的作用,也可阻止或预防呼吸道症状的发生。

2. 驱虫治疗 目前国内外广泛使用阿苯达唑和甲苯达唑。均能广谱驱肠道线虫,其机制是选择性和不可逆性抑制其摄取葡萄糖的作用,使虫体糖源耗竭和抑制延胡索酸脱氢酶,阻碍三磷酸腺苷产生,导致虫体死亡,具有杀死成虫和虫卵的作用。但其驱虫作用缓慢,于治疗后 3～4 天才排出钩虫。阿苯达唑剂量为 400 mg,每天 1 次,连服 2～3 天。甲苯达唑为 200 mg,每天 1 次,连续 3 天,2 岁以上儿童与成人剂量相同,1～2 岁儿童剂量减半。感染较重者需多次反复治疗。药物不良反应轻而短暂,仅少数患者有头昏、腹痛、恶心等。复方甲苯达唑,成人每天 2 片,连服 2 天。4 岁以下儿童剂量减半。孕妇忌用。治疗后 15 天复查,钩虫卵阴转率为 93%。复方阿苯达唑成人和 7 岁以下儿童 2 片,顿服,治疗后 2 周复查,钩虫卵阴转率达到 69.91%,十二指肠钩虫 77.14%,美洲钩虫为 68.29%。

3. 对症治疗 补充铁剂,改善贫血,一般在治疗 2 个月左右得到纠正。血常规恢复正常后,再继续服用小剂量铁剂 2～3 个月。孕妇和婴幼儿钩虫病贫血严重者,给予小量输血,滴速要慢,以免发生心力衰竭与肺水肿。

二、常用护理诊断/问题

(1) 活动无耐力 与贫血有关。

(2) 营养失调:低于机体需要量 与慢性失血、胃肠功能紊乱有关。

(3) 皮肤完整性受损 与钩蚴引起局部皮肤损伤有关。

(4) 焦虑 与慢性贫血及知识缺乏有关。

(5) 潜在并发症 消化道出血、心力衰竭、儿童生长发育障碍。

三、护理目标

患者贫血纠正,精神及体力恢复,食欲好转,营养状况改善。对疾病有正确的认识,减轻或消除焦虑情绪。

四、护理措施

(一) 一般护理

1. 隔离 实行消化道隔离。

2. 饮食与休息 急性期卧床休息,避免劳累,给予高蛋白质、高铁饮食,以缓解贫血症状,忌饮茶。对异食癖者应严加看管,避免重复感染。对患者内裤及手足均应消毒处理。

(二) 病情观察

观察患者咳嗽情况及伴随症状、贫血的程度及继发表现,及时发现消化道大出血的迹象。密切观察腹痛性质、部位、食欲与进食情况,及时向医生报告病情。

(三) 用药护理

Note

遵医嘱使用驱虫治疗的药物,指导患者掌握用法、剂量和不良反应,观察药物的疗效。服用铁剂期间忌饮茶，以免影响铁的吸收，嘱患者在饭后30～40分钟服用以减少对消化道的刺激，可加服维生素C以利于吸收。

（四）预防传染

1. 管理传染源　根据感染率高低，采取普遍治疗或选择性人群重点治疗，如对中小学学生，可用复方甲苯达唑或阿苯达唑每年进行驱虫治疗，效果较好，有利于阻断钩虫病的传播。

2. 切断传播途径　加强粪便管理，推广粪便无害化处理。改变施肥和耕作方法，尽量避免赤足与污染土壤密切接触，防止钩蚴侵入皮肤。不吃不卫生蔬菜，防止钩蚴经口感染。

3. 保护易感人群　重点在于宣传教育，提高对钩虫病的认识，在钩虫病感染率高的地区开展集体驱虫治疗。目前预防钩虫感染的疫苗，尚处于实验研究阶段，还不能用于人体。

（五）心理护理

指导患者保持豁达、乐观心情，增强战胜疾病的信心。

（六）健康指导

1. 疾病知识指导　向患者及家属解释钩虫病的症状、贫血的原因、服用钩虫药的注意事项，叮嘱患者坚持服药，说明服用铁剂的方法和注意事项。

2. 疾病预防指导　在流行区介绍沉淀发酵式粪池、沼池、堆肥的方法，以杀灭钩虫卵，对粪便做无害化处理。宣传正确的施肥和耕作方法，做好个人防护，在雨后初晴、久晴初雨或晨露时，尽量不去易感作物区劳动，更不要赤手、裸足下田劳动。

五、护理评价

经过治疗和护理，评价患者是否乏力减轻，贫血是否改善，胃肠功能是否恢复，皮肤黏膜损伤处有无感染，是否恢复正常，焦虑情绪是否缓解。

（王文静）

案例解析

青年，男性，因腹痛伴腹泻8天入住我院消化内科，患者8天前无诱因出现腹痛，以脐周痛为主，伴腹泻，为水样便，5～6次/日，腹泻后腹痛不能缓解，偶有大汗、乏力，无寒战、发热，无心悸、胸痛，无腹胀、便血、黑便等，曾至当地卫生所就诊。常规检查：大便潜血阳性，未见寄生虫卵，WBC 23.76×10^9/L，嗜酸性粒细胞27%。第二天检查大便常规仍未找到钩虫卵，利用饱和盐水浮聚法，每张片可找到1～2个钩虫卵。

请思考：

(1) 该患者可能的临床诊断是什么？

(2) 简述对该患者健康指导的主要内容。

在线答题
7-2

案例解析答案
7-2

Note

PPT
7-3

第三节　囊尾蚴病患者的护理

案例引导

患者，女，38岁，2014年9月先后在腹、背部和颈部皮下发现数个圆形活动结节，拇指大小。当年10月在县医院手术切除腹部结节，病理诊断为猪囊尾蚴结节，又去省疾病预防中心就诊。血清囊尾蚴抗体检测阳性，诊断为皮下肌肉囊尾蚴病。用吡喹酮50 mg/(kg·d)治疗。

请问：

1. 该患者的医疗诊断的依据是什么？
2. 针对该患者护士应采取哪些护理措施？

囊尾蚴病又称囊虫病，是由猪带绦虫幼虫(囊尾蚴)寄生于人体各组织器官所致的疾病，为较常见的人畜共患病。人因吞食猪带绦虫卵而被感染。囊尾蚴可侵入人体各器官引起病变，临床症状常因寄生部位及感染程度不同而异，其中以脑囊尾蚴病最为严重，甚至危及生命，该病危害性极大。

一、护理评估

(一) 致病因素

1. 病原学　人既是猪带绦虫的唯一宿主，又是其中间宿主。猪带绦虫成虫可引起肠绦虫病，而猪带绦虫幼虫囊尾蚴可引起囊尾蚴病。猪带绦虫卵经口感染后在胃和小肠经消化液作用后，卵胚膜内的六钩蚴脱囊孵出，钻入肠壁，经血液散布于全身，约3周后在组织内发育至1～6 mm，并出现头节，9～10周时发育成为有感染性的囊尾蚴。囊尾蚴按其形态和大小可分为纤维素型、葡萄状型和中间型。纤维素型最常见，位于皮下结缔组织而得名，脑囊尾蚴病患者中以该型多见。葡萄状型较大，直径4～12 cm，其特征是肉眼看不见头节，仅见于人的脑部，其中间宿主(猪)中未见。寄生于人体的囊尾蚴寿命一般在3～10年，长者可达20年或更久，虫体死后多发生纤维化和钙化。

2. 发病机制　猪带绦虫卵通过自体感染或异体感染的方式进入宿主的胃、十二指肠，在消化液和胆汁的作用下，六钩蚴自胚膜孵出，钻入肠黏膜，通过小血管进入血液循环至全身各组织器官，一般从吞食虫卵到囊尾蚴形成需2～3个月。六钩蚴侵入组织后引起局部炎症反应，初期为中性粒细胞和嗜酸性粒细胞浸润，之后以浆细胞和淋巴细胞为主，伴有炎症介质的释放，如IL-2、IL-12、IFN等，出现成纤维细胞增生，随后吞噬细胞及上皮样细胞开始出现，但炎症细胞仍以嗜酸性粒细胞和淋巴细胞浸润为主，在炎症细胞外层开始出现结缔组织增生。细胞因子及内源性炎症介质同时进入虫体囊壁，囊壁增厚，囊液变浑浊，头节消失，虫体进一步胀大，死亡，被纤维被膜包裹，形成肉芽肿或液化为脓肿，最终形成肉芽肿，钙盐沉着形成钙化灶。囊尾蚴在生活过程中不断向宿主排泄

Note

代谢产物及释放毒素类物质，使宿主产生不同程度的损害。另外，囊尾蚴在生长发育过程中需要从宿主体内获取一定量的糖、蛋白质、脂肪、维生素及其他一些物质，从而引起宿主营养缺乏，影响机体的正常生长发育。六钩蚴一般在体内经2～3个月形成囊尾蚴。囊尾蚴的形成是囊尾蚴与宿主组织炎症反应相互间不断作用的病理生理演变过程。病变程度因囊尾蚴的数量、寄生部位及局部组织反应不同而异，整个过程为10～20年。同一患者反复感染可同时出现不同的感染阶段。

脑组织是囊尾蚴寄生的常见部位，病变也最为严重。多发生在灰质、白质交界处，以额、颞、顶、枕叶为多，常引起癫痫发作。可分为四种类型。大脑型囊尾蚴由脉络丛进入脑室及蛛网膜下腔可引起脑室扩大，病变多位于灰质、白质交界处，较大的囊尾蚴呈占位性病变。脑室型病变寄生脑室，常为多个，多发生间歇性脑积水。脑膜型囊尾蚴位于软脑膜下、蛛网膜下隙或颅底，颅底的葡萄状囊尾蚴易破裂引起脑膜炎，炎症引起脑膜粘连，可阻塞脑底池导致脑积水。混合型则是包括了前三种类型，即大脑型、脑室型或脑膜型同时存在。近年来发现脑囊尾蚴的囊液内异体蛋白抗原可达较高水平，它释放的异体蛋白质在脑组织中可产生明显炎症反应，石灰小体是囊尾蚴崩解后形成脓肿的重要依据，可作为脑囊尾蚴病的诊断依据。寄生于眼部的囊尾蚴常在视网膜、玻璃体、眼肌、眼结膜下等处引起相应病变和功能失常。

3. 流行病学

(1) 传染源　猪带绦虫病患者是囊尾蚴病的唯一传染源，患者粪便排出的虫卵对其自身和周围人群均具有传染性。猪带绦虫寄生在人体小肠内的寿命较长，感染期限越长，发生该病的危险性也越大。

(2) 传播途径　吞食猪带绦虫卵经口感染为主要传播途径。感染方式分有两种。①自体感染：患者手污染本人粪便中虫卵经口感染(外源性感染)或患者因呕吐逆蠕动使绦虫妊娠节片反流至十二指肠或胃，虫卵经消化液作用，六钩蚴孵出所致(内源性感染)，这种方式感染程度较重，囊尾蚴可遍布全身肌肉、皮下组织和脑部。②异体感染：患者因食用被猪带绦虫卵污染的蔬菜、饮用水或与猪带绦虫患者密切接触经口吞食虫卵。

(3) 人群易感性　人群普遍易感，患者以21～40岁青壮年为主，男女比为(2～5)：1，农民居多，近年来儿童和城市居民患病率有所增加。

(4) 流行情况　本病呈世界分布，特别是在有吃生猪肉习惯的地区或民族中流行，以拉丁美洲、非洲北部及东南亚地区等发展中国家为多见。我国分布相当广泛，各省、市、自治区有不同程度的发生和流行。猪带绦虫流行地区均可见囊尾蚴病的散发病例。农村发病率高于城市，多为散发病例。发病与食肉习惯、饮食卫生及个人卫生习惯有密切关系。

(二) 身体状况

潜伏期为3个月至数年，5年内居多。大多数被感染者在临床上无明显症状。临床表现根据囊尾蚴寄生部位、数量及人体组织局部反应而不同。根据寄生部位不同可分为脑囊尾蚴病、眼囊尾蚴病及皮下组织和肌肉囊尾蚴病。

1. 脑囊尾蚴病　临床表现轻重不一，以癫痫发作最为常见，占囊尾蚴病总数的60%～90%，根据囊尾蚴寄生部位及病理变化的不同分为以下四种类型。

(1) 皮质型　占脑囊尾蚴病的84%～100%，寄生在运动中枢的灰质与白质交界处，多无症状。若寄生在运动区，以癫痫为突出症状，可出现局限性或全身性短暂抽搐或持续状态。严重感染者颅内压升高，出现恶心、呕吐、头痛等症状。病程达数月至数年

Note

不等。

(2) 脑室型　以第四脑室多见,囊尾蚴阻塞脑室孔,早期表现为颅内压升高,囊尾蚴悬于室壁,患者在急转头时刻突发眩晕、呕吐或循环呼吸障碍而猝死,或发生小脑扁桃体疝,称活瓣综合征(又称布伦斯征,Brun 征)或体位改变综合征。

(3) 蛛网膜下隙型或颅底型　主要病变为囊尾蚴性脑膜炎,局限在颅底后颅凹。初期有低热、头痛、呕吐、颈强直等颅内压增高症以及眩晕、听力减退、耳鸣及共济失调等,预后较差。

(4) 混合型　以上三型混合存在,其中以皮质型和脑室型混合存在的症状最重。

2. 眼囊尾蚴病　眼囊尾蚴病占囊尾蚴病的 1.8%～15%,可寄生在眼内的任何部位,常为单侧感染,以玻璃体及视网膜下多见,症状轻者可有视力下降、视野改变、结膜损害、虹膜炎、角膜炎等,重者可致失明,裂隙灯或 B 超检查可见视网膜下或玻璃体内的囊尾蚴蠕动。囊尾蚴存活时症状轻微,若虫体死亡则产生严重视网膜炎、脉络膜炎、化脓性全眼炎、视网膜脱离、白内障等。

3. 皮下组织和肌肉囊尾蚴病　约 1/2 的囊尾蚴病患者有皮下囊尾蚴结节,多呈圆形或卵圆形,直径 0.5～1.0 cm,质地较硬有弹性,数目多少不一,从几个到成百上千个,与周围组织无粘连和压痛,表面也无色素沉着和炎症反应。以头颈和躯干较多,四肢较少,手足罕见。少数严重感染者可感觉肌肉酸痛、发胀,并引起假性肌肥大。囊尾蚴死后发生钙化,X 线检查可见钙化阴影。

(三) 辅助检查

1. 血常规检查　多数患者外周血象正常,少数患者嗜酸性粒细胞轻度升高。

2. 脑脊液检查　颅内压升高型患者脑脊液压力明显升高,以淋巴细胞增多为主,蛋白质含量升高,糖和氯化物多正常。

3. 病原学检查　在合并猪绦虫病的患者粪便中可找到虫卵或结节。皮下及肌肉囊尾蚴病患者可做皮下结节活检,找到猪囊尾蚴可直接确诊。

4. 特殊检查　猪囊尾蚴液纯化后作为抗原与患者血清或脑脊液行皮内试验(ID)、间接血凝试验(IHA)、酶联免疫吸附试验(ELISA)、酶免疫测定(EIA)等,检测短程特异性 IgG 抗体具有较高的敏感性和特异性,但亦有假阳性和假阴性结果,故临床诊断应慎重,其中 ID 敏感性较好,但特异性不高,常用于临床初筛或流行病学调查。

5. 影像学检查　颅脑 CT 及 MRI 检查对脑囊尾蚴病诊断与定位具有重要诊断价值。

(四) 心理与社会状况

评估患者对自身病情的认知程度。

(五) 治疗原则及主要措施

1. 药物治疗　目前大量临床研究结果证实吡喹酮和阿苯达唑是抗囊尾蚴的主要药物,适用于活动期及部分退化死亡期的囊尾蚴,皮下肌肉型及脑囊尾蚴病均有较好效果。在非活动期及部分退变期的囊尾蚴病无须抗虫治疗。眼囊尾蚴病以手术摘除为宜,不应采取药物治疗。在用药治疗脑囊尾蚴病、肌肉囊尾蚴病之前需排除眼囊尾蚴病,并行头颅 CT 或 MRI 检查,以明确脑内囊尾蚴的数量、部位,制定合适的治疗方案。即使对没有脑囊尾蚴病症状的皮肤、肌肉囊尾蚴病患者,也不能绝对排除脑组织中囊尾蚴的存在。因此,对囊尾蚴病患者应做颅脑 CT 或 MRI 检查,患者必须住院并在严密监测下进行杀虫治疗。

Note

2. 对症治疗　颅内压增高者，先给予 20%甘露醇 250 mL 静脉滴注，加用地塞米松 5～10 mg，每天 1 次，连用 3 天后再行病原治疗，药物治疗期间应常规使用地塞米松和降颅内压药物，必要时应行颅脑开窗减压术或脑室分流术，降低颅内压。发生过敏性休克时可用肾上腺素皮下注射，儿童酌减，同时用氢化可的松 200～300 mg 加入葡萄糖液中静脉滴注。对癫痫发作频繁者，可酌量使用地西泮、异戊巴比妥钠及苯妥英钠等药物。

3. 手术治疗　脑囊尾蚴病患者，尤其是第三、第四脑室内囊尾蚴单个者，应采用手术摘除治疗。眼囊尾蚴病患者应予手术摘除眼内囊尾蚴，以免虫体被吡喹酮等药物杀死后发生眼球炎而导致失明。皮下组织和肌肉囊尾蚴病发生部位表浅且数量不多时，也可采用手术摘除治疗。

二、常用护理诊断/问题

(1) 腹痛　与绦虫寄生于小肠引起胃肠功能紊乱有关。

(2) 营养失调：低于机体需要量　与绦虫寄生导致消化、吸收功能障碍有关。

(3) 潜在并发症　癫痫、颅内高压、视力下降、失明、痴呆。

三、护理目标

患者腹痛消失。食欲恢复正常，体重增加。癫痫发作减少，甚至消失。未发生颅内高压、视力下降、失明等并发症。

四、护理措施

(一) 一般护理

1. 隔离　执行消化道隔离护理常规，患者粪便、便盆及检查用具应彻底消毒，排出虫体应焚烧、深埋或煮沸，以防传播。

2. 休息与活动　需住院治疗，服药期间应严格卧床休息。一般患者可下床活动，脑囊尾蚴病患者有颅内压增高时应卧床休息，有癫痫发作、精神症状、失明等患者应加床栏。

3. 饮食与营养　一般患者给普食，鼓励多食山楂，调节脾胃。病情严重者依病情给予饮食。

(二) 病情观察

脑囊尾蚴病患者应注意有无癫痫先兆及癫痫发作表现。观察意识、瞳孔，有无精神异常、幻觉等表现。及早发现颅内压增高表现，如出现剧烈头痛、频繁呕吐、视力减退、复视等征兆，应配合医生及时进行脱水治疗，观察脱水治疗效果。皮下组织和肌肉囊尾蚴病患者应观察皮下结节部位、数目及其局部表现，有无肌肉肿胀、麻木、软弱无力等。眼囊尾蚴病患者应观察视力的改变。

(三) 用药护理

用药前解释药物的用法、疗程及副作用。脑型患者首选阿苯达唑，其不良反应轻微，在服药后 2～7 天可出现头痛、低热、皮疹、视力障碍、癫痫等，持续 2～3 天，个别患者可出现脑疝或过敏性休克等严重不良反应，需加强监护，并做好抢救准备。服用吡喹酮患者注意观察头痛、呕吐等颅内高压表现或发热等过敏反应，重点监测脑疝的征兆，在给药前先测颅内压，必要时给予降颅内压的药物。

Note

(四) 预防传染

1. 管理传染源 在流行区开展普查普治,彻底治疗猪带绦虫病患者,并对感染绦虫病的猪尽早行驱虫治疗,这是消灭传染源和预防囊尾蚴病发生的最根本措施。

2. 切断传播途径 猪带绦虫是本病的唯一传染源,需彻底切断人与猪之间的传播途径,加强开展健康教育宣传工作,改变不良卫生习惯,不吃生的或未熟透的猪肉,不喝生水,饭前便后勤洗手,同时相关部门应加强屠宰场的管理及卫生检疫制度,防止"米猪肉"流入市场,加强粪便的无害化处理、改善生猪的饲养方法,彻底切断本病的传播途径。

(五) 心理护理

指导患者保持豁达、乐观心情,增强战胜疾病的信心。

(六) 健康指导

1. 疾病知识指导 向患者及家属介绍囊尾蚴病的知识,尤其是颅内高压产生的原因。告知患者一旦有头痛、头晕、抽搐等表现,应及时报告医护人员。

2. 疾病预防指导 提倡不吃生或半生猪肉、牛肉,厨房生、熟用具要严格分开。

五、护理评价

经过治疗和护理,评价患者是否恢复正常,头痛、呕吐等症状是否已消失。患者及家属是否明确所患疾病的病因、表现及传播途径。

(王文静)

在线答题

7-3

案例解析

患者,女,14岁,学生。2015年9月突然神志不清,右上肢抽搐,眼球上翻,持续一个小时后出现恶心、呕吐伴头晕、头痛和全身酸痛,即送医院诊治,诊断为癫痫。经对症治疗,症状和体征均缓解。但8个小时后再次复发,即送市医院就诊。磁共振检查提示脑脓肿,给予降颅内压和抗感染治疗,未见好转。第5天转省级医院诊治,磁共振显示仍为脑脓肿伴脑膜炎,之后癫痫发作仍频繁。2015年10月经专家会诊疑为囊尾蚴病,血清送省疾病预防控制中心检测,抗囊尾蚴抗体呈强阳性,诊断为脑囊尾蚴病。

请思考:

(1) 对该患者应如何进行护理?

(2) 简述对该患者健康指导的主要内容。

案例解析答案

7-3

Note

第八章　其他病原体传染病患者的护理

能力目标

1. 能说出钩端螺旋体病、人粒细胞无形体病传播途径、临床表现、预防、护理措施。

2. 能学会钩端螺旋体病、人粒细胞无形体病护理评估、健康教育的技能。

3. 能运用钩端螺旋体病、人粒细胞无形体病的相关知识，对患者提出正确的护理诊断、实施合理的护理措施并进行健康指导。

第一节　钩端螺旋体病患者的护理

PPT
8-1

案例引导

某班学生于7月24日到农村收割水稻，8月1日至8月5日连续有8名学生发病出现畏寒、发热、乏力、周身酸痛、小腿痛，重者不能行走，结膜充血，2人轻咳，痰中带血丝，3人腹股沟淋巴结肿大。实验室检查：尿常规有轻度蛋白尿。用显微凝集试验检测出患者血清中特异性抗体，1次血清效价为1∶500。

请问：

1. 这些学生的诊断是什么？
2. 该病的流行病学特点是什么？
3. 如何预防该病的传播与流行？

钩端螺旋体病(leptospirosis)简称钩体病，是由致病性钩端螺旋体(简称钩体)引起的急性动物源性传染病。鼠类和猪是主要传染源，经皮肤和黏膜接触含钩体的疫水而感染。临床特征早期为钩体败血症，中期为各脏器损害和功能障碍，后期为各种变态反应后发症，重症患者有明显的肝、肾、中枢神经系统损害和肺弥漫性出血，常危及生命。

知识链接
8-1-1

一、护理评估

(一) 致病因素

1. 病原学　钩体菌体细长，有12～18个螺旋，长6～20 μm，运动活泼，两端或一端

Note

常弯曲成钩状,革兰染色阴性,镀银法易发现。钩体有多种类型,我国已发现19个群74个型,常见的有黄疸出血群、波摩那群、犬群、流感伤寒群、澳洲群、秋季群和七日热群等。不同型别的钩体对人和动物的致病性也有差别。

钩体为需氧菌,在28~30 ℃、pH 7.0~7.5的水或潮湿土壤中可存活1~3个月,在干燥环境中易死亡。对日光、常用消毒剂(如苯酚、75%乙醇等)、漂白粉、肥皂水均敏感。

2. 流行病学

(1) 传染源　钩体的动物宿主很多,在我国证实有80多种动物,但主要宿主和传染源为鼠类和猪。鼠类是我国南方稻田型钩体病的主要传染源,由尿排出钩体污染水、土壤和食物;猪是我国北方钩体病的主要传染源,易引起洪水型或雨水型流行。犬的带菌率也较高,由于犬的活动范围广,是造成雨水型流行的传染源。牛、羊、马等亦能长期带菌,但其传染源作用远不如猪和犬重要。人带菌时间短,排菌量小,人尿为酸性,不宜钩体生存,故患者作为传染源的可能性小。

(2) 传播途径　直接接触传播是主要的途径,带钩体动物尿污染周围环境,人与环境中的污水接触是本病主要感染方式。破损的皮肤、黏膜是钩体侵入人体最主要的途径。在饲养或屠宰家畜过程中,可因接触病畜或带菌牲畜的排泄物、血液和脏器等而受感染。食入被污染的食物和水可经口腔和食管黏膜而感染。

(3) 人群易感性　人群普遍易感,感染后可获得较强的同型免疫力,但部分型间或群间也有一定的交叉免疫力。新到疫区的人群较疫区人群易感性高。

(4) 流行特征　本病主要流行于夏、秋季节,6—10月发病最多。以农村居民为多,主要为农民、渔民、屠宰人员、野外工作者和矿工等。青壮年为主,男性高于女性。疫区儿童也易感染。本病分布甚广,几乎遍及世界各地,以热带、亚热带居多。我国有28个省、直辖市、自治区有本病存在和流行。

3. 发病机制与病理改变　钩体经皮肤和黏膜侵入人体后,迅速经淋巴管或血管进入血液循环,在血流中繁殖产生毒素,形成钩体败血症。多数患者为单纯败血症,少数患者有较重的内脏损害,出现肺出血、黄疸、肾衰竭、脑膜脑炎等。

本病的基本病变是全身毛细血管中毒性损伤,严重者可出现脏器损害的病理改变。双肺可呈弥漫性出血病变;肝细胞呈退行性变及坏死、炎症细胞浸润导致黄疸、出血倾向及肝功能损害;肾脏肿大,肾小管呈退行性变和坏死,肾间质内有炎症细胞浸润;骨骼肌(特别是腓肠肌)肿胀,肌纤维变性、出血、坏死;心肌呈出血和退行性变;脑膜及脑实质充血,有出血灶和炎症细胞浸润。

(二) 身体状况

潜伏期为7~14天,长至28天,短至2天。典型的临床经过分为早期、中期和后期。

1. 早期(钩体败血症期)　起病后3天内,典型临床表现为:三症状(即寒热、酸痛、全身乏力)和三体征(即眼红、腿痛、淋巴结肿大)。①发热:起病急,伴畏寒或寒战,体温39 ℃左右,多为稽留热,部分患者为弛张热,热程约为7天,亦可达10天。②疼痛:全身肌肉酸痛,尤以腓肠肌和腰背肌明显。双侧腓肠肌压痛,重者拒按。③乏力:全身乏力,特别是腿软症状明显。④结膜充血:发病第1天即出现眼结膜充血,以后迅速加重,甚至出血。咽部亦可疼痛和充血,扁桃体肿大,软腭有小出血点。⑤淋巴结肿大:病后第2天出现浅表淋巴结肿大、压痛,以腹股沟淋巴结多见,其次是腋窝淋巴结群。部分患者肝脾轻度增大。

2. 中期(器官损伤期)　起病后3~10天,为症状明显阶段,其表现因临床类型而异。

1）流感伤寒型　此型最多见，是早期临床表现的继续，无明显器官损害，经治疗热退或自然缓解，病程一般5～10天。

2）肺出血型　在感染中毒表现的基础上，于病程3～4天开始，病情加重而出现不同程度的肺出血。

（1）肺出血轻型　痰中带血或咯血，肺部无明显体征或闻及少许啰音，X线检查仅见肺纹理增多、点状或小片状阴影。

（2）肺弥漫性出血型　是目前钩体病死亡的主要原因。起病后3～4天出现大出血，亦可起病后迅速发生。其进展可分为先兆期、出血期和垂危期。①先兆期：患者表现为气促、心慌、烦躁、呼吸、脉搏进行性增快、肺部呼吸音增粗，双肺可闻及散在而逐渐增多的湿啰音，可有血痰或咯血。②出血期：如先兆期未得到有效治疗进入出血期，患者出现极度烦躁、气促、发绀、有窒息感；呼吸、心率明显加快，双肺满布湿啰音，多数有不同程度的咯血。③垂危期：患者神志不清或昏迷，呼吸不规则，高度发绀，大量咯血，继而可在口鼻涌出不凝泡沫状血液，迅即窒息而死亡。

3）黄疸出血型　于病程第4～8天后出现进行性加重的黄疸、出血和肾损害。①肝损害：肝功能异常、黄疸，患者伴有食欲减退、恶心、呕吐等消化道症状，重者可出现肝性脑病。②出血：可有鼻出血，皮肤、黏膜淤点、淤斑，咯血，尿血，阴道流血，严重者发生消化道大出血导致休克或死亡。③肾损害：轻者仅少量蛋白尿，镜下血尿，少量白细胞和管型。重者出现少尿、大量蛋白尿和肉眼血尿、电解质紊乱、氮质血症等肾衰竭表现。

4）肾衰竭型　各型钩体病均有不同程度肾损害，黄疸出血型的肾损害最为突出，单纯肾衰竭型较少见。

5）脑膜脑炎型　本型少见，病程2～3天。出现严重头痛、烦躁、颈项强直等脑膜炎表现，以及嗜睡、谵妄、瘫痪、抽搐与昏迷等脑炎表现。严重者可发生脑水肿、脑疝和呼吸衰竭。脑脊液检查压力增高，蛋白质稍增加，白细胞多在$500\times10^6/L$以下，淋巴细胞为主，糖正常或稍低，氯化物多正常。

3. 后期（恢复期或后发症期）　少数患者退热后于恢复期可再次出现症状，称钩体病后发症。

（1）后发热　热退后1～5天，再次出现发热，38 ℃左右，不需抗菌药物治疗，经过1～3天而自行退热。后发热与青霉素剂量、疗程无关。

（2）眼后发症　常见于波摩那群钩体感染，退热后1周至1个月出现。以葡萄膜炎、虹膜睫状体炎常见。

（3）反应性脑膜炎　少数患者在后发热的同时出现脑膜炎表现，但脑脊液钩体培养阴性，预后良好。

（4）闭塞性脑动脉炎　病后半个月至5个月出现，表现为偏瘫、失语、多次反复短暂肢体瘫痪。脑血管造影显示有脑基底部多发性动脉狭窄。

（三）辅助检查

1. 一般检查　血白细胞计数和中性粒细胞轻度增高或正常。约2/3患者的尿中出现蛋白质、管型、红细胞及白细胞等。

2. 病原学检查

（1）血培养　从早期患者的血液、脑脊液或尿中可检出病原体。在第1周抽血接种于柯氏培养基，需培养1～8周，对急性期诊断帮助不大。

（2）分子生物学检查　应用聚合酶链反应（PCR）检测钩体DNA，具有早期诊断

Note

意义。

3. 血清学检查 用显微凝集试验检测血清中特异性抗体，一般发病后1周出现阳性，1次血清效价超过1∶400或早、晚期两份血清比较，效价增高4倍为阳性。近年来国外较广泛应用酶联免疫吸附试验（ELISA）测定血清钩体IgM抗体，其特异性和敏感性高。

（四）治疗原则及主要措施

1. 病原治疗 早期应用有效的抗菌药物是治疗的关键。钩体对多种抗菌药物敏感。首选青霉素，每次40万U，每6～8小时肌内注射1次，7天为1个疗程，或至热退后3天。为避免赫氏反应，有人主张从小剂量开始，首剂5万U，4小时后10万U，渐渐过渡到每次40万U，或者在应用青霉素首剂的同时静脉滴注氢化可的松200 mg。对青霉素过敏的钩体病患者，亦可选用庆大霉素或四环素等。

2. 对症治疗

知识链接 8-1-2

（1）赫氏反应 患者一旦发生赫氏反应，应尽快使用镇静剂和氢化可的松。

（2）肺出血型 及早使用镇静药，给予大剂量氢化可的松静脉滴注或缓慢静脉注射，监测心脏功能，酌情给予强心药，应用止血药及输血，保持呼吸道通畅。

（3）黄疸出血型 可参照病毒性肝炎的治疗。

二、常用护理诊断/问题

（1）体温过高 与钩体感染引起的毒血症有关。

（2）活动无耐力 与钩体感染引起肌肉损伤、高热有关。

（3）气体交换受损 与肺弥漫性出血有关。

（4）潜在并发症 出血、急性肾衰竭等。

三、护理目标

（1）体温恢复正常。

（2）患者活动耐力增加，进行日常活动时不感到疲乏。

（3）未发生肺出血、肾衰竭等并发症或能被及时发现和处理。

四、护理措施

（一）一般护理

1. 休息和活动 各型患者均应早期严格卧床休息，要强调其重要性，对预防心肌炎、休克及肺出血有重要作用，以防病情加重。待症状体征消失后可下床适当活动，活动量视体力恢复情况逐渐增加。

2. 饮食 急性期一般应给予高营养、高维生素、易消化的流质饮食，少量多餐，多饮水，保持尿量大于1500 mL/d，有利于排毒、退热。病情好转后，逐渐恢复到正常饮食。如患者有严重的肝、肾功能损害，应限制或禁食蛋白质饮食。肾损害严重者限制水、盐的摄入。

3. 皮肤、黏膜护理 注意皮肤、黏膜的清洁卫生，口腔护理2～3次/天。如有呕吐、腹泻，应及时更换污染衣服，保持床单位整洁。

（二）病情观察

由于钩体病的病情变化较快，必须密切观察病情：①监测病情动态变化，重点监测呼吸、脉搏、血压、神志、面色等；②若患者突然出现烦躁不安、面色苍白、呼吸急促、咯血等表现，提示肺弥漫性出血；③如皮肤、巩膜黄染提示肝功能受损；④出现少尿、无尿表示肾功能损害，严格记录24小时液体出入量；⑤在应用青霉素后要密切观察是否发生赫氏反应；⑥在恢复期要注意观察是否出现后发症。

（三）对症护理

1. 高热　监测体温变化，及时进行评估。高热时可采用冷敷或乙醇擦浴，有皮肤出血倾向者避免乙醇擦浴。钩体病患者一般不使用退热剂，因使用退热剂后体温骤降，易引起周围循环衰竭。

2. 疼痛　评估疼痛的部位、性质和程度，采用心理疗法，分散患者注意力可缓解疼痛。肌肉疼痛者，可用局部热敷，同时将肢体置于舒适体位。头痛、全身肌痛明显者，遵医嘱给予镇静药和糖皮质激素。

3. 弥漫性肺出血　①保持病室环境安静，患者绝对卧床休息，精神放松；②遵医嘱给予镇静剂、止血药和激素；③及时清除呼吸道血块，保持呼吸道通畅，吸氧；④备好急救器械及药品，如气管切开包、人工呼吸器等。

（四）用药护理

患者应用青霉素首剂后，有可能发生赫氏反应，应加强观察。患者一旦发生，应遵医嘱尽快使用镇静剂和氢化可的松，并给予降温、补液、强心等措施。

（五）心理护理

钩体病大多为单纯型，预后较好，但部分严重患者有生命危险，病情恶化快，患者及其家属可能会出现焦虑、恐惧等心理反应。评估患者及家属的心理状况和应对方式，及时做好患者和家属的思想工作，耐心解释病情，既要认识到疾病的严重性，更要认识到疾病的可治性，树立战胜疾病的信心，消除不良心理反应。

（六）预防传染

1. 管理传染源　加强防鼠、灭鼠；开展圈猪积肥，避免畜尿、粪外流；消灭野犬，拴养家犬，定期检疫。

2. 切断传播途径

（1）改造疫源地　开沟排水，消除死水。兴修水利，防止洪水泛滥。

（2）环境卫生和消毒　做好牲畜饲养、屠宰场所的环境卫生，加强消毒工作。

（3）注意防护　流行地区、流行季节，不要在池沼或水沟中捕鱼、游泳，避免与疫水接触。工作时可穿长筒橡皮靴，戴胶皮手套。

3. 保护易患人群　在流行季节前1个月对疫区易感人群进行多价钩体菌苗的预防接种，免疫力可持续1年左右。对于高危人群可服用多西环素200 mg，1次/周。

（七）健康指导

向社区居民宣传钩体病的预防知识，介绍本病的早期表现，早发现、早治疗。指导患者及家属加强病情观察，及早发现并发症。患者出院后仍需避免过度劳累，加强营养，如有视力障碍、发音不清等，可能是钩体病的后发症，应及时就医。

五、护理评价

经过治疗和护理，评价患者是否达到：①活动耐力增加，日常活动时不感到疲乏；②体温恢复正常；③未发生感染或感染能被及时发现和处理；④无并发症的出现或能够

Note

被及时发现和处理。

（李文卿）

在线答题

8-1

案例解析

患者，男，38 岁，农民，因发热、周身酸痛、极度乏力 2 天，呼吸困难、咯血半天入院。查体：体温 39.7 ℃，脉搏 120 次/分，呼吸 26 次/分，血压 106/72 mmHg，急性重病容，结膜充血，腓肠肌有压痛，双肺可闻及湿啰音。血常规：WBC 10×10^9/L，N 0.80，L 0.20。尿常规：蛋白质(+)。诊断：钩体病肺弥漫性出血型。

请思考：

(1) 该患者的护理诊断有哪些？

(2) 该患者应如何进行护理？

案例解析答案

8-1

PPT

8-2

第二节　人粒细胞无形体病患者的护理

案例引导

刘某，男，46 岁，农民，家中养貂。因“发热、头晕、乏力、恶心 2 天，加重 1 小时”入院。查体：T 38 ℃，BP 140/80 mm Hg，皮肤、黏膜无皮疹及出血点，浅表淋巴结无肿大，眼睑无水肿，颈软，双肺可闻及散在干啰音，心律齐，各瓣膜听诊区无病理性杂音，腹软，中上腹压痛，无反跳痛，肝脾未触及，肝区有叩痛。实验室检查：血常规示白细胞 3.19×10^9/L，中性粒细胞 0.76，淋巴细胞 0.19，红细胞 3.9×10^{12}/L，血小板 60×10^9/L；超敏 C 反应蛋白 31 mg/L；骨髓细胞学检查提示继发性白细胞、血小板减少；肝、胆、胰、脾、泌尿系彩超提示脾脏轻度肿大；胸部 X 线片示支气管炎。

请问：

1. 该患者可能的医疗诊断是什么？
2. 该患者存在哪些护理问题？

知识链接

8-2-1

人粒细胞无形体病(human granulocytic anaplasmosis，HGA)是由嗜吞噬细胞无形体侵染人末梢血中性粒细胞引起，以发热伴白细胞、血小板减少和多脏器功能损害为主要临床表现的蜱传疾病。该病是一种寄生于细胞内的寄生菌，主要通过蜱(也叫壁虱)叮咬传播。该病临床症状与某些病毒性疾病相似，容易发生误诊，严重者可导致死亡。

一、护理评估

(一) 致病因素

Note

1. 病原学　嗜吞噬细胞无形体属于立克次体目无形体科无形体属。嗜吞噬细胞无形体呈球状多型性，革兰染色阴性，主要寄生在粒细胞的胞质空泡内，以膜包裹的包涵体形式繁殖。用姬姆萨染色，嗜吞噬细胞无形体包涵体在胞质内染成紫色，呈桑葚状。

嗜吞噬细胞无形体为专性细胞内寄生菌，缺乏经典糖代谢途径，依赖宿主酶系统进行代谢及生长繁殖，主要侵染人中性粒细胞。嗜吞噬细胞无形体的体外分离培养使用人粒细胞白血病细胞系（HL-60），主要存在于 HL-60 细胞内与膜结构相连的空泡内，生长繁殖迅速。其感染的空泡内无查菲埃立克体感染所形成的纤维样结构。嗜吞噬细胞无形体早期的形态多为圆形、密度较大的网状体，后期菌体变小且密度增大。嗜吞噬细胞无形体的外膜比查菲埃立克体外膜有更多的皱褶。

2. 流行病学

（1）宿主动物与传播媒介　动物宿主持续感染是病原体维持自然循环的基本条件。国外报道，嗜吞噬细胞无形体的储存宿主包括白足鼠等野鼠类以及其他动物。在欧洲，红鹿、牛、山羊均可持续感染嗜吞噬细胞无形体。国外报道，嗜吞噬细胞无形体的传播媒介主要是硬蜱属的某些种（如肩突硬蜱、篦子硬蜱等）。我国曾在黑龙江、内蒙古及新疆等地的全沟硬蜱中检测到嗜吞噬细胞无形体核酸。我国的储存宿主、媒介种类及其分布尚需做进一步调查。

（2）传播途径　①主要通过蜱叮咬传播。蜱叮咬携带病原体的宿主动物后，再叮咬人时，病原体可随之进入人体引起发病。②直接接触危重患者或带菌动物的血液等体液，有可能会导致传播，但具体传播机制尚需进一步研究证实。国外曾有屠宰场工人因接触鹿血经伤口感染该病的报道。

（3）人群易感性　人对嗜吞噬细胞无形体普遍易感，各年龄组均可感染发病。高危人群主要为接触蜱等传播媒介的人群，如疫源地（主要为森林、丘陵地区）的居民、劳动者及旅游者等。与人粒细胞无形体病危重患者密切接触、直接接触患者血液等体液的医务人员或其陪护者，如不注意防护，也有感染的可能。

（4）流行特征　已有人粒细胞无形体病的国家有美国、斯洛文尼亚、法国、英国、德国、澳大利亚、意大利及韩国等，但仅美国和斯洛文尼亚分离到病原体。根据国外研究，该病与莱姆病的地区分布相似，中国莱姆病流行区亦应关注此病。该病全年均有发病，发病高峰为 5—10 月。不同国家的报道略有差异，多集中在当地蜱活动较为活跃的月份。

3. 发病机制与病理改变　嗜吞噬细胞无形体为专性细胞内寄生细菌，可与中性粒细胞和粒细胞表面的岩藻糖基化和唾液酸化糖基化折叠蛋白结合，从而侵染粒细胞，引起人粒细胞无形体病。

知识链接
8-2-2

病理改变包括多脏器周围血管淋巴组织炎症浸润、坏死性肝炎、脾及淋巴结单核-吞噬细胞系统增生等，主要与免疫损伤有关。嗜吞噬细胞无形体感染中性粒细胞后，可影响宿主细胞基因转录、细胞凋亡，细胞因子产生紊乱、吞噬功能缺陷，进而造成免疫病理损伤。

（二）身体状况

潜伏期一般为 7～14 天（平均 9 天）。

急性起病，主要症状为发热（多为持续性高热，可高达 40 ℃以上）、全身不适、乏力、头痛、肌肉酸痛，以及恶心、呕吐、厌食、腹泻等。部分患者伴有咳嗽、咽痛。体格检查可见表情淡漠，相对缓脉，少数患者可有浅表淋巴结肿大及皮疹。可伴有心、肝、肾等多脏器功能损害，并出现相应的临床表现。

重症患者可有间质性肺炎、肺水肿、急性呼吸窘迫综合征以及继发细菌、病毒及真菌等感染。少数患者可因严重的血小板减少及凝血功能异常,出现皮肤、肺、消化道等出血表现,如不及时救治,可因呼吸衰竭、急性肾衰竭等多脏器功能衰竭以及弥散性血管内凝血而死亡。

老年患者、免疫缺陷患者及进行激素治疗者感染本病后病情多较危重。

如延误治疗,患者可出现机会性感染、败血症、中毒性休克、中毒性心肌炎、急性肾衰竭、呼吸窘迫综合征、弥漫性血管内凝血及多脏器功能衰竭等,直接影响病情和预后。

(三) 辅助检查

1. 血常规 白细胞、血小板减少可作为早期诊断的重要线索。患者发病第一周即表现有白细胞减少,多为(1.0～3.0)$\times 10^9$/L;血小板降低,多为(30～50)$\times 10^9$/L。可见异型淋巴细胞。

2. 尿常规 蛋白尿、血尿、管型尿。

3. 血生化检查 肝、肾功能异常;心肌酶谱升高;少数患者出现血淀粉酶、尿淀粉酶和血糖升高。

4. 其他检查 部分患者凝血酶原时间延长,纤维蛋白原降解产物升高。可有血电解质紊乱,如低钠、低氯、低钙等。少数患者还有胆红素及血清蛋白降低。

5. 血清及病原学检测

(1) 急性期血清间接免疫荧光抗体(IFA)检测嗜吞噬细胞无形体 IgM 抗体阳性。

(2) 急性期血清 IFA 检测嗜吞噬细胞无形体 IgG 抗体阳性。

(3) 恢复期血清 IFA 检测嗜吞噬细胞无形体 IgG 抗体滴度较急性期有 4 倍及以上升高。

(4) 全血或血细胞标本 PCR 检测嗜吞噬细胞无形体特异性核酸阳性,且序列分析证实与嗜吞噬细胞无形体的同源性达 99%以上。

(5) 分离到病原体。

(四) 心理与社会状况

人粒细胞无形体病多为急性起病,起初大多病因不详,且有传染性,担心传染给家人而心情焦虑;又因持续高热、食欲不佳、乏力以及部分患者可有间质性肺炎、肺水肿、急性呼吸窘迫综合征以及继发细菌、病毒及真菌等感染,导致患者精神紧张、焦虑;重症患者,因病情重、并发症多、痛苦大,常导致焦虑恐惧、悲观消极,不配合治疗。患有此病的患者多为农村患者,对所患疾病缺乏认知,恐惧心理明显,影响战胜疾病的信心。

(五) 治疗原则及主要措施

1. 病原治疗

(1) 四环素类抗生素

①强力霉素 为首选药物,应早期、足量使用。成人口服:0.1 g/次,1 日 2 次,必要时首剂可加倍。8 岁以上儿童常用量:首剂 4 mg/kg;之后,每次 2 mg/kg,1 日 2 次。一般病例口服即可,重症患者可考虑静脉给药。

②四环素 口服:成人常用量为每次 0.25～0.5 g,每 6 小时 1 次;8 岁以上儿童常用量为一日 25～50 mg/kg,分 4 次服用。静脉滴注:成人一日 1～1.5 g,分 2～3 次给药;8 岁以上儿童为一日 10～20 mg/kg,分 2 次给药,每日剂量不超过 1 g。住院患者主张静脉给药。四环素毒副作用较多,孕妇和儿童慎用。

Note

强力霉素或四环素治疗疗程不少于7天。一般用至退热后至少3天，或白细胞及血小板计数回升，各种酶学指标基本正常，症状完全改善。早期使用强力霉素或四环素等药物，一般可在24～48小时内退热。因人粒细胞无形体病临床表现无特异性，尚缺乏快速的实验室诊断方法，可对疑似病例进行经验性治疗，一般用药3～4天仍不见效者，可考虑排除人粒细胞无形体病的诊断。

(2) 利福平　儿童、对强力霉素过敏或不宜使用四环素类抗生素者，选用利福平。成人450～600 mg，儿童10 mg/kg，每日一次，口服。

(3) 喹诺酮类　如左氧氟沙星等。

磺胺类药有促进病原体繁殖作用，应禁用。

2. 一般治疗　患者应卧床休息，高热量、适量维生素、流食或半流食，多饮水，注意口腔卫生，保持皮肤清洁。对病情较重患者，应补充足够的液体和电解质，以保持水、电解质和酸碱平衡；体弱或营养不良、低蛋白血症者可给予胃肠营养、新鲜血浆、白蛋白、丙种球蛋白等治疗，以改善全身机能状态、提高机体抵抗力。

3. 对症支持治疗

(1) 对高热者可物理降温，必要时使用药物退热。

(2) 对有明显出血者，可输血小板、血浆。

(3) 对合并有弥散性血管内凝血者，可早期使用肝素。

(4) 对粒细胞严重低下患者，可用粒细胞集落刺激因子。

(5) 对少尿患者，应碱化尿液，注意监测血压和血容量变化。对足量补液后仍少尿者，可用利尿剂。出现急性肾衰竭时，可进行相应处理。

(6) 心功能不全者，应绝对卧床休息，可用强心药、利尿剂控制心力衰竭。

(7) 应慎用激素。国外有文献报道，人粒细胞无形体病患者使用糖皮质激素后可能会加重病情并增强疾病的传染性，故应慎用。对中毒症状明显的重症患者，在使用有效抗生素进行治疗的情况下，可适当使用糖皮质激素。

二、常用护理诊断及合作性问题

(1) 体温过高　与嗜吞噬细胞无形体侵染有关。

(2) 舒适的改变：头痛、全身酸痛　与病原体感染机体后释放毒素有关。

(3) 皮肤完整性受损　与蜱虫叮咬后导致局部焦痂和溃疡或四肢及躯干的皮疹有关。

(4) 有体液不足的危险　与发热丢失体液及食欲差、摄入不足有关。

(5) 焦虑　与知识缺乏有关。

(6) 潜在并发症　支气管肺炎、心肌炎、心力衰竭、出血。

三、护理目标

(1) 体温恢复正常。

(2) 患者能保持皮肤完整性，无破损，破损处结痂或消失。

(3) 患者能了解人粒细胞无形体病的相关知识，做好预防。

(4) 未发生败血症、中毒性休克、中毒性心肌炎、急性肾衰竭、呼吸窘迫综合征、弥散性血管内凝血及多脏器功能衰竭等并发症或能被及时发现和处理。

Note

四、护理措施

(一)一般护理

1. 环境与休息 保持环境安静，室温调节在18～22 ℃，相对湿度保持在60%左右，房间通风良好。嘱患者绝对卧床休息，协助患者采取舒适体位，减少机体消耗，防止并发症的发生。

2. 饮食 嘱患者多饮水，结合其饮食习惯，给予易消化、营养丰富、富含维生素、保证足够热量的流质或半流质饮食；恢复期患者食欲好转明显，可开始进食软饭，然后逐渐恢复正常饮食。

3. 口腔护理 因患者高热、食欲缺乏、呕吐或口鼻出血，极易诱发口腔感染，且毒素本身可直接损害口腔黏膜，因此要重视口腔卫生，需做好口腔护理，防止口腔并发症的发生。

(二)病情观察

监测生命体征和神志的变化；观察皮肤有无焦痂、溃疡及皮疹，局部及全身淋巴结有无肿大；及早发现并发症，若高热伴有心率增快、心音低钝、心律失常，则需警惕心肌炎的可能；若有咳嗽频繁、胸痛、气促、咳痰，注意有无肺炎；出现神志改变、谵妄、抽搐等为脑膜炎表现。

(三)对症护理

1. 高热 高热时以物理降温为主，采用冷敷、温水擦浴等方法，但不宜用乙醇擦浴，以免影响皮疹和诱发皮下出血。

2. 焦痂与溃疡 保持焦痂与溃疡部位的清洁、干燥，防止继发感染，不能强行撕脱痂皮，溃疡周围皮肤可用75%乙醇涂擦，溃疡面用过氧化氢、生理盐水先清洗后再用庆大霉素注射液湿敷，每天3次，直至溃疡愈合。螨虫喜欢侵袭人体湿润、气味较浓、较隐蔽的部位如腹股沟、肛周、会阴、外生殖器、腋窝等，需细致检查，精心护理，同时保护患者隐私。

3. 中毒性心肌炎 并发中毒性心肌炎时应给予以下护理措施：①绝对卧床休息，减少机体耗氧及心脏负担，吸氧2～4 L/min；②静脉输液时严格控制滴速，成人20～30滴/分钟；③置心电监护仪监测血压、脉搏、呼吸及意识变化；④记录24小时液体出入量。

(四)心理护理

患者一般来自农村，文化层次相对较低，对本病认识不足，认为自己患了传染病，担心传染给家人，顾虑重重。患者还会因隔离产生被歧视、被社会抛弃的感觉，有不被理解及接受的孤独感，因此护士应根据患者心理特征、文化层次，有针对性地给予心理支持，向患者及家属讲解本病发病原因、传播方式、临床特征及预后等；使患者解除顾虑，安心养病接受治疗。

(五)用药护理

四环素宜饭后口服，不能用茶叶水送服，乳制品、碳酸氢钠和多价金属离子均能减少四环素的吸收，不能同服。

(六)预防传染

1. 控制传染源 避免螨叮咬是降低感染风险的主要措施。预防该病的主要策略是指导公众特别是高危人群减少或避免蜱的暴露。有蜱叮咬史或野外活动史者，一旦出现疑似症状或体征，应及早就医，并告知医生相关暴露史。

2. 切断传播途径　蜱可寄生在家畜或宠物的体表。如发现动物体表有蜱寄生时，应减少与动物的接触，避免被蜱叮咬。蜱常附着在人体的头皮、腰部、腋窝、腹股沟及脚踝下方等部位。如发现蜱附着在身体上，应立即用镊子等工具将蜱除去。因蜱体上或皮肤破损处的液体可能含有传染性病原体，不要直接用手将蜱摘除或用手指将蜱捏碎。

3. 保护易感人群　注意个人防护，蜱主要栖息在草地、树林等环境中，应尽量避免在此类环境中长时间坐卧。如需进入此类地区，尤其是已发现过患者的地区，应注意做好个人防护，穿着紧口、浅色、光滑的长袖衣服，可防止蜱的附着或叮咬，且容易发现附着的蜱。也可在暴露的皮肤和衣服上喷涂避蚊胺等驱避剂进行防护。在蜱栖息地活动时或活动后，应仔细检查身体上有无蜱附着。

医护人员要做好隔离及防护，对于一般病例，按照虫媒传染病进行常规防护。在治疗或护理危重患者时，尤其患者有出血现象时，医务人员及陪护人员应加强个人防护。做好患者血液、分泌物、排泄物及相应环境和物品的消毒处理。

（七）健康指导

嘱患者注意休息和营养，以增强体质；做好人粒细胞无形体病防治知识的宣教。此外，指导患者及家属做好个人防护，应当避免在蜱类主要栖息地如草地、树林等环境中长时间坐卧。如需要进入，应注意个人防护，穿长袖衣服，扎紧裤腿，穿浅色衣服以便于查找是否有蜱附着，针织衣物应表面光滑，不要穿凉鞋。裸露的皮肤应当涂抹趋避剂如避蚊剂。一旦发现有蜱已叮咬皮肤，可用乙醇涂在蜱身上，再用尖头镊子取出蜱，或用烟头烫蜱露在体外的部分使头部放松或死亡，不要生拉硬拽以免将蜱的头部留在皮肤内。局部可用乙醇消毒处理，

做到早发现、早诊断、早治疗，预防并发症的发生。

五、护理评价

经过治疗和护理，评价患者是否达到：① 患者体温恢复正常；②能保持皮肤完整性，无破损，破损处结痂或消失；③能了解人粒细胞无形体病的相关知识，做好预防；④无并发症的出现或能够被及时发现和处理。

（李文卿）

在线答题
8-2

案例解析

患者，男，65 岁，农民，于 2009 年 6 月 28 日因发热、头痛、腹痛，伴皮肤淤斑 1 周入院。患者诉 1 周前在田间干农活后出现发热（未测体温）、寒战、头痛、腹痛及意识障碍，伴躯干、四肢散在淤斑。头痛表现为整个头部持续性针刺样痛，伴头晕，无恶心、呕吐；腹痛表现为剑突下、脐周胀痛，进食后明显，伴纳差、黑便；感乏力、双下肢酸痛。入院时查体：体温 38.2 ℃，脉搏 45 次/分，呼吸 18 次/分，血压 136/77 mmHg，意识清楚，体形消瘦，慢性病面容，轮椅推入病房，查体合作。全身皮肤、黏膜无黄染，躯干、四肢散在陈旧淤斑，浅表淋巴结未触及肿大。入院查血常规示：白细胞 2.92×10^9/L，中性粒细胞 43.1%，淋巴细胞 30.5%，血小板计数 7×10^9/L。

Note

案例解析答案

8-2

请问：

(1) 对该患者如何进行护理评估？

(2) 该患者存在哪些护理问题？

(3) 如何进行病情观察？

Note

附　　录

附录 A　国家法定传染病及其潜伏期、隔离期、接触者观察期

传染病分为甲、乙、丙三类共 39 种。

甲类传染病也称为强制管理传染病，包括鼠疫、霍乱，共 2 种。

乙类传染病也称为严格管理传染病，包括传染性非典型肺炎、艾滋病、病毒性肝炎、脊髓灰质炎、人感染高致病性禽流感、麻疹、流行性出血热、狂犬病、流行性乙型脑炎、登革热、炭疽、细菌性和阿米巴性痢疾、肺结核、伤寒和副伤寒、流行性脑脊髓膜炎、百日咳、白喉、新生儿破伤风、猩红热、布鲁氏菌病、淋病、梅毒、钩端螺旋体病、血吸虫病、疟疾、甲型 H_1N_1 流感，共 26 种(附表 A-1)。

丙类传染病也称为监测管理传染病，包括流行性感冒、流行性腮腺炎、风疹、急性出血性结膜炎、麻风病、流行性和地方性斑疹伤寒、黑热病、包虫病、丝虫病、感染性腹泻病(排除霍乱、细菌性和阿米巴性痢疾、伤寒和副伤寒导致的腹泻)、手足口病，共 11 种。

附表 A-1　各种传染病的潜伏期和患者及接触者的管理方法

病　名	潜伏期		传染期	隔离期	接触者观察期及管理办法
	最短至最长	常见			
鼠疫	腺鼠疫：2～8 天。肺鼠疫：数小时～3 天	3～6 天 1～3 天	自发病起直至痊愈为止的整个病程	腺鼠疫应隔离至淋巴肿痊愈，肺鼠疫应在临床症状消失后，痰连续培养 6 次阴性才能解除隔离	接触者留验 9 天，预防接种鼠疫疫苗
霍乱	数小时～6 天	1～3 天	潜伏期末即可排菌，临床症状期传染性最大，病后带菌从数天至 4 周，少数可达数月甚至 1 年以上	临床症状消失后，隔日大便培养，连续 2 次阴性或症状消失后 14 天可解除隔离	留验 5 天，并连续做粪便培养 2 次，阴性者可解除隔离

Note

续表

病名		潜伏期		传染期	隔离期	接触者观察期及管理办法
		最短至最长	常见			
病毒性肝炎	甲型	15～50天	3～4周	潜伏期末至发病2周内传染性最大，少数在病后某段时期仍可排出病毒	临床症状消失，肝功能恢复正常，但不少于病后30天，幼托机构要隔离40天	密切接触者医学观察45天，接触后2周内注射正常人免疫球蛋白可防止发病或减轻症状
	乙型	50～180天	100天左右	潜伏期末即有传染性，长者可达1年以上	急性期应隔离到HBsAg阴转，恢复期仍不阴转者按HBsAg携带者处理	做HbsAg、抗-HBc、抗HBs、HBeAg，抗HBe检测，均阴性者接种乙型肝炎疫苗
	丙型	2～26周	7.4周	潜伏期末即有传染性，临床症状期传染性最大，慢性病例亦有传染性，最长达6年	急性期隔离至病情稳定，慢性病例按病原携带者处理	目前无法定措施
	丁型	2周～6个月		急性感染后HDAg血症可持续25天，慢性感染者在HDAg与抗-HD消失前均有传染性	同乙型肝炎	目前无法定措施
	戊型	2～9周	6周	发病前2周至发病后2周从粪便中排出	自发病起隔离3周	医学观察45天
细菌性痢疾		数小时～7天	1～3天	潜伏期末即可排出病原体，临床症状期传染性最大，病后带菌常见，为间歇排菌，绝大部分在病后1～2周停止，少数可长达数年	临床症状消失后，连续2～3次粪检阴性或大使正常后1周可解除隔离	医学观察7天，饮食行业人员观察期间应送粪便培养1次，阴性者方可复工

续表

病　名	潜　伏　期		传　染　期	隔　离　期	接触者观察期及管理办法
	最短至最长	常见			
流行性脑脊髓膜炎	1～10 天	3～4 天	潜伏期末即有传染性，普通型患者的传染性可持续 6～7 周	临床症状消失后 3 天，但不少于病后 7 天	医学观察 7 天，可服利福平预防发病
流行性感冒	数小时～3 天	1～2 天	潜伏期末出现退热时止，传染期约 1 周	退热后 2 天	在大流行时，集体单位应进行检疫，出现发热等症状者，应早期隔离
麻疹	6～21 天，被动免疫后可延至 28 天	10～11 天	潜伏期末至出疹后 5 天	隔离至出疹后 5 天	医学观察 21 天，如接受过被动免疫者应延至 28 天
百日咳	2～21 天	7～10 天	潜伏期的最后 1～2 天至发病 2～3 周内传染性最大，一般在病后 4 周即无传染性	发病起 40 天或痉咳后 30 天	医学观察 21 天
白喉	1～7 天	2～4 天	潜伏期末至整个病程均有传染性，部分患者在恢复期仍继续排菌	症状消失后鼻咽分泌物 2 次(间隔 2 天)培养阴性或症状消失后 30 天可解除隔离	医学观察 7 天
猩红热	1～12 天	2～5 天	潜伏期末至整个病程均有传染性，至皮肤脱屑阶段则无传染性	症状消失后咽拭培养 3 次阴性，可解除隔离，一般不少于病后 1 周	医学观察 7～12 天
水痘	10～21 天	15 天	潜伏期末至皮肤发疹和出现水疱时传染性最强	隔离至脱痂为止，但不得少于发病后 2 周	医学观察 21 天

续表

病名	潜伏期 最短至最长	潜伏期 常见	传染期	隔离期	接触者观察期及管理办法
流行性腮腺炎	8～30天	14～21天	腮腺肿大前7天至肿大后9天	腮腺肿大前7天至肿大后9天	成人一般不检疫，托幼机构儿童医学观察21天
流行性乙型脑炎	4～21天	10～14天	病毒血症时间短，一般在发病后5天内	隔离至体温正常为止，室内做好防蚊、灭蚊	不检疫
艾滋病	6个月～10年或以上	9～10年	血中检出HIV抗体起即有传染性	应立即采取隔离措施，并送至卫生行政部门指定单位治疗	严密观察，长期追踪，在观察的6个月及1年时采血检测
疟疾 间日疟	10天～数月	14天	疟疾现症患者和无症状带虫者，当其周围血液中有成熟配子体时就有传染性	不需隔离，但患者应给以系统治疗，居室内应做好防蚊、灭蚊	不检疫
疟疾 三日疟	10～45天	30天			
疟疾 恶性疟	5～12天	10天			
登革热	3～15天	5～7天	潜伏期末至病后3天，少数至病后6天	起病后7天	不检疫
布鲁氏菌病	3天～1年	7～14天	发病后第2周可在尿中发现病原体，可保持2～3个月	临床症状消失后解除隔离	不检疫
流行性出血热	5～46天	7～14天	急性期血液、尿液中有病原体，具有传染性，可经破损皮肤感染	隔离至急性症状消失为止	不检疫

续表

病名	潜伏期		传染期	隔离期	接触者观察期及管理办法
	最短至最长	常见			
钩端螺旋体病	1～30天	7～13天	发病后第2周可在尿中发现病原体，可保持2～4个月，个别1年以上，但作为传染源意义不大	隔离至症状消失，应注意尿的消毒处理，防止接触传播	不检疫
炭疽病	12小时～12天	1～3天	主要为动物病，人经动物感染，人与人之间亦可经分泌物而受感染，但较少见，肺炭疽可经呼吸道传染	皮肤炭疽隔离至创伤口痊愈、痂皮脱落为止，其他类型患者在症状消失后细菌培养2次阴性后取消隔离	医学观察8天，与患者接触的物品应进行消毒
狂犬病	12天～1年或长至5年	30～60天	个别情况下，可从唾液中分离到病毒，但未见人传人的事例	患者须住院隔离	不检疫
阿米巴痢疾	4天～数月或更长	10～18天	从发病早期排出滋养体到晚期粪便中含有大量包囊都有传染性	隔离至症状消失，大便连续三次检查滋养体及包囊阴性时可解除隔离	对饮食行业从业人员进行包囊检查，阳性者停止工作进行治疗
伤寒和副伤寒	伤寒3～42天、副伤寒2～15天	12～14天、8～10天	潜伏期末即可排菌；患者从大小便排菌，相当一部分患者在恢复期仍可继续排菌2～3周，少数在1年以上，甚至终生	体温正常15天可解除隔离，可热退后5天和10天做2次大便培养，阴性者可解除隔离	医学观察21天，副伤寒为15天，饮食行业人员观察期间应做大便培养一次，阴性者方可工作
脊髓灰质炎	3～35天	7～14天	发病前10天至病后4周均有传染性，少数可达4个月	隔离期不少于病后40天	医学观察20天，对5岁以下儿童注射胎盘球蛋白或丙种球蛋白，可防止发病或减轻症状

参考文献

CANKAOWENXIAN

[1]　尤黎明，吴瑛. 内科护理学[M]. 6 版. 北京：人民卫生出版社，2017.

[2]　王美芝. 传染病护理[M]. 3 版. 北京：人民卫生出版社，2018.

[3]　李兰娟，任红. 传染病学[M]. 8 版. 北京：人民卫生出版社，2013.

[4]　李小寒，尚少梅. 基础护理学[M]. 6 版. 北京：人民卫生出版社，2018.

[5]　王明琼，李金成. 传染病学[M]. 5 版. 北京：人民卫生出版社，2014.

[6]　张学军. 皮肤性病学[M]. 8 版. 北京：人民卫生出版社，2013.

[7]　赵方晴，郑淑云. 尖锐湿疣与人乳头瘤病毒感染相关性研究进展[J]. 医学综述，2018，24(7)：1374-1377.

[8]　张清. 内外科护理学[M]. 北京：清华大学出版社，2010.

[9]　周更苏，李晓莉. 传染病护理学[M]. 2 版. 西安：世界图书出版社，2014.

[10]　杨绍基. 传染病学[M]. 8 版. 北京：人民卫生出版社，2013.